公共卫生国际前沿丛书
翻译委员会

"十四五"国家重点出版物出版规划项目

公共卫生国际前沿丛书

OXFORD

丛书主译◎包　巍

OXFORD TEXTBOOK OF GLOBAL HEALTH OF WOMEN, NEWBORNS, CHILDREN, AND ADOLESCENTS

牛津全球妇女、儿童与青少年健康教科书

〔英〕Delan Devakumar　　〔英〕Jennifer Hall

〔英〕Zeshan Qureshi　　〔英〕Joy Lawn

◎主编

陶芳标　江　帆　包　巍◎主译

中国科学技术大学出版社

安徽省版权局著作权合同登记号：第 12242156 号

图书在版编目(CIP)数据

牛津全球妇女、儿童与青少年健康教科书 / (英)德兰·德华库玛(Delan Devakumar)等主编；陶芳标，江帆，包巍主译. -- 合肥：中国科学技术大学出版社，2024.10. -- (公共卫生国际前沿丛书). -- ISBN 978-7-312-06027-4

Ⅰ. R193

中国国家版本馆CIP数据核字第20242C4D63号

牛津全球妇女、儿童与青少年健康教科书

NIUJIN QUANQIU FUNÜ, ERTONG YU QINGSHAONIAN JIANKANG JIAOKESHU

出版	中国科学技术大学出版社
	安徽省合肥市金寨路96号,230026
	http://press.ustc.edu.cn
	https://zgkxjsdxcbs.tmall.com
印刷	安徽联众印刷有限公司
发行	中国科学技术大学出版社
开本	787 mm×1092 mm 1/16
印张	26
字数	649千
版次	2024年10月第1版
印次	2024年10月第1次印刷
定价	148.00元

原著作者名单

Delan Devakumar

Clinical Associate Professor in Child and Adolescent Health

Institute for Global Health, University College London, London, UK

Jennifer Hall

Principal Clinical Researcher

Institute for Women's Health, University College London, London, UK

Zeshan Qureshi

Academic Clinical Fellow in Global Child Health

King's College London, London, UK

Joy Lawn

Professor of Maternal, Reproductive and Child Health

London School of Hygiene and Tropical Medicine, London, UK

译校人员名单

主　译　陶芳标　江　帆　包　巍

译　者（按姓氏笔画排序）

王　佳　哈尔滨医科大学

王　辉　北京大学

包　巍　中国科学技术大学

成　果　四川大学

伍晓艳　安徽医科大学

刘步云　中国科学技术大学

江　帆　上海交通大学

孙　莹　安徽医科大学

孙　琦　中国医科大学

李生慧　上海交通大学

邱　琇　广州市妇女儿童医疗中心

狄江丽　国家卫生健康委妇幼健康中心

宋然然　华中科技大学

张喆庆　南方医科大学

陈亚军　中山大学

林　苑　南京医科大学

罗　荣　国家卫生健康委妇幼健康中心

　　项　密　上海交通大学

　　赵　艾　清华大学

　　胡翼飞　首都医科大学

　　徐桂凤　中国科学技术大学

　　高　磊　天津医科大学

　　陶芳标　安徽医科大学

　　陶舒曼　安徽医科大学第二附属医院

　　梅松丽　吉林大学

　　龚雯洁　中南大学

　　梁小华　重庆医科大学附属儿童医院

　　蒋　泓　复旦大学

秘　书　伍晓艳　安徽医科大学

　　刘步云　中国科学技术大学

总 序 一

　　随着国家经济实力的增强和国民生活水平的提高,我国正朝着"健康中国"的目标稳步迈进。在这一重要历史进程中,公共卫生扮演着至关重要的角色。作为一项关系人民大众健康的公共事业,公共卫生不仅是保障人民生命安全的重要手段,也是维护社会稳定、促进人民健康和福祉的重要基石,更是建设健康中国、筑牢中华民族伟大复兴的健康根基的重要组成部分。

　　为了促进我国公共卫生事业快速发展,引进学习国际上的新概念、新技术和新方法,中国科学技术大学公共卫生研究院和中国科学技术大学出版社协调组织引进并翻译了一套介绍公共卫生新技术、新方法和国际前沿研究成果的优秀著作,作为"公共卫生国际前沿丛书"出版,该丛书被列入"十四五"国家重点出版物出版规划项目。

　　英文原著经过业内顶尖专家团队精心筛选,均引自 Oxford、Springer 和 Wiley 等国际知名出版社,皆是本专业领域内填补空白的开创性著作或具有权威性的百科全书式经典著作。《免疫流行病学》《精准健康》《暴露组学方法与实践》《以生物样本库为基础的人群队列研究》均为各自前沿领域第一本著作;《ASPC 预防心脏病学》是美国预防心脏病学会唯一冠名教材;《传染病流行病学》是美国高校研究生主流教材;《牛津全球妇女、儿童与青少年健康教科书》是牛津大学出版社的经典教科书之一,是英国医师协会(BMA)获奖图书;《牛津全球公共卫生教科书》更是享誉全球的大型参考书,包括上、中、下三卷,被誉为公共卫生和流行病学领域的"圣经",一直是公共卫生领域最全面的教科书,是公共卫生和流行病学专业人士和学生的重要资源,目前已出版第7版。本人应牛津大学出版社邀请,担任了《牛津全球公共卫生教科书》(第7版)英文版原著的副主编,此次又应中国科学技术大学出版社邀请,担任中文版主审并为整套丛书作序推荐,期待丛书的出版能为广泛的公共卫生需求和现代卫生保健的优先事项提供全球化和更全面的视角。

"公共卫生国际前沿丛书"主审、主译团队阵容强大,包括来自中国疾病预防控制中心、国家心血管病中心、北京大学、清华大学、北京协和医学院、复旦大学、浙江大学、西安交通大学、中山大学、南京医科大学、天津医科大学、山西医科大学、华中科技大学、中南大学、吉林大学、厦门大学、山东大学、四川大学、哈尔滨医科大学、安徽医科大学、上海交通大学、南开大学、南方医科大学、首都医科大学、深圳大学、郑州大学、重庆医科大学、中国医科大学、苏州大学、中国人民解放军陆军军医大学、中国人民解放军军事科学院、中国人民解放军海军军医大学、中国人民解放军空军军医大学、安徽理工大学、中国科学技术大学等公共卫生领域顶尖的专家学者。本套丛书的出版是对"名家、名社、名译、名著"出版理念的最好注脚和诠释。

中国在全球公共卫生领域发挥着不可或缺的重要作用,此次翻译工作是促进国内和国际公共卫生与疾病防控接轨的重要举措和手段,对促进我国公共卫生事业发展和广泛传播医学创新知识与成果具有重大意义,将助推高水平公共卫生学院发展、高层次公共卫生人才培养和高层次公共卫生教材建设,并为我国高质量的公共卫生事业发展做出积极的贡献。

李立明

2024年8月于北京大学

总序二

人民生命健康是社会文明进步的基础。习近平总书记多次强调，坚持以人民为中心，保障人民生命安全和身体健康，建设健康中国，筑牢中华民族伟大复兴的健康根基，必须构建强大的公共卫生体系。引进出版"公共卫生国际前沿丛书"正是贯彻落实习近平总书记关于保障人民生命健康系列重要讲话、指示精神，引进学习国际上的新概念、新技术和新方法，助力我国公共卫生科学基础和体系建设的具体行动。

"公共卫生国际前沿丛书"由中国科学技术大学公共卫生研究院和中国科学技术大学出版社协调组织全国公共卫生与预防医学领域的顶尖专家共同翻译出版。公共卫生研究院由中国科学技术大学、中国科学院武汉病毒研究所和武汉市金银潭医院三方共建，于 2022 年 11 月 16 日正式揭牌成立。公共卫生研究院以国家需求为导向，以新医科建设为抓手，秉持"理工医交叉融合、医教研协同创新"的发展理念，是我校生命科学与医学部的重要组成部分，也是"科大新医学"发展的重要支撑和组成部分。我校出版社作为一流研究型大学的出版社，以传播科学知识、服务高校教学科研和人才培养、弘扬优秀传统文化为己任，实施精品战略，寻求重点突破，在科技、教育、科普、医学等领域形成了特色体系，出版了一批双效俱佳的精品力作，数百种图书荣获国家图书奖、中国图书奖、中宣部"五个一工程"奖、中国出版政府奖、中华优秀出版物奖等国家和省部级奖项。

这套丛书的出版得到了我校生命科学与医学部以及杨元庆校友的大力支

持！杨元庆校友长期关心母校发展，2020年他向中国科学技术大学教育基金会定向捐款设立了杨元庆公共卫生基金，在推动我校公共卫生研究院和公共卫生与预防医学学科建设、开展公共卫生与健康系列讲座、专著引进与出版等方面发挥了重要作用。

我很欣喜地得知，这套丛书近期入选了"十四五"国家重点出版物出版规划项目。衷心感谢参与这套丛书翻译出版工作的所有专家学者和编辑。希望本套丛书的出版能够助力我国公共卫生事业再上一个新的台阶，为促进我国人民生命健康和人类命运共同体做出重要贡献。

包信和

2024年9月于中国科学技术大学

译者序

　　《牛津全球妇女、儿童与青少年健康教科书》由牛津大学出版社出版，覆盖生命周期（life cycle）并站在全球视角系统地介绍了影响妇女、儿童和青少年健康的主要问题和挑战以及有效应对的策略与措施。本书有三个特点：一是章节内容有广度，全书8篇45章，首次完整地对全球母婴健康的当前概念和挑战进行总结，涉及多个跨学科领域，如全球卫生、流行病学、社会科学、卫生管理和政策等，反映了全球妇幼保健工作的复杂性和多元性；二是编写内容有深度，全书深刻和系统地探讨全球妇女、儿童和青少年健康的理论及其社会、经济和文化背景，评述存在的问题和未来发展方向；三是科学性与可读性兼备，每一章都介绍背景、追踪进展、迎接挑战、展示案例、突出重点问题，言之有据，图文并茂，谋篇布局令人耳目一新。

　　本书适合关注妇女、儿童和青少年全球健康状况的学者阅读，也适合有志于从事国际或跨文化妇幼保健工作者或研究人员阅读。它可以作为一部参考书，帮助研究者系统了解本领域研究进展，并从中发现新颖的研究课题。如果阅读者有一定的流行病学和医学统计学的知识基础，将能够更好地理解书中的内容。

　　怎样读好和用好这本书，有两个建议：一是书中内容是对全球各相关领域发展历程和现实状况的总结与思考，其观点不一定是全面的、恰当的，读者应具有批判精神，在不曲解作者持有观点、不遗漏作者表述细节的基础上对书中信息给予评价和判断;二是要认识到中国作为世界上人口众多的发展中国家在改善妇女、儿童和青少年健康状况方面也做出了巨大的努力,所取得的成就入列世界十大高绩效国家,读者在阅读到感兴趣的主题时可主动搜索我国政策发展、实践经验,以便对该主题有更全面的了解。

　　本书的译成,是全体译校人员集体智慧的结晶和团队协作的成果。必须指出的是,在本书的翻译过程中,译者团队倾注心力,用通俗易懂的语言让读者完整、准确地了解原著的信息,部分表达在忠于原创学者思想的基础上结合我国法律和专业认知进行了编译,但限于译者团队的学识,本书统稿过程中可能存在疏漏、不准确甚至差错之处,恳请读者批评指正!

陶芳标

安徽医科大学

前 言

　　目前,处理妇女和儿童常见健康问题的临床医学教材有较广泛的选择,然而,关注并强调预防和促进全球妇女、儿童和青少年健康状况领域的教材乏善可陈,本书正好弥补了这一空白。本书凝聚了来自英国伦敦大学学院、伦敦卫生和热带病学院研究生项目课程讲师的智慧,全书按照生命周期的阶段顺序组织,包括青少年健康、妇女生殖和妇幼健康、新生儿和死产以及儿童等多个章节。与当前所关注的全球疾病负担一致,本书聚焦女性生殖健康和孕产妇发病率和死亡率,而不仅仅关注女性的生殖角色。总之,本书简洁、全面总结了全球妇女、儿童和青少年的健康状况。

　　近20年来,妇女和儿童的生存状况已得到显著改善,世界多数地区妇女和儿童死亡率稳步下降。随着人们的个人卫生和卫生设施改善以及早期治疗的意识加强,疟疾死亡人数显著下降,肺炎病例能够得到妥善管理,腹泻和脱水致死率显著下降。然而,人口结构的变化、城市化进程加快以及人道主义危机使得妇女和儿童健康面临一系列新的挑战。生存议题尚未结束,例如:边缘人群的死亡率仍居高不下;战争冲突仍是数百万家庭面临的日常威胁;即使母亲和儿童有更多获得卫生保健服务的机会,但获得的质量往往较差;新生儿死亡率并没有像儿童那样迅速下降。此外,过度医疗也导致了一系列新的问题,如抗生素的广泛使用和管理不善导致的抗生素耐药性;不必要的剖宫产流行,特别是在日益增多的私营机构推波助澜下。

随着儿童存活率的提高,人们开始更多地关注他们的生长发育。在许多国家,纯母乳喂养率稳步下降,婴儿期感染意味着发育迟缓的发生率居高不下,而发育迟缓对个体的影响可能会伴随终身。生长不良的儿童通常认知能力发展较差,就业选择较差,成年后收入往往更低。与此同时,几乎所有国家都面临着营养不良的双重负担,例如,虽然当前急性和慢性营养不良的发生率已显著下降,但儿童肥胖率却急剧上升。摄入较多的垃圾食品、体力活动不足以及沉迷网络,造就了新一代的超重儿童,他们将面临更大的糖尿病和心血管疾病负担。对母亲而言,肥胖和非传染性疾病正在取代传统的孕产妇死亡原因,例如美国是自1990年以来唯一一个孕产妇死亡率上升的国家。

儿童早期发展和青少年健康是政策制定者尤为关注的两个领域。诺贝尔奖得主 James Heckman 指出,最大限度地创造促进儿童早期发展的社会、经济环境是任何政府都能做出的最具成本效益的决策之一。儿童虐待和药物滥用仍然普遍存在,但目前相关领域的研究十分缺乏且未能得到妥善管理。当前几乎没有研究探讨,当10~18岁的青少年在面临饮食习惯、体育锻炼、吸烟、饮酒和药物滥用的选择时,如何妥善处理压力和心理健康、男子气概与成年性关系。

最后,当前社会所面临的环境迅速变化和气候危机可能会毁掉许多已经取得的成果,人们显然不能放松警惕性。世界经济仍然动荡不安,各地区内部的不平等程度日益加剧,新出现的债务危机可能会对许多中低收入国家造成威胁,企业推广母乳代用品、垃圾食品、香烟、含糖饮料和社交媒体也带来了新的威胁。因此,全民健康保健还有很长的路要走,新出现的和正在兴起的传染性疾病威胁会一直存在。

本书详细介绍了全球妇女、儿童和青少年健康战略和实践,将帮助学生应对可能出现的压力和挑战,了解疾病发生的原因,并促使学生坚持开拓创新。我们希望本书有助于培养新一代的专业工作者和倡导者,并且提倡生命早期对成年期及终身健康、实现可持续发展目标是至关重要的。

Anthony Costello

世界卫生组织前孕产妇、儿童和青少年健康部主任,伦敦大学学院教授

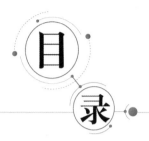

目 录

总序一 —— *001*

总序二 —— *003*

译者序 —— *005*

前言 —— *007*

第1篇 绪 论

第1章
全球变化背景下的妇女、儿童和青少年健康 —— 003

第2章
全生命周期中改善产妇、新生儿、儿童和青少年健康的策略 —— 010

第3章
妇女、儿童与青少年健康领域的机构和参与者 —— 019

第2篇 研 究 方 法

第4章
研究方法和循证医学 —— 029

第5章
全球卫生经济评估 —— 039

第3篇 贯穿生命历程的重要概念

第6章
儿童健康的社会决定因素 —— 049

第7章
健康和疾病的发育起源 —— 056

第8章
卫生工作者和卫生系统 —— 063

第9章
环境与健康 —— 070

第10章
冲突、灾害和人道主义响应 —— 078

● 第4篇 青少年健康

第11章
青少年健康概述 —— 087

第12章
青少年性与生殖健康 —— 096

第13章
青少年非传染性疾病 —— 105

第14章
青少年精神卫生 —— 115

第15章
青少年人类免疫缺陷病毒与感染 —— 122

第16章
青少年伤害 —— 130

第17章
青少年健康的改善策略 —— 138

● 第5篇 妇 女 健 康

第18章
妊娠与生殖健康概述 —— 149

第19章
性与生殖健康 —— 160

第20章
避孕和人工流产 —— 167

第21章
孕产妇直接死亡 —— 175

第22章
孕产妇间接死亡 —— 183

第23章
孕产妇疾病 —— 191

第24章
孕产妇营养 —— 199

第25章
孕产妇心理保健 —— 208

第26章
改善孕产妇和生殖健康的策略 —— 216

第6篇　新生儿健康

第27章
新生儿健康概述 —— 229

第28章
死胎死产 —— 237

第29章
早产 —— 245

第30章
影响新生儿的产时相关事件 —— 254

第31章
新生儿感染 —— 263

第32章
先天性疾病 —— 272

第33章
低出生体重和胎儿生长不良 —— 279

第34章
改善新生儿健康和预防死胎死产的策略 —— 286

第7篇 儿童健康

第35章
儿童健康概述 —— 297

第36章
儿童感染 —— 304

第37章
儿童营养 —— 317

第38章
儿童发育与残疾 —— 325

第39章
儿童非传染性疾病 —— 333

第40章
困境儿童 —— 341

第41章
儿童伤害、虐待和保护 —— 349

第42章
儿童健康改善策略 —— 358

第8篇 影响政策

第43章
道德与权利 —— 369

第44章
将研究转型为政策 —— 375

第45章
提高妇幼健康的倡议 —— 384

第46章
妇女、儿童与青少年健康的当前挑战和争议 —— 390

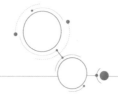

第1篇 绪 论

003 / 第1章 全球变化背景下的妇女、儿童和青少年健康

010 / 第2章 全生命周期中改善产妇、新生儿、儿童和青少年健康的策略

019 / 第3章 妇女、儿童与青少年健康领域的机构和参与者

第1章　全球变化背景下的妇女、儿童和青少年健康

本章概述了近20年来全球人口健康的主要趋势,特别是全球妇女、儿童和青少年健康的趋势,为整本书奠定基础。本章还阐述了各种转型是如何给全球健康议程带来挑战的,强调了卫生系统和健康的社会决定因素与未来的妇女、儿童和青少年健康议程始终息息相关,并提到了值得所有全球健康倡导者关注的"大局"问题。

 要点

> ☆ 近20年来,全球范围内对妇女、儿童和青少年健康的投资取得了明显的成效,然而在不同国家或者不同地区可能存在差异。尤其是在中低收入国家(low- and middle-income countries,LMICs)的农村贫困人口中,可预防性死亡率(preventable mortality)仍然很高。在城市,妇女、儿童和青少年面临各种健康及社会问题,他们当中的贫困者的健康结局更差。
>
> ☆ 在发达国家和发展中国家发生的各种转型将带来一系列新问题,这些问题将推动制定新的妇女、儿童和青少年健康议程。未来议程需重点关注健康公平、卫生系统、非传染性疾病和精神卫生,而不是以富裕的捐赠国的利益为中心。

 背景

Koplan等人将全球健康(global health)定义为"将改善健康和实现全世界所有人的健康公平作为优先事项的研究和实践领域"。它最初起源于19世纪殖民统治时代的热带医学,主要用于保护殖民者而并非生活在被殖民地区的人民。自第二次世界大战以来,它已经演变为通过援助性的投资来促进健康和发展(尽管主要还是集中在传染病方面)。近期其关注的重点已转向解决健康和公平的社会决定因素以及气候变化、烟草使用以及新发传染病和再发传染病等威胁全球健康的因素,对人道主义危机和对流行病的应对是其当前关注的重点。有学者提出,世界正处于一个中低收入国家开始积极参与卫生政策议程决策的新时代。

妇女、儿童和青少年健康的范畴也经历了相关变革。20世纪社会对保护妇女、儿童和青

少年的关注促使捐赠者进行了大量投资,包括联合国儿童基金会(United Nations Children's Emergency Fund,UNICEF)在20世纪80年代所进行的儿童生存革命等全球运动。在实现千年发展目标(Millennium Development Goals,MDGs)的时代,这些问题仍然存在,但人们也认识到,不平等和贫困等潜在问题对妇女、儿童和青少年的健康结果的重要性以及解决这些问题的必要性。目前妇女、儿童和青少年健康的范围已逐步细化,以便更明确地涵盖其不同的亚组人群(例如新生儿和青少年),且考虑了更多除了可预防的死亡以外的问题(例如心理健康)。

进展

自1990年以来,全球儿童和孕产妇死亡率显著下降(至2015年分别下降52%和44%)。但是,这两个数字都低于千年发展目标中设定的国际社会应在2000年达成的理想目标(下降66%和75%)。据估计,公共和私人捐赠者每年为孕产妇、新生儿和儿童健康提供的援助资金已从1990年的30亿美元增加至2016年的110亿美元。1990—2000年,全球有52%的国家其儿童死亡率的年均下降率有所提高。与2000年的全球儿童死亡率相比,2015年死亡率下降预计可以挽救4 800万人的生命。然而,与发展中国家政府提高生活水平和增加卫生支出等其他因素相比,援助的贡献仍不清楚。例如,虽然死产和新生儿死亡率正在下降,但总体上其下降速度比5岁以下儿童死亡率要慢得多,可能是由于对这一人群的政策不足。青少年健康处于优先考虑地位,他们的需求目前正受到卫生和政策专业人员的关注。

目前世界各国就2030年要实现的可持续发展目标(Sustainable Development Goals,SDGs)等一系列新的全球目标已经达成一致。17项可持续发展目标涉及贫困、环境和妇女赋能等主题,其中11项目标与健康有关,包括全民健康覆盖。可持续发展目标中关于儿童和孕产妇健康的部分(表1.1)与千年发展目标一样具有较高预期,但现在包含的是绝对目标,而非相对目标。世界卫生组织(World Health Organization,WHO)指出,"要实现将全球孕产妇死亡率(Maternal Mortality Ratio,MMR)降至70%以下的可持续发展目标,就需要在2016年至2030年期间平均每年使全球孕产妇死亡率降低7.5%"。这大约是1990年至2015年期间年均下降速度的三倍。

这些下降趋势没有反映最贫困和最需要帮助的其他弱势群体的情况,在全球范围内,不平等现象逐渐加剧。1990年,孕产妇死亡率前10位国家的孕产妇死亡率平均值比后10位国家高100倍。2015年,这一差距甚至扩增到200倍。根据世界卫生组织的数据,芬兰2015年的孕产妇死亡率为3/10万,而塞拉利昂的孕产妇死亡率超过1 300/10万。在同一国家内部,也存在着巨大的不平等,生活在农村地区和/或来自较低社会经济群体的妇女、儿童和青少年面临着最重的卫生负担,而现有的卫生系统根本不足以改善世界上多数最贫穷国家所需的健康公平。

健康状况的任何改善都取决于国家所面临的一系列转型以及新的挑战,比如在妇女、儿童和青少年健康领域面临的孕产妇疾病、儿童肥胖症和非传染性疾病以及寨卡病毒等传染病。可持续发展目标中关于妇女、儿童和青少年健康的具体目标对一些日益广泛的问题有所涉及但并不全面。还有一些可持续发展目标(例如关于减贫或教育的目标)没有聚焦妇女、儿童和青少年健康,但这些目标对改善妇女、儿童和青少年的健康却至关重要。

表1.1　可持续发展目标中关于妇女、儿童和青少年健康的具体目标

目　　　标	妇女、儿童和青少年健康相关的具体目标
目标2:消除饥饿,实现粮食安全,改善营养状况和促进农业可持续发展	到2030年消除一切形式的营养不良,包括到2025年实现关于5岁以下儿童发育迟缓和消瘦的国际商定目标,并解决青春期女性、孕妇、哺乳期妇女以及老年人的营养需求
目标3:确保所有年龄段的人的健康生活和福祉增进	◆ 到2030年,将全球孕产妇死亡率降低到70/10万活产 ◆ 到2030年,消除新生儿和5岁以下儿童可预防的死亡,所有国家的目标是将新生儿死亡率至少降低到12‰,5岁以下儿童死亡率至少降低到25‰ ◆ 到2030年,确保普及性健康和生殖健康保健服务,包括计划生育、信息获取和健康教育,并将生殖健康纳入国家战略和规划 ◆ 实现全民健康覆盖,包括财政风险保护,获得高质量的基本卫生保健服务,以及人人获得安全、有效、高质量和负担得起的基本药物和疫苗
目标5:实现两性平等,为所有妇女和女童赋权	◆ 在公共和私人领域消除侵害所有妇女和女童的一切形式的暴力,包括贩运和性剥削以及其他类型的剥削 ◆ 消除一切有害习俗,例如童婚、逼婚和割礼 ◆ 根据《国际人口与发展大会行动纲领》和《北京行动纲要》及其审查会议成果文件,确保按协议普遍获得性与生殖保健服务和生殖权利
目标6:确保人人享有水和卫生设施并对其进行可持续管理	到2030年,实现人人享有适当和公平的环境卫生和个人卫生条件,并杜绝露天排便,同时特别关注妇女和女童以及弱势群体的需要

挑战

当今世界正在经历四个方面的重大转型,而这些转型都是互相关联的,有可能在未来20年重新定义包括妇女、儿童和青少年健康在内的优先事项。

首先是流行病学的转型(epidemiological transition),这是由人口结构的巨大变迁所带来的。随着5岁以下儿童死亡率的下降,发展中国家的青少年人数激增,意味着需要对这一群体给予更多关注。大规模的人口迁移使城市化进程加剧。在城市中,他们面临着现代性的问题,包括性健康风险、道路交通事故以及非传染性疾病(non-communicable diseases,NCDs)等风险因素。在城市环境中,特别是存在大量贫民窟人口的城市,最贫困群体的妇女、儿童和青少年容易遭受疾病、歧视和虐待。

上述这些变化本身是由经济转型(economic transition)所带来的。经济增长推动城市化进程,同时也使更多国家从低收入经济体进入中等收入经济体。由于经济增长并不总是会

减少贫困人口,在一些经济快速增长的经济体中,仍生活着大量的贫困人口。全球目前有10亿人生活在中等收入国家,占世界贫困人口的70%。这也意味着,全球疾病所造成的负担的很大一部分也在这些国家,而不是最贫穷国家。但是捐赠国可能不会优先考虑对这些中等收入国家的援助,而是认为,随着发展中经济体的成长,这些国家有能力去解决自身的问题。

经济转型也会带来政治转型(political transition),较富裕的发展中国家(例如巴西、俄罗斯、印度和中国)在全球事务中的影响力逐渐增加。而发达国家面临经济停滞所导致的国内政治从政治话语转变为民族主义话语,表现为英国脱欧的决定以及特朗普当选总统。这将危及援助议程、应对传染病和气候变化等跨境威胁的努力,并可能对世界卫生组织等全球卫生治理机构产生影响。

最后,日益明显的环境转型(environmental transition),即由人类引起的气候变化,也对健康产生持续影响。这些影响将直接表现为极端天气对健康的影响,间接表现为环境变化导致的疾病动态分布。人口对气候变化的反应(例如人口迁移)也比较显著。虽然这些转型可能会存在积极影响,但妇女、儿童和青少年作为弱势群体更有可能受到消极影响。

尽管出现了这些转型,Jamison等人指出,关于可预防性死亡的热点问题依然存在,由于经济转型,这些热点问题现在已不仅仅局限于最贫穷国家,而是集中在中低收入国家的农村地区。研究估计,农村地区的儿童死亡率(即每千例活产儿死亡概率)为92‰,大城市为56‰。同样,Graham等人指出,孕产妇健康状况不佳的负担存在多样性和分歧,这同样反映了人们在财富、权利和获得卫生保健机会方面的不平等。

另一个与妇女、儿童和青少年健康特别相关的持续挑战是中低收入国家卫生系统存在不足,其共同特征是表现出高度商业化。根据Lagarmasino等人的研究,在巴基斯坦、印度、孟加拉国和尼日利亚(世界上大多数贫困人口所在的国家),自费医疗支出占医疗总支出的一半以上。这可能导致人们推迟或放弃治疗、陷入债务或更加贫困。当人们获得保健服务时,无论是在公共部门还是在私营部门,其质量都可能不高。世界银行的国际金融公司注意到,在撒哈拉以南非洲最贫困人口中有50%从私人医疗机构获得医疗服务,而在这些机构中,商店、药店和传统治疗师提供的医疗服务往往完全不受监管。Mackintosh等人最近对私营部门提供的服务进行了综述,来自马拉维、加纳和坦桑尼亚的证据表明在近20年里,私营部门(尤其是商店和药店)参与儿童腹泻治疗的情况普遍增加。

造成这些持续挑战的原因是多方面的。这些问题与国家治理不善(腐败、公共服务资金不足等)以及妇女、儿童和青少年受到歧视和缺乏权利等有关。在千年发展目标时代,国际社会选择了较容易实现的通过增加投资来改善易触及人群的可预防性死亡率这一目标,而目前需要一种新的方法来应对即将到来的挑战。

小结

全球健康转型意味着未来对妇女、儿童和青少年健康采取相应行动。

首先,我们正在经历的流行病学和人口统计学方面的迅速转型,使得可持续发展目标不足以反映新出现的妇女、儿童和青少年健康议程的复杂性。这17个相互独立的可持续发展目标可能阻碍联合行动,并且可能导致全球目标在国家层面不能引起共鸣。联合国发布的《妇女、儿童和青少年健康全球战略(2016—2030年)》[*The UN's Global Strategy on Women's, Children's, and Adolescents' Health*(2016—2030)]是向前迈出的一步,它倡导在全球和国家两个层面均采取行动,这必须对最优先的问题仔细分析,并形成实现目标所需的联盟。富裕国家退出援助,同时贫穷国家在政策议程上具有越来越多的自主权,将使发展中国家采取行动变得更加重要。

其次,由于卫生保健系统没有得到改善并无法保持可持续(而不是由捐赠者资助的自上而下的干预措施),越来越多的妇女、儿童和青少年的健康问题无法得到解决,WHO的全民健康覆盖(Universal Health Coverage,UHC)对妇女、儿童和青少年而言就更为重要。全民健康覆盖旨在提高人群高质量卫生服务以及干预措施的覆盖范围,且以一种不影响经济水平的方式进行。历史经验表明,随着各国政府变得更加富裕,政府对卫生系统的投资增加,因此有理由仍然保有希望。然而,仍然需要关注解决那些难以覆盖到的人群的问题。卫生服务提供者对待服务对象的方式,特别是对待那些经常被歧视和虐待的贫困妇女和青少年的方式,不仅表明临床诊疗质量需要提高,更表明卫生服务提供者的素质也需要提高。

最后,解决贫穷、健康不平等、环境挑战和歧视等健康的社会决定因素,意味着研究健康议程并非重点关注"可预防的死亡"或"被拯救的生命",而是关注不平等的原因,即众多国家未能解决的健康的社会决定因素、个人和家庭决策不力以及卫生系统表现不佳。这将需要通过多学科的方法来理解为什么尽管妇女、儿童和青少年健康领域已采取了科学的干预措施,但相关疾病负担仍然如此巨大,特别是在贫困和其他弱势群体中。

 案例

妇女、儿童和青少年健康全球战略(2016—2030年)

在2015年启动可持续发展目标的同时,时任联合国秘书长潘基文宣布了一项新的250亿美元的、为期15年的妇女、儿童和青少年健康全球战略。该战略涉及包括发展中国家政府、主要慈善机构、慈善家和私营部门在内的多个利益攸关方,增强了可持续发展目标消除可预防的儿童死亡的信心,并进一步强调世界各地的妇女、儿童和青少年不仅要生存,还要"兴旺发展,改变世界"。这一战略提出有必要在认识到广泛存在的基础健康问题的同时,采取多部门联动的办法来实现这些目标。

 思考题

1. 你认为到2030年结束可预防的儿童死亡的全球目标是可以实现的吗? 请详述理由。

2. 你认为上面描述的哪些转型会在未来十年中对妇女、儿童和青少年的生活产生最大的影响? 为什么?

3. 实现全民健康覆盖是实现对妇女、儿童和青少年全球承诺的最重要贡献吗? 请详述理由。

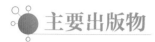 **主要出版物**

Jamison D, Summers L, Alleyne G, et al. (2013). Global health 2035: a world converging within a generation. Lancet 382: 1898-1955.

制定议程,展望全球卫生的未来。

Sumner A (2016). Global Poverty, Deprivation, Distribution and Development Since the Cold War. Oxford University Press: Oxford, UK.

了解近年来全球贫困的变化,以及这些变化的根本原因。

United Nations (2017). Sustainable Development Goals: 17 goals to transform our world. Available at: http://www.un.org/sustainabledevelopment/sustainable-development-goals/

介绍截至2030年所制定的与全球卫生议程相关的全部目标。

（翻译：陶芳标）

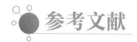 **参考文献**

Glassman A, Duran D and Sumner A (2011). Global health and the new bottom billion. Center for Global Development Working Paper 270. Center for Global Development: Washington, DC. Available at: https://www.cgdev.org/publication/global-health-and-new-bottombillion-what-do-shifts-global-poverty-and-global-disease.

Graham W, Woodd S, Byass P, et al. (2016). Diversity and divergence: the dynamic burden of poor maternal health. Lancet 388: 2164-75.

Institute for Health Metrics and Evaluation (2017). Financing Global Health 2016: Development Assistance, Public and Private Health Spending for the Pursuit of Universal Health Coverage. IHME: Seattle, WA.

International Finance Corporation (2011). Healthy partnerships: how governments can engage the private sector to improve health in Africa. IFC: Washington, DC. Available at: https://openknowledge.worldbank.org/handle/10986/2304.

Koplan J, Bond T, Michael H, et al. (2009). Towards a common definition of global health. Lancet 373: 1993-5.

Lagomarsino G, Nachuk S, and Singh Kundra S (2009). Public stewardship of private providers in mixed health care systems. Development and Rockefeller Foundation: Washington, DC. Available at: https://www.r4d.org/wp-content/uploads/Public-Stewardship-of-Private-Providersin-Mixed-Health-Systems.pdf.

Lancet Maternal Health Series (2016). Available at: http://www.thelancet.com/series/maternal-health-2016.

Mackintosh M, Channon A, Karan A, et al. (2016). What is the private sector? Understanding private provision in the health systems of low-income and middle-income countries. Lancet 388:596-605.

Save the Children (2015). The urban disadvantage: state of the world's mothers 2015. Save the Children Federation: Fairfield, CT. Available at: https://resourcecentre.savethechildren.net/library/state-worlds-mothers-2015-urban-disadvantage.

Watts N (2015). Health and climate change: policy responses to protect public health. Lancet 386: 1861-1914.

World Health Organization (2015). Trends in maternal mortality: 1990 to 2015. Geneva, WHO. Available at: http://apps. who. int/iris/bitstream/handle/10665/194254/9789241565141_eng. pdf; jsessionid=7C2B435A1A8E 17A9A8677F9558C8C85D? sequence=1.

You D, Hug L, Ejdemyr S, et al. (2015). Global, regional and national levels and trends in under-five mortality between 1990 and 2015, with scenario-based projections to 2030: a systematic analysis by the UN Inter-agency Group for Child Mortality Estimation. Lancet 386: 2275-86.

第2章　全生命周期中改善产妇、新生儿、儿童和青少年健康的策略

本章概述了从妇幼健康(Maternal and Child Health, MCH)到许多其他问题的转型, 尤其是生殖、产妇、新生儿、儿童和青少年健康, 以及整个生命周期的持续护理。本章阐述了这种转型在个性化健康服务和必要的综合护理中的意义, 以及在实践中面临的挑战。

 要点

☆ 二战后, 妇女、儿童和青少年的健康一直是全球初级保健护理和国家健康服务体系的核心。随着全球范围内健康基金(尤其是感染性疾病)的扩张和分散, 健康服务的紧密性已经消失, 并且开始忽视新生儿、死产和青少年等方面的问题。

☆ 采取全生命周期方法, 使人们注意到这些曾在千年发展目标(MDGs)中被忽视的目标人群。

☆ 三分之二的产妇、新生儿、儿童死亡和死产可通过必要的综合护理措施来预防。结合时间和地点开展的综合护理可提升成本效应, 提高健康服务和健康促进项目的使用度, 也能给患者带来便利。

☆ 新生儿期是死亡和残疾风险的高发期, 也是最能体现保健护理覆盖面、公平性和护理质量差距的时期, 要在这一方面取得进展需搭建可预测的卫生系统, 并克服供应障碍(特别是筹资)和需求障碍(尤其影响妇女和女童)。

☆ 需更多关注常规数据并跟踪进展, 特别在个性化服务的覆盖范围方面。同时, 开展研究和发现科研投资也是关键。

背景

自20世纪40年代WHO成立以来, 全球和国家的各类健康方针都以妇女、儿童和青少年的健康为基本。70年代, 方针的重点主要放在计划生育上, 实行人口控制模式。到80年代, 在联合国儿童基金会(UNICEF)的带领下第一次开展儿童生存革命, 自此人们越来越关注儿

童,尤其是免疫接种和初级保健护理层面的干预。1985年发表的一篇高影响力的论文《孕产妇健康——被忽视的悲剧:母婴健康中的母亲去哪了?》(*Where is the M in MCH?*)呼吁人们更多地关注产妇健康。在接下来的20年里,产妇和儿童护理方针之间出现了冲突,这反而忽视了日益增加的新生儿死亡和死产问题。

自2000年MDGs制定后的10年时间里,人们达成了共识:几乎一半的5岁以下儿童死亡发生在新生儿期,而且针对传染病和营养不良的传统儿童护理方针并不能避免这些死亡,解决新生儿死亡问题需要制定一个紧密联系妇女及婴儿的计划,这一概念被称为"持续护理"。这使得曾经的妇幼健康护理转型为产妇、新生儿和儿童健康(Maternal Newborn and Child Health,MNCH)的护理,然后又转型为生殖、产妇、新生儿和儿童健康(Reproductive Maternal New and Child Health,RMNCH)的护理,尤其在2012年计划生育投资出现后,生殖健康的重要性更加凸显。自2015年MDGs结束后,曾被忽视的青少年健康领域又逐渐受到关注,形成了生殖、产妇、新生儿、儿童和青少年健康(Reproductive Maternal Newborn and Child Health + Adolescent health,RMNCH+A)。青少年时期是一个关键的过渡时期,同时具有养成健康行为习惯和造成不良后果风险的特征。

如图2.1所示,全生命周期强调了人生各个阶段的重要性,也强调了贯穿生命周期乃至代代相传的影响因素(主要为营养因素)。生命周期可从各时期的节点开始,但本书重点关注女性青春期及之后的生命周期。

运作良好的卫生系统需要具备有效的社区服务、初级保健护理和专业机构护理。社区服务面向最脆弱的人群,促进其行为改变、提供预防护理以及改善对专业机构护理的需求。然而,如急诊分娩护理和过小或患病新生儿的护理等影响力最大的护理只能在机构中成规模地提供。这看似显而易见,但近几十年来,政策在集中投资医院和关注初级保健护理及社区工作者之间摇摆不定,到现在又回到了两者皆必要并需紧密联系的认识上。

用全生命周期法构建的干预措施

如图2.1所示,持续护理涉及全生命周期中的两个维度和不同级别的保健护理(社区护理、初级保健护理和专业机构护理)。人类生命历程的每个阶段都需要不同种类的服务和不同级别的护理,这样便形成了一个多护理类别的综合护理系列矩阵,其中包括积极治疗和临终关怀,如图2.2所示。本书概述了200多项生殖、产妇、新生儿、儿童和青少年健康项目的循证干预措施,将这些干预单独扩展难度较大。2007年发表于《柳叶刀》的一篇论文概述了健康护理系列服务,几乎每个国家都有不同的护理系列,其中一些是相当标准的护理,如产前和促进儿童健康护理,但每种护理系列所需的就诊次数或干预措施的复杂性不同;其他护理系列则较新或不太广泛提供,如基于机构的新生儿护理。

在生命周期的每个时间节点,都需要医疗护理系统中不同级别的护理系统参与:临床护理(通常基于专业机构的个体病例护理)、门诊和外展服务及家庭和社区护理。在各个级别的护理之间建立良好的沟通和转诊系统至关重要,这是由于分娩急症妇女可在数小时内

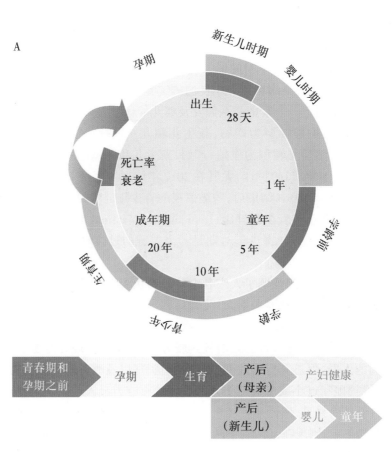

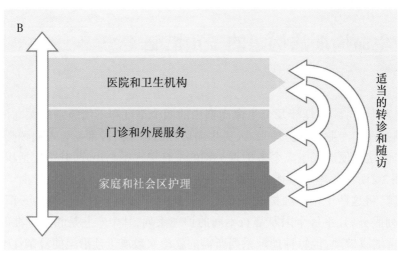

图2.1　在不同的生命周期(A)和护理地点(B)衔接护理

资料来源:Kerber, KJ. et al. Continuum of care for maternal, newborn, and child health: from slogan to service delivery. The Lancet (370):135-1369. ©2007 Elsevier Inc.

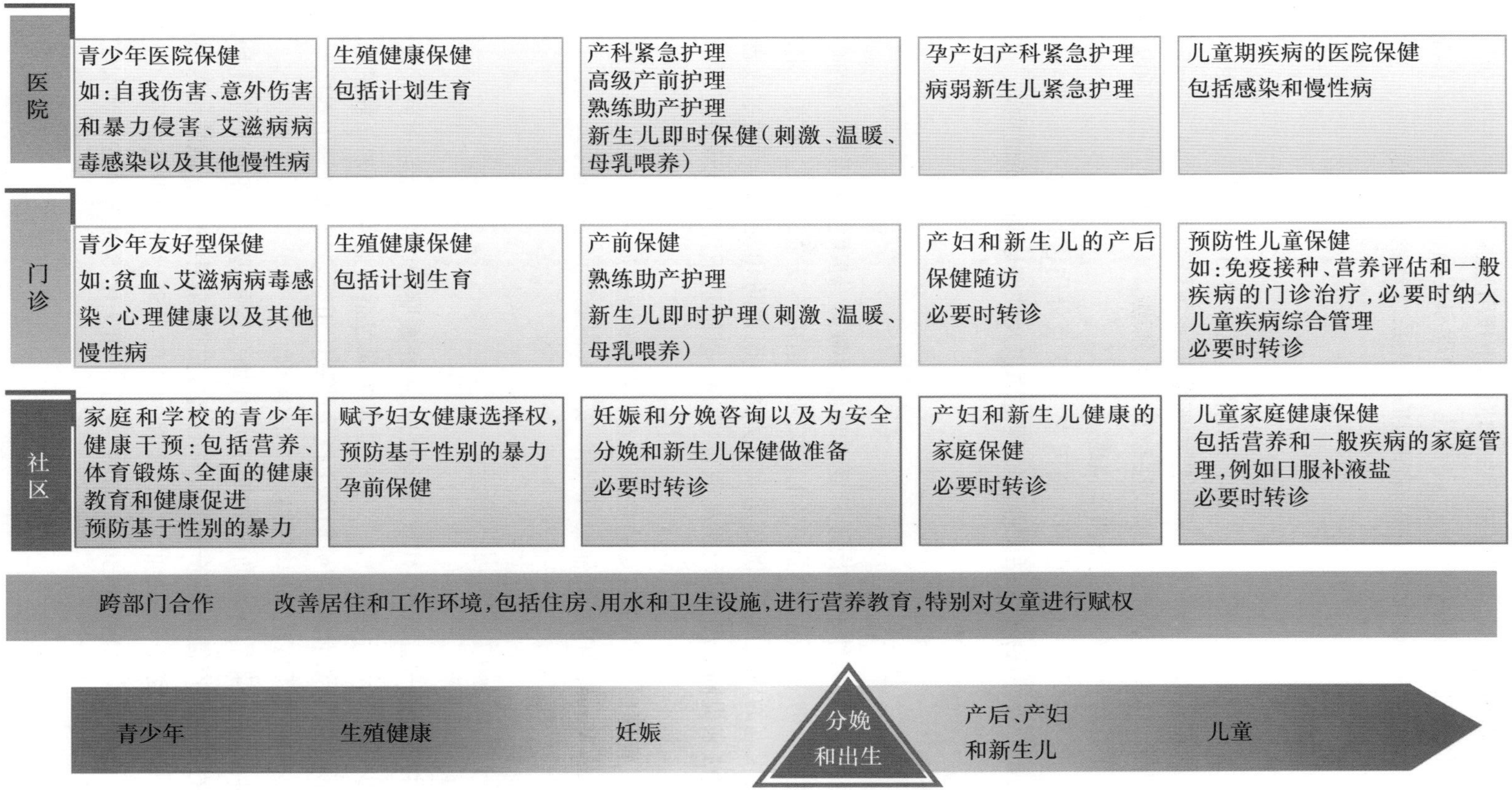

	青少年	生殖健康	妊娠	分娩和出生	产后，产妇和新生儿	儿童
医院	青少年医院保健 如：自我伤害、意外伤害和暴力侵害、艾滋病毒感染以及其他慢性病	生殖健康保健 包括计划生育	产科紧急护理 高级产前护理 熟练助产护理 新生儿即时保健（刺激、温暖、母乳喂养）	孕产妇产科紧急护理 病弱新生儿紧急护理	儿童期疾病的医院保健 包括感染和慢性病
门诊	青少年友好型保健 如：贫血、艾滋病毒感染、心理健康以及其他慢性病	生殖健康保健 包括计划生育	产前保健 熟练助产护理 新生儿即时护理（刺激、温暖、母乳喂养）	产妇和新生儿的产后保健随访 必要时转诊	预防性儿童保健 如：免疫接种、营养评估和一般疾病的门诊治疗，必要时纳入儿童疾病综合管理 必要时转诊
社区	家庭和学校的青少年健康干预：包括营养、体育锻炼、全面的健康教育和健康促进 预防基于性别的暴力	赋予妇女健康选择权，预防基于性别的暴力 孕前保健	妊娠和分娩咨询以及为安全分娩和新生儿保健做准备 必要时转诊	产妇和新生儿健康的家庭保健 必要时转诊	儿童家庭健康保健 包括营养和一般疾病的家庭管理，例如口服补液盐 必要时转诊

跨部门合作　改善居住和工作环境，包括住房、用水和卫生设施，进行营养教育，特别对女童进行赋权

生命周期轴：青少年 → 生殖健康 → 妊娠 → 分娩和出生 → 产后，产妇和新生儿 → 儿童

图 2.2　贯穿整个生命周期和护理过程的一系列干预措施

资料来源：Kerber, KJ. et al. Continuum of care for maternal, newborn, and child health: from slogan to service delivery. The Lancet (370): 135-1369. ©2007 Elsevier Inc. and Every Newborn Study Group. Every Newborn; An Executive Summary for The Lancet's Series. The Lancet. May 2014. ©2014 Elsevier Inc.

死亡,而新生儿可在数分钟内死亡。

与本书的排序方式相同,本章概述了在全生命周期中按节点排序的一系列护理:从青少年时期开始,到性健康和生殖健康、怀孕、产后/新生儿护理和儿童健康。相关章节将进一步讨论详细的循证干预措施和实施策略,并可在相应的卫生系统背景下实施。

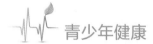 青少年健康

门诊和外展服务:家庭和社区在促进良好发育和健康行为方面发挥重要作用。由于青少年健康的主要决定因素超出了卫生领域可影响的范围,干预措施还必须涉及与教育、社会保护、就业、媒体、技术、环境和基础设施以及法律有关的领域。其中提供高质量和无障碍的教育可能会最大程度影响青少年的健康和幸福感。

临床护理系列:青少年发病和死亡的主要因素,包括意外伤害、暴力、传染性疾病(如呼吸道感染和腹泻)、非传染性疾病(包括肥胖)、心理健康以及性健康和生殖健康。

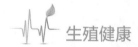 生殖健康

门诊和外展服务:提供多种干预措施,广泛开展健康教育、健康促进项目。目前,有很大一部分计划生育的需求仍未被满足,约13%的产妇死亡是由不安全人流造成的。此外,性传播疾病的管理具有很高的成本效益,例如男女双方的早期预防和发现。可通过改善女性总体健康和幸福的方法来提高生殖健康,例如教育、营养、提供基于性别的暴力问题诊疗服务和临床护理等。

临床护理系列:管理影响育龄妇女的临床问题,如性传播疾病、人类免疫缺陷病毒(Human Immunodeficiency Virus,HIV)、其他妇科疾病、安全人流或流产后护理。

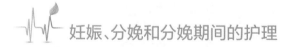 妊娠、分娩和分娩期间的护理

门诊服务:提供产前护理。WHO建议,每名妇女在妊娠期间,需在特定时间接受特定的检查,整个孕期至少接受8次产前检查。产检的基本组成包括对感染、高血压和贫血的筛查和及时治疗,提供预防性干预措施(如破伤风免疫接种和使用经杀虫剂处理的蚊帐),以及关于营养、卫生、HIV、分娩和新生儿护理等各种主题的咨询。

临床护理系列:提供专业的分娩助产护理、孕妇分娩急诊护理和基本的新生儿护理。在全球范围内,专业的分娩助产健康服务正以不同的速度扩张,其中南亚和撒哈拉以南的非洲进展较慢。针对分娩前后发生合并症的女性,能够24小时无障碍就诊于具备安全器械分娩和实施剖宫产能力的高质量机构至关重要,而地理、经济和文化等因素可能影响女性在上述机构进行就诊。

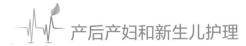 产后产妇和新生儿护理

门诊服务:产后大出血和感染是导致产妇死亡的主要原因,此外,约200万婴儿在出生后一周内死亡,因此,高质量的全面产后护理将显著降低产妇和新生儿死亡率。通常建议在婴儿出生后几天内进行常规访视,旨在促进母亲养成健康行为、帮助喂养、及时识别合并症并在必要时转诊。如出现早产儿等情况,则需要得到额外的支持。产后护理还应将妇女与计划生育服务、婴儿与儿童保健联系起来。

女性临床护理系列:对于产后出血或感染等紧急情况需要快速和专业的分娩护理服务,并提供额外的支持(如输血设施)。

早产或患病新生儿临床护理系列:对急性病和早产新生儿必须进行24小时的护理。新生儿可能会因出生后不久的分娩期的相关合并症、早产合并症或感染等而快速死亡。中低收入国家对新生儿的护理是医院近年来制定方针的重点,方针要求提供更专业的照护和医疗护理,以及更高级的医疗设备。

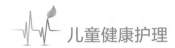 儿童健康护理

门诊和外展服务:常规的免疫接种已实现了高覆盖率,并显著提高了儿童存活率。其他预防性干预措施还包括营养干预(其成功程度各不相同)和纯母乳喂养(其比例在世界范围内仍然很低)。过去,儿童疾病综合管理(Integrated Management of Childhood Illness,IMCI)侧重于门诊的病例管理,但最近也被用于社区和转诊层面的管理,并增加了对患病新生儿的护理。

临床服务:儿童可能因感染疟疾、肺炎或脑膜炎等而患上重病。在全球范围内,伤害和非传染性疾病在新生儿死因中占比较高。医院儿童护理(如手术)可能只在大城市提供,并且价格高昂。

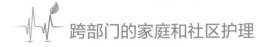 跨部门的家庭和社区护理

妇女、青少年和儿童在学校、家庭和社区度过大部分时间,因此在家庭层面的卫生、营养、早期母乳喂养和纯母乳喂养等健康行为至关重要。此外,这些人群的知识和社会地位决定了对专业护理的获取能力和对早期疾病筛查等健康服务的需求。社会因素显著影响妇女、儿童和青少年的健康,通过社区介入等方式,特别是赋予女童和妇女权利和教育,可能对她们的健康结局产生变革性影响,甚至可以影响到社会层面。

挑战

全生命周期中改善产妇、新生儿、儿童和青少年健康的策略

据估计,通过在妇女、儿童中普遍推广必要的综合护理防止了约三分之二的产妇、新生儿和儿童死亡及死产。然而,由于当下政府健康基金和社会捐助健康资金的短期性和不可预测性,想要系统性地扩大上述护理服务还面临着很多阻碍。此外,由于当下团体和机构间选择优先目标人群时出现了相互冲突的情况,并且注重于选择过于具体的干预措施,护理服务可能错过快速发展的机会。

现如今,采取综合干预措施至关重要,为评估护理服务的覆盖范围、公平性和护理质量等提供了数据支撑。此外,通过使用数据吸引更多投资和注意力来改进实施方针非常关键。研究探索和实施是推动创新的必要条件,但研发投资需要更好地与实际的疾病负担匹配。

小结

妇女健康和其子女健康间的联系是错综复杂且相互依赖的。在生命周期中,青少年时期至关重要,这一阶段受到的教育也影响深远。因此,本章从青少年时期开始,围绕整个生命周期展开,如表2.1所示。

表2.1　本书相关的整个生命周期中目标人群的总结

目标人群的生命周期	死亡人数	本书相关章节
青少年	120万	4
育龄女性	—	5
妊娠女性	30万	5
产后女性	30万	5
死产	260万	6
新生儿	200万	6
儿童(1个月～5岁)	320万	7
家庭和社会背景	—	全部

案例

产妇新生儿和儿童健康合作项目,以及对青少年健康的日益关注

随着2005年《柳叶刀》新生儿系列图书的出版,全球对新生儿死亡的重大问题以及持续的产妇和儿童死亡的问题给予了高度关注,而此时距离千年发展目标(MDGs)结束只剩下10年。现有的3个组织一致认为统一的发声将更有效,因此由WHO主办的安全孕产和新生儿健康合作项目、以保护美国儿童为基础的健康新生儿合作项目和由纽约儿童基金会主办的儿童生存合作项目合并为产妇、新生儿和儿童健康伙伴合作关系(Partnership for Maternal, Newborn and Child Health,PMNCH),并通过加强问责制来加速实现MDGs中的目标4和目标5。这一合作关系的概念构建了持续护理的框架,其中涵盖性健康、生殖健康、产妇健康、新生儿健康、儿童健康和青少年健康等方面。这一合作关系的4个战略目标是:宣传、统一、分析和问责制。目前,该项目包括700多个组织,涵盖77个国家,其中包括政府间组织、非政府组织、学术机构、研究和培训机构、医疗保健专业协会、私营部门伙伴、联合国机构和全球金融机构。这一合作关系奠定了2010—2015年联合国秘书长的全球战略,该战略在全球为妇女、儿童和青少年健康提供了超过之前2倍的资金。针对目前的可持续发展目标,主要框架是基于《妇女、儿童和青少年健康全球战略(2016—2030年)》设立的生存、良好发展和转型3大要点。

 思考题

1. 总结"持续护理"的概念。
2. 描述从"母婴健康"到"全生命周期健康"的演变,包括之前被忽视的目标人群。

主要出版物

Kerber K, de Graft-Johnson J, Bhutta Z, et al. (2007). Continuum of care for maternal, newborn, and child health: from slogan to service delivery. Lancet 370(9595): 1358-69.

对连续护理的全面概述。

PMNCH website: http://www.who.int/pmnch/en/

孕产妇、新生儿和儿童健康伙伴关系的主要网站,介绍其主要活动和参与机会。

The Global Strategy for Women's, Children's, and Adolescents' Health (2016—2030). www.who.int/pmnch/media/events/2015/gs_2016_30.pdf.

该文件阐述了联合国到2030年改善妇女、儿童和青少年健康的战略。

(翻译:江帆)

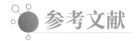 参考文献

Countdown to 2015 final report: http://countdown2030.org/reports- andarticles/2015-final-report.

Lancet Ending Preventable Stillbirth Series (2016), 387.

Lancet Every Newborn Series (2014), 384.

Lancet Maternal Health Series (2016), 388.

Lancet Neonatal Survival Series (2005), 365.

Lawn J, Tinker A, Munjanja S, and Cousens S (2007). Where is maternal and child health now? Lancet 368: 1474-77.

The World Health Report (2005). Make every mother and child count.

Stenberg K, Axelson H, Sheehan P, et al. (2014). Advancing social and economic development by investing in women's and children's health: a new Global Investment Framework. Lancet 383(9925): 1333-54.

第3章 妇女、儿童与青少年健康领域的机构和参与者

本章概述了全球卫生治理(global health governance)的相关机构和演变,以及这些机构如何进行全球卫生治理和资助。

要点

> ☆ 全球卫生治理代表着相互竞争的利益集团之间的微妙平衡,这些利益集团包括世界卫生组织(WHO)和联合国儿童基金会(UNICEF)等为管理全球卫生治理而成立的组织、主要资助这些组织中的富裕国家以及大部分建议和资源所指向的贫穷国家。
>
> ☆ 全球卫生治理在近70年来不断发展。关于慈善家、公民社会组织和私营部门等新角色的出现所造成的影响的相关评价褒贬不一。因此,全球卫生已从联合国机构推动的议程转型为由各方捐赠者和联盟推动的议程,这在妇女、儿童与青少年健康领域尤其明显,但也引发了一系列关于分裂和问责的新问题。
>
> ☆ 提上议程的新问题以及更广泛的全球卫生问题的数量表明全球卫生治理将进一步演变。然而,在这个相互连接的新世界中,协调者可能仍然需要发挥作用。WHO能够证明自己有能力应对这一挑战吗?

背景

在20世纪,一套稳固的应对全球卫生挑战的组织架构已经形成。这一机构最初是在联合国的主持下设立的,而目前来自公立、私立、地方、国家以及国际等诸方参与者都在为全球卫生治理做出贡献。上述变化对妇女、儿童与青少年健康议程如何制定、由谁来制定以及如何实施干预措施的管理和日常融资均产生影响。

全球卫生治理1.0：由WHO牵头

联合国的建立是为了应对自20世纪20年代后国际秩序的崩溃，这种崩溃在第二次世界大战中达到顶峰。同意成立联合国的国家并不认为这是一个"世界政府"；相反，联合国代表着一种微妙的平衡，一方面是个别民族国家的利益，另一方面是这些国家认识到无论它们有多么强大，许多全球性问题都不可能由其中任何一个国家单独行动来解决，例如战争、全球贫困和疾病。在20世纪下半叶，联合国的专门卫生机构（如WHO）、儿童慈善机构（如UNICEF）和联合国人口基金会主导了儿童福利援助领域。

WHO有7 000名工作人员，年度预算为20亿～25亿美元。WHO的最高决策机构是世界卫生大会（World Health Assembly，WHA），它批准WHO的政策、预算和其他组织事务。WHO的194个会员国都由卫生部长或负责公共卫生的高级政府官员代表，所有成员国都必须向WHO提供财政捐助，但大部分预算来自富裕国家的额外自愿捐款。

WHO作为听取中低收入国家意见的一个重要渠道，得到了中低收入国家的广泛尊重。1978年，WHO提出关于初级卫生保健的《阿拉木图宣言》（*Alma-Ata Declaration*），这一宣言的目标是"到2000年人人享有卫生保健"；提出运作良好的卫生系统的全面愿景，包括需要解决卫生部门以外的健康决定因素，例如对教育、水和卫生设施等方面的改善；提出重点解决高死亡率负担，特别是对发展中国家尤为重要的高儿童死亡率负担。

UNICEF在这一时期也发挥了主导作用。这一组织目前的年度预算约为50亿美元（由政府、私营部门、民间社会和个人自愿捐款提供资金），旨在解决广泛存在的儿童问题，不仅仅是健康问题。它与WHO合作制定了《阿拉木图宣言》，但随后支持精简版的初级卫生保健，将重点放在对儿童健康影响最大的具体干预措施上，包括生长监测、口服补液疗法、母乳喂养和免疫接种，同时关注计划生育、食物补给和女性教育，这被称为"儿童生存革命"。这一革命得到了捐赠者的大力支持，然而，到20世纪90年代中期它已经停滞不前。UNICEF也支持《联合国儿童权利公约（1989年）》，这是一项迅速获得国际认可的人权文书。

联合国人口基金会（United Nations Population Fund，UNFPA）成立于1969年，旨在解决全球人口快速增长的问题，确切地说，它旨在支持150多个国家的妇女和青年的生殖保健，并解决童婚、割礼和基于性别的暴力等问题。在这方面，UNFPA以1994年国际人口与发展大会（一次影响力巨大的联合国首脑会议）提出的行动纲领为指导，并在该行动纲领中发挥了领导作用。UNFPA是一个相对较小的机构，年度预算约为10亿美元，主要由高收入国家政府捐赠者自愿提供资金。

由于资金缺乏和领导不力，WHO的相对影响力在20世纪90年代有所下降。全球卫生政策的领导权移交给了世界银行，世界银行进行了有力的政策干预，并以巨大的购买力来支持这些干预。20世纪90年代，人类免疫缺陷病毒（HIV）危机导致非洲人口大量死亡，WHO在应对HIV危机方面行动迟缓，这也进一步促使全球卫生治理发生转型。

全球卫生治理2.0：参与者和资金的增长

在新千年(即2000年)来临之际,HIV危机和其他传染病的持续负面影响困扰着国际社会,并导致在2002年成立了全球防治HIV、结核病和疟疾基金。全球基金代表了一种新型组织,被称为全球公私伙伴关系,旨在动员政府和私营部门支持卫生目标。捐赠者还建立了全球疫苗免疫联盟(Global Alliance on Vaccines and Immunizations,GAVI),作为另一个全球公私伙伴关系,以再次激励这一领域的国际行动。与世界卫生大会(WHA)相比,这些组织的理事机构规模较小,还包括了政府以外的代表。

这为全球卫生注入了新的活力。20世纪90年代至今,来自国际捐赠者的资金增加了6倍,在2016年甚至超过370亿美元。尽管政府试图鼓励私营部门,但这些资金大部分来自现有的双边捐赠者,例如英国和美国政府。在私营部门参与的领域,大部分资金来自比尔及梅琳达·盖茨基金会等私人慈善机构,以及国际救助儿童会等国际非政府组织,私营商业部门并没有提供大量资金。用于妇女儿童健康的资金大幅增加,从2003年的约30亿美元增加到110亿美元。这些资金的三分之二用于儿童健康,特别是用于免疫接种、HIV/获得性免疫缺陷综合征(acquired immune deficiency syndrome,AIDS)和疟疾等更"垂直"的项目。2000年以后,儿童死亡率和孕产妇死亡率均大幅下降,孕产妇死亡率降幅略小。婴儿死亡率(infant mortality rate,IMR)的下降相比于孕产妇要慢得多,然而,2005年之前的捐赠资金中很少提到这一点。

然而,随着资源的增加,孕产妇和儿童保健的全球治理日益分散,这导致任务冲突、差距增加且效率低下。为了动员对千年发展目标(MDGs)中以儿童和孕产妇保健为重点的目标4和目标5的支持,还试图将关注孕产妇—儿童健康连续体不同方面的机构和参与者召集在一起,促成了"孕产妇、新生儿和儿童健康伙伴关系"(见第2章)的诞生,它最终迅速发展成为一个由700多个参与者组成的网络,包括政府、非政府组织、卫生专业协会、学术部门、私人基金会和公司,试图为妇女、儿童和青少年健康制定一个共同议程,将范式转向孕产妇、新生儿和儿童健康。

然而,如此广泛的联盟中仍然存在分裂。上述伙伴关系对死产、堕胎、性权利和生殖权利等争议性问题的考虑仍存在边缘化的倾向。针对性地提高特定人群生活质量的方法仍然主导着更广泛的卫生系统,并且可能惠及更广大人群的卫生方法的社会决定因素。然而,私营参与者对决策过程的影响以及这些群体的责任心仍有待观察。

全球卫生治理3.0：新方法

目前,一些评论家提出全球卫生治理需要进一步创新。全球化和技术变革的现实使民族国家的重要性大不如前,而全球卫生需要与许多能够带来信息、影响力和资源的伙伴开展合作。还有一些评论家指出,旧的决策过程不能应对世界迅速变化所带来的挑战。

 挑战

如第1章所述,妇女、儿童与青少年健康的新议程正在出现,它超出了"挽救生命"的范畴,开始思考儿童如何茁壮成长并进入青春期和成年期,以及诸如心理健康、非传染性疾病、气候变化和战争的影响等新问题。

尽管如此,结果可能还是大同小异,新问题很可能以一种随意的方式出现在全球议程上。随着发展中国家扩大卫生系统,并随着时间的推移更广泛地解决妇女、儿童和青少年的健康问题,发展中国家可能成为采取更加协调一致方法的先行者。此外,可能还需要民间社会组织的宣传,以重新确定卫生议程的重点。然而,这些参与者的力量以及他们挑战现有范式的意愿仍有待观察。

 小结

本章表明,富裕的国家及其资源在全球妇女、儿童卫生治理的每一个阶段都发挥着关键作用,他们的利益将继续发挥重大影响。当前社会可能会拥有一个更加多元化的体系,但有一种观点认为,社会需要一个强有力的协调机构来引导这个体系。能够制定新的政策议程、参与全球卫生治理3.0,并接纳更广泛的参与者的"升级版"的WHO可能是实现这一目标的组织。但要做到这点,还需要得到其他成员国的支持,尤其是富裕和有影响力的国家,如表3.1所示。

表3.1 全球卫生及其治理和筹资的主要机构和参与者

机构及其 成立年份	职权范围	资金来源	妇女、儿童与青少年 健康方面的作用	所有活动的供资 总额(2015年或 2016年)
多边机构				
世界卫生组织 (1948年)	制定规则和议程	由所有成员国按国内生产总值(gross domestic product, GDP)比例征税,主要由富裕国家政府自愿捐款	确定研究重点,为各国政府和其他利益相关方制定改善妇女、儿童与青少年健康的指导方针,负责健康数据和趋势预测	方案预算每年约20亿美元(通常表述为每2年约40亿美元)

续表

机构及其 成立年份	职权范围	资金来源	妇女、儿童与青少年 健康方面的作用	所有活动的供资 总额(2015年或 2016年)
联合国儿童基金会(1946年)	保障全世界儿童权利,采取行动改善其生活质量并在几乎所有国家带头实施,支持《联合国儿童权利公约》	来自成员国政府的自愿捐款和部分私人来源的筹资	◆ 促进和资助各国改善儿童健康的方案,包括大规模的免疫接种、艾滋病和疟疾预防方案 ◆ 提供关于全球儿童健康的数据和政策观点	贡献收入50亿美元
联合国人口基金会(1969年)	支持促进全世界的生殖健康	政府和私营部门	支持全世界妇女和青年的生殖保健,促进孕妇健康,消除女性割礼、童婚	贡献收入9.79亿美元
世界银行(1944年)	提供赠款、贷款和政策建议,以促进长期发展和减少贫困	政府、世界银行贷款利息和股市融资	为支持儿童健康的项目以及在国家层面建设更广泛的卫生系统提供资金	国际开发协会和国际复兴开发银行贷款总额450亿美元
捐赠国政府(富裕国家政府中妇女、儿童与青少年健康的三大捐助者之一)				
美国国际开发署(1961年)和其他机构	领导美国政府援助机构,解决全球贫困问题,促进经济发展和民主建设	美国纳税人	为25个优先国家的项目提供资金,以解决计划生育、妇幼保健、疟疾和营养问题	335亿美元
英国国际发展部(1964年成立,1997年更名)	领导英国政府部门,应对发展中国家的贫困和其他全球性挑战	英国纳税人	为优先国家的研究和行动计划提供资金,以减少孕产妇、新生儿和儿童死亡,还侧重于计划生育和消除女性割礼	180亿美元
加拿大全球事务部[前身为加拿大国际开发署(1968年)]	代表加拿大政府为促进国际发展而努力	加拿大纳税人	资助促进妇女、儿童健康的干预措施,优先考虑儿童营养和发展	40亿美元
全球公私伙伴关系				
全球疫苗免疫联盟(2000年)	旨在通过汇集公立和私营部门的资源和专门知识,改善世界最贫穷国家儿童获得新疫苗和未充分使用的疫苗的机会	由比尔及梅琳达·盖茨基金会的大笔捐款启动,主要由富裕国家政府和私营部门捐款资助	为疫苗投资(包括系统投资)提供资金,改善疫苗和其他免疫市场,提高疫苗的可及性	贡献收入16亿美元

续表

机构及其成立年份	职权范围	资金来源	妇女、儿童与青少年健康方面的作用	所有活动的供资总额(2015年或2016年)
全球抗击HIV、结核病和疟疾基金(2002年)	提供资金(但不负责执行)的机构,旨在防治HIV、结核病和疟疾	主要由富裕国家政府资助,尽管一些发展中国家政府也投入资金,有时还从热门消费品牌那里筹集资金,比尔及梅琳达·盖茨基金会也提供了大量资源	为解决青少年和年轻女性HIV问题以及受HIV、结核病和疟疾影响的妇女、儿童与青少年健康的其他方面提供资金	贡献收入52亿美元
慈善和非政府组织(举例)				
比尔及梅琳达·盖茨基金会(2000年)	为较贫穷国家和弱势群体的发展和保健优先事项以及美国的教育提供资金的慈善机构	比尔及梅琳达·盖茨的投资资产,以及金融家沃伦·巴菲特的捐款	投资制定和实施干预措施,以改善妇女、新生儿和幼儿的健康和生存	43亿美元赠款支持
国际救助儿童会(1919年)	国际非政府组织,有国际办事处和28个高收入国家成员	来自政府和私营部门的捐款和公众的筹款	提供干预措施并支持发展中国家的社区卫生系统建设,就儿童健康问题提供政策咨询和宣传	21亿美元的营业额

资料来源:WHO, UNICEF, UNFPA, World Bank, DfD, Global Affairs Canada, Gavi, Global fund to fight AIDS, Tuberculosis and Malaria, Bill & Melinda Gates Foundation and Save the Children.

 思考题

1. 自2000年以来,参与妇女、儿童与青少年健康的机构越来越多,你认为这是一件好事吗?

2. 随着全球对妇女、儿童与青少年健康的资助越来越多,私人慈善事业所占比例也越来越高,各国政府在资助本国卫生保健系统方面应发挥什么作用?

主要出版物

Frenk J and Moon S (2013). Governance challenges in global health. New Eng J Med 368 (10): 936-42.

对全球卫生治理的总体概述。

Lawn J, Rohde J, Rifkin S, et al.（2008）. Alma-Ata 30 years on：revolutionary, relevant, and time to revitalise. Lancet（372）9642：917-27.

本文展示了原始《阿拉木图宣言》的力量及其与当前时代的相关性。

（翻译：包巍）

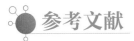

参考文献

Grollman C, Arregoces L, Martinez-Alvarez M, Pitt C, Mills A, and Borghi J（2017）. Eleven years of tracking aid to reproductive, maternal, newborn and child health：estimates and analysis for 2003-13 from the Countdown to 2015. Lancet Global Health 5：e104-14.

Institute for Health Metrics and Evaluation（2017）. Financing Global Health 2016：Development Assistance, Public and Private Health Spending for the Pursuit of Universal Health Coverage. IHME：Seattle, WA.

McDougall L（2016）. Discourse, ideas and power in global health policy networks：political attention for maternal and child health in the Millennium Development Goal era. Globalization and Health 12：21.

Pitt C, Grollman C, Martínez-Álvarez M, Arregoces L, Lawn J, and Borghi J（2017）. Countdown to 2015：an analysis of donor funding for prenatal and neonatal health, 2003-2013. BMJ Global Health 2：e000205.

Smith R and Lee K（2017）. Global health governance：we need innovation not renovation. BMJ Global Health 2：e000275.

Storeng K and Behague D（2016）. 'Lives in the balance'：the politics of integration in the Partnership for Maternal, Newborn and Child Health. Health Policy and Planning 31：992-1000.

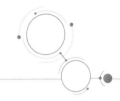

第2篇　研究方法

029　/　第4章　研究方法和循证医学

039　/　第5章　全球卫生经济评估

第4章 研究方法和循证医学

本章概述了全球妇幼健康相关循证资料建立所涉及的研究方法,涵盖了原始数据收集、次级数据分析、系统综述和Meta分析,并就如何阐释这些科研文献提供建议。本章可结合第5章"全球卫生经济评估"和第44章"将研究转型为政策"一起阅读,以在实际情境中应用和转型研究证据。

 要点

☆ 首先明确定义研究问题,再确定最合适的研究类型。

☆ 设计一项具体关注实践细节的研究,包括如何定义研究人群。

☆ 科学研究的结论有时会不正确,需批判性评价每项研究,并根据数据和研究方法给出适当的结论。

 背景

为了解全球妇女、儿童和青少年的健康问题,并设计和评价干预措施以解决这些问题,必须进行严谨的研究。不同的研究方法适用于不同的研究目的,如病例报告和病例对照研究更适用于探索和解释性研究,而随机对照试验(Randomized Controlled Trials,RCTs)则更适用于评估干预措施。政策和实践应该建立在严谨的证据基础上,应使用各种研究方法,来避免本章描述的常见研究局限,而不应是依靠直觉或基于基础研究的最佳猜想。循证医学是将决策建立在系统综述和对已发表研究的批判性评价基础之上。

 建议

使用EQUATQR network 报告指南(http://www.equator-network.org/)。为确保更好地报告

研究,不同类型的研究都有相应的指南,例如用于系统综述和Meta分析的PRISMA,以及用于观察性研究的STROBE。

初步研究

研究的第一步是明确研究问题(如:你在调查什么? 在什么人群中? 在哪个地方? 什么时候? 与什么做比较?)。例如这个研究问题:相比于不做产前检查,4次产检对2018年赞比亚农村初产妇的死亡率有什么影响? 要回答这个问题,研究人员需要在明确定义赞比亚农村地区、产前检查、孕妇和孕产妇死亡率之后,搜集具有代表性的赞比亚农村孕妇数据。研究人员可以使用多种研究设计来回答这个问题,如表4.1所示。

表4.1 研究设计的类型

类 型	描 述	用 途	优 点	缺 点
病例报告/病例系列	报告个人的疾病表现或治疗效果	用于罕见疾病、罕见临床表现、新疗法、已知疗法的新反应	◆ 成本低 ◆ 快速 ◆ 易随访	◆ 对群体缺乏代表性 ◆ 患病率的推断或因果关系难以建立
横断面研究	在一个时间点研究具有代表性的样本	衡量疾病患病率和危险因素	◆ 成本相对低廉 ◆ 结果可外推到源人群	◆ 大多数严重/致命的疾病表现通常被排除在外 ◆ 难以建立因果关系
病例对照研究	比较有疾病/结局的人(例如新生儿脓毒症)与没有疾病/结局的人(对照组)的暴露因素的差异	可建立疾病和危险因素间的关联	◆ 可研究罕见疾病 ◆ 相对快速且经济	◆ 难以确定与病例在重要变量上与之相匹配的对照 ◆ 与队列研究相比,由于难以确定暴露与结局的时间顺序,因此仅提供较弱的因果证据
队列研究	在多个时间点对具有一系列危险因素的人群进行随访,并评估所关心的结局	有利于识别病前疾病标志物,计算疾病患病率和发病率,并确定风险因素	在结局发生之前收集有关暴露(危险因素)的信息,暴露和结局的时间关系更清晰	◆ 昂贵且耗时久 ◆ 难以预防失访
随机临床试验	试验中的一组接受干预(例如新药物治疗),另一组对照组接受当前治疗或安慰剂,个体被分配到每个组的概率是相等的,参与者、调查人员和分析人员可能对分组情况不知情	非常适合观察新疗法或观察一级预防措施对已知疾病的影响	◆ 随机化意味着已测量和未测量的混杂因素在组间应是相似的,从而得以就新干预对结果的影响进行因果评估 ◆ 允许对参与者设盲,因此结果不会因已知干预而产生影响	◆ 成本高昂 ◆ 实际操作中难以获得足够的样本数量,难以确保盲法的有效性及完成随访

续表

类　型	描　述	用　途	优　点	缺　点
系统综述/ Meta分析	结合来自多个独立研究的信息来回答研究问题,系统综述以描述性的方式阐述结论;Meta分析估计总体效应	使用所有可用证据回答研究问题,当一些研究否定原假设而另一些研究未否定时,Meta分析可以确定总体效应大小	◆ 成本相对低廉 ◆ 可以提供有力的证据 ◆ 可以限定和量化相似研究中的不一致 ◆ 结果可外推到更广泛的人群,也可以通过亚组分析推广到特定人群	◆ 发表偏倚:负面/阴性/不显著的结果发表频率较低(尽管有方法可以评估这一点) ◆ Meta分析结果可以通过挑选有利的研究来操纵

研究数据可以是定性的(如文字),也可以是定量的(如数字)。收集数据的目的是回答研究问题,或是为了理解问题,或是设计或测试干预措施来解决问题。定性研究需要对受问题影响的当事人或参与干预的相关人员进行访谈或焦点小组讨论;定量研究根据所关注的研究问题的特点,使用标准化、可靠和有效的方法,确定该问题的相对或绝对大小及分布,或确定干预措施对该问题的相对或绝对影响。

在全球妇女、儿童和青少年健康方面,流行病学研究旨在了解孕产妇死亡率、早产或儿童营养不良等问题的分布和决定因素,其他相关健康学科的研究可以基于此进一步阐明这些问题,如人类学、人口统计学、健康心理学和经济学。以孕产妇死亡率为例,形成性研究可能会通过基于流行病学和其他描述性研究发现的原因和先验条件,来寻求怎样制定降低孕产妇死亡率的干预措施,随后可以在试验研究中评估干预措施能否降低孕产妇死亡率。以Sonia Lewycka等人的降低孕产妇死亡率的试验研究为例,他们以马拉维妇女为研究对象进行了"实践式学习和行动"试验,以降低当地孕产妇和新生儿死亡率。

初步研究可以在次级数据研究中总结和汇总,图4.1概述了不同类型的研究及其在政策和实践中的作用。

效应和统计学意义的度量

定量结果通常使用相对危险度(relative risk,RR)或比值比(odds ratio,OR)进行报告,可通过一张2×2的表格得到RR和OR,这一表格包含了出现和未出现所研究结局的研究对象的数量,通过是否暴露于环境风险(在观察性流行病学中)或是否接受干预对表格中的研究对象进行划分。案例部分提供了一个例子,并给出了计算结果。即使RR或OR较大,绝对危险度(attributable risk,AR)也可能非常小,RR为2(一组的风险是另一组的两倍)的意义可以是风险从0.0001%增加到0.0002%。

95%置信区间(95%CI)通常会随OR和RR效应一同报告,据95%CI可以认为真实的效应值95%的概率处在该区间内,样本量越大,置信区间就越小,研究人员就越能确定效应

初级研究——实证数据的收集	
可靠且有效的衡量手段	
定性研究	定量研究

数据收集方法	访谈 焦点小组	卫生系统数据 基于人群的流行病学监测 调查 问卷
	大多数研究采用结合的方法（既有定性又有定量）	
	妇幼健康问题：	
研究问题	该问题怎样影响人群？ 什么原因造成该问题？	估计该问题的规模和分布 谁是危险人群？ 他们面临的风险有多大？ 什么原因造成该问题？
	改善妇幼健康的干预措施： 解决该问题的最佳干预手段是什么？（形成性研究）	
	该干预为什么有效？或为什么无效？ 受益者和实施者如何参与干预？	该干预在减少问题方面有多有效？（试验） 该干预是如何运作的？

次级研究——进一步分析初级资料	
进一步的探索性研究——预设分组或事后分析	
系统综述	
叙事性综述	来自不止一项研究的汇总估计：Meta分析

政策和实践
有效的干预应易于理解并可大规模推广

降低孕产妇、新生儿和儿童的发病率和死亡率

图4.1 研究方法概述

大小。统计学显著性也与95%CI直接相关,在常用的5%的显著性水平(P<0.05)上,95%的RR或OR的置信区间不会跨越1(各组间没有差异),也就是说,研究人员对拒绝群体之间无差异的原假设有95%的信心,效果可以是风险增加(RR或OR大于1)或减少(RR或OR小于1)。

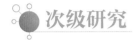

次级研究

次级研究涉及进一步分析在初级研究中收集到的数据。探索性分析使用数据来回答初级研究未被设计需要回答的问题,这种事后分析很容易产生偏倚,因此其结论应该通过针对该回答而设计的前瞻性初步研究去证实。

试验可以集中于一个Meta分析,以计算整体的效应。图4.2显示了系统综述和Meta分析的结果,这些结果都是对妇女小组进行参与式学习和行动的影响的分析。4项高覆盖率研究的综合效应估计表明,新生儿死亡率降低了33%(95%CI:25%~40%)。

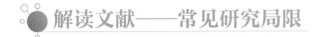

解读文献——常见研究局限

为确定研究结果和结论是稳健的,在阅读研究文献时,应对其所报告的研究方法和结果进行批判性的评价。一些常见的研究局限如下:

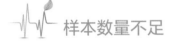

样本数量不足

小样本量会导致不确定的效应(大置信区间),研究可能无法回答需解决的问题。

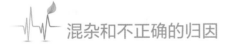

混杂和不正确的归因

观察性研究的结果,或未能适当随机分配的试验结果,可能被混杂因素所影响。可对混杂因素进行测量后,将其纳入分析中进行调整。若与干预无关的长期趋势(背景变化)可能导致结局的变化,那么可以对结局随时间的变化开展研究;若没有设置对照组,也可能会产生归因偏倚。

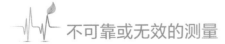

不可靠或无效的测量

预实验可以保证问卷在相同人群中得到一致的结果。对问题或测试方法的验证是必需的,以确保这些问题或方法能够获得所研究的构思、内容或结果。

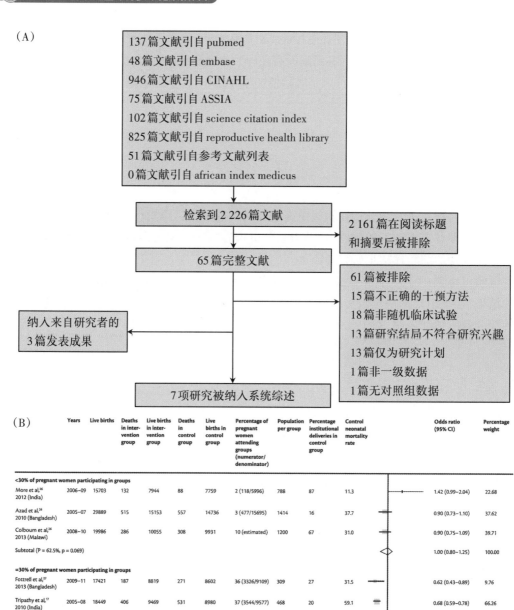

图4.2 （A）系统综述结果；（B）妇女小组对婴儿死亡率（infant mortality rate，IMR）影响的Meta分析结果

资料来源：Prost et al. Women's groups practising participatory learning and action to improve maternal and newborn health in resource-limited settings: systematic review and metaanalysis. The Lancet, 381（9879），1736-1746. ©2013 Elsevier Ltd. Open Access.

挑战

　　我们需要更多地关注应用于人群的研究,在真实生活环境中进行干预,以及通过实施科学(调查干预措施如何实施)和基于理论的评估研究来了解其如何运作。生物医学研究中的资金有很大一部分被用在了基础科学实验上,而没有足够的资金用于基于人群的干预,这可能在短期到中期内产生更大的影响。

　　研究经费也经常浪费在质量不佳的重复研究以及没有被报告或报告不佳的研究上,妨碍了其向政策和实践的转型,并降低了其对健康的作用。遵守报告标准并激励同行评审员和期刊编辑,可能会提高科学报告的质量。

 未来工作重点

　　◇ 阴性/不显著的结果很少被公布,导致对证据综述时的歪曲,从而导致发表偏倚的产生。对发表的偏倚进行处理至关重要,诸如AllTrials(www.alltrials.net)等倡议努力确保获得的所有试验结果都是可用的。

　　◇ 使用手机进行数据收集和干预提供了更有效率的研究和更大影响的干预。这种技术使人们能够以公民科学家的身份参与研究,可通过此种积极参与改变居民行为。数据生成的指数级增长,为应用大型数据库("大数据")回答之前需要大样本量才能解决的研究问题提供了机遇。

　　◇ 亟须来自多学科的研究人员和实施者的更广泛合作以应对人群研究的相应挑战。未来的研究重点在于对最贫困和最脆弱的人群进行评估,以确保没有人被"遗忘",并解决"知识与行动"之间的鸿沟,以改进一线工作的实施和机制,确保干预的可持续性。

小结

　　谨慎进行并正确应用的科学研究,可以转型为政策和实践,为妇女、儿童赢得更好的未来。

案例

2×2交叉表的计算

		结果		合计
		早产	足月产	
暴露	产检	60	540	600
	未产检	90	310	400
	合计	150	850	1000

做过产检的早产比足月产＝60/540＝11.1％

未做过产检的早产比足月产＝90/310＝29.0％

比值比＝11.1/29.0×100％＝38％

做过产检的产妇早产的概率是那些没有做过产检的产妇的38％。

在不知道人口总数的情况下,比值比(OR)被用于病例对照研究,这同时源于二元结果统计建模的数学性质,以及使用Logistic回归分析。

做过产检的早产风险＝60/600＝10.0％

未做过产检的早产风险＝90/400＝22.5％

风险比(RR)＝10.0/22.5×100％＝44％

做过产检的产妇早产的风险是未做产检者的44％。

风险比是在人口总数已知时使用的,相较于比值比更能直观地解释。

绝对危险度(AR)＝10.0％－22.5％＝－12.5％

做过产检的产妇早产的绝对风险比未做产检者低12.5％。

除了衡量相对影响(OR或RR),还应报告AR,以说明受影响人口的规模和研究结果对公众健康的意义。

 思考题

1. 初级研究能回答哪些问题?

2. 为什么系统综述很重要?它如何帮助决策者?

3. 说出在以下问题中0.75的RR(95％CI:0.45～1.05)的含义:

a) 风险减少的百分比;

b) 统计学显著性;

c) 可能的样本大小(小或大)。

4. 描述一个孕产妇或新生儿常见的健康问题,为应对该问题提出一个明确的研究问题,并设计一项研究来回答这一问题。

主要出版物

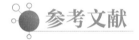

Bonita R，Beaglehole R，and Kjellström T（2006）. Basic Epidemiology，second edition. World Health Organization. http:// whqlibdoc.who.int/publications/ 2006/ 9241547073_eng.pdf

强烈推荐的流行病学导论。

Kirkwood B and Sterne J（2003）. Essential Medical Statistics. Wiley-Blackwell：London，UK.

优秀的医学统计学入门教科书——几乎涵盖了本科和研究生学习中所需的所有方法。

Pope C and Mays N（2008）. Qualitative Methods in Healthcare Research，third edition. BMJ Books：London，UK.

很好的入门教科书,详细介绍了如何进行和解释定性研究。

Porta M（2014）. A Dictionary of Epidemiology，sixth edition. Oxford University Press：Oxford，UK.

包含从基础到更高级流行病学概念和主题的详细定义和插图示例。

（翻译：赵艾）

参考文献

Chalmers I, Bracken M, Djulbegovic B, et al. (2014). How to increase value and reduce waste when research priorities are set. Lancet 383：156-65.

Chan A-W, Song F, Vickers A, et al. (2014). Increasing value and reducing waste：addressing inaccessible research. Lancet 383：257-66.

Damschroder L, Aron D, Keith R, Kirsh S, Alexander J, and Lowery J (2009). Fostering implementation of health services research findings into practice：a consolidated framework for advancing implementation science. Implement Sci 4：50.

Evidence-Based Medicine Working Group 1992. Evidence-based medicine. A new approach to teaching the practice of medicine. JAMA 268：2420-5.

Glasziou P, Altman D, Bossuyt P, et al. (2014). Reducing waste from incomplete or unusable reports of biomedical research. Lancet 383：267-76.

Greenhalgh T, Howick J, and Maskrey N (2014). Evidence-based medicine：a movement in crisis? BMJ 348：g3725.

Ioannidis J, Greenland S, Hlatky M, et al. (2014). Increasing value and reducing waste in research design, conduct, and analysis. Lancet 383：166-75.

Lewycka S, Mwansambo C, Rosato M, et al. (2013). Effect of women's groups and volunteer peer counsellors on rates of mortality, morbidity and health behaviours in mothers and children in rural Malawi (MaiMwana)：a factorial, cluster-randomised controlled trial. Lancet 381: 1721-35.

Prost A, Colbourn T, Seward N, et al. (2013). Women's groups practising participatory learning and action to improve maternal and newborn health in resource-limited settings: systematic review and meta analysis. Lancet 381: 1736-46.

Rogers P, Petrosino A, Huebner T, and Hacsi T (2000). Program theory evaluation: practice, promise, and problems. New Directions for Evaluation 87: 5-13.

Sondaal S, Browne J, Amoakoh-Coleman M, et al. (2016). Assessing the effect of mHealth interventions in improving maternal and neonatal care in low-and middle-income countries: a systematic review. PLoS ONE 11: e0154664.

Vandenbroucke J (2008). Observational research, randomised trials, and two views of medical science. PLoS Med 5: e67.

第5章 全球卫生经济评估

本章介绍了全球范围内对改善健康策略进行经济评估时所使用的关键概念和术语。本章可结合第4章"研究方法和循证医学"、第8章"卫生工作者和卫生系统"和第44章"将研究转型为政策"一起阅读。

 要点

> ☆ 经济评估为系统地比较医疗保健干预措施的成本和效果提供了一个框架,以帮助选择值得投资的干预措施。
>
> ☆ 一项干预措施的成本是用于产生干预所需资源的价值,且与其成果相关;评估这些资源需要认识到资源是稀缺的,且其用途是多样的。

 背景

健康部门资金的来源是有限的,因此必须对投资到哪里做出选择,每次做出选择时,都要放弃其他多种可能的选择。经济评估的目的是通过比较两种或两种以上干预措施的成本和效益,为决策投资某一特定活动提供必要信息。

 建议

经济评估应以标准化的方式进行实施和报告,以便能够比较各项研究的结果,评估研究结果的普遍性,以及明确研究的质量。一般的报告指南和批判性评价清单建议应在一篇研究文章中提供信息类型。这里提供一个案例,由国际决策支持倡议(International Decision Support Initiative)组织编制,用于在中低收入国家开展经济评估。

什么是卫生经济评估?

经济评估是指对两种或多种可供选择的行动方案的成本和效果进行系统的比较。经济评估应详细阐述决策问题、构建经济评估框架、衡量和评估与干预相关的成本和影响并通常用建模的形式将这些数据与其他证据结合在一起。

如何实施卫生经济评估?

步骤如下:

1. 建立评估框架:确定研究范围,考虑决策者是谁,他们面临的决策问题是什么,以及资源的可及性。

2. 定义干预和对照:考虑谁在做什么,什么时候,在什么情况下,用什么资源。对于新的干预,至少有一个对照应该采用当前的做法,以确定是否有必要进行改变。

3. 选择研究视角:如卫生保健提供者视角、第三方支付者视角或社会视角,如表5.1所示。视角也适用于影响,例如,保险公司可能只考虑干预对其投保人的影响。

表5.1 研究视角

视角	描述
卫生保健人员视角	仅包括项目提供者产生的成本
第三方支付者视角	仅包括健康保险机构产生的成本
社会视角	包括所有成本,无论由谁承担,并建议在中低收入国家中进行分析

4. 确定时间范围:时间范围应该足够长,以体现不同干预间所有预期成本和效果之间的差异。时间范围取决于干预的性质,可以是一个项目的持续时间,或剩余的预期寿命(如慢性疾病的治疗)。

5. 设定贴现率:考虑到人们往往更看重当下而不是将来的成本和效果,贴现率常应用于将未来的成本和效果转型为现值的计算,通常设定为每年3%。

完成以上步骤后的下一步工作是衡量和评估成本和效果。

衡量和评估成本

应评估对干预有贡献的所有资源的价值及其相关影响(如使用情况的变化),重点关注那些可能在干预措施之间存在差异的成本。经济成本是指所有消耗资源的全部价值,由它们的机会成本决定。研究人员有时还测量"财务成本",这是指为某一特定资源支付的资金。成本可以按投入类型(如与干预有关的员工工时、药品、运输、建筑和设备)、干预活动(如培训、服务提供、监察)或按资金来源(如家庭、国家政府、捐助机构)分类。

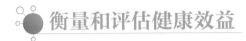

衡量和评估健康效益

效果测量的选择决定了经济评估的类型以及分析的有效性,如表5.2所示。特定条件下的效果,如血压的降低,往往在临床试验中被测量。除非用同样的效果度量来评价干预措施,否则无法比较它们的相对效益,例如,疫苗接种和产科护理是不可比的,除非能够衡量两者共同的结果,例如避免死亡。同样,不能将避免每一次死亡的成本或挽救的每一年寿命的成本与降低发病率或提高生活质量的干预措施直接相比较。

表5.2 经济评估的类型

评估类型	定　　义	可能的汇总测量
成本效益分析(cost-effectiveness analysis,CEA)	以"自然单位"衡量的健康影响	◆ 挽救每年生命的成本 ◆ 避免每次死亡的成本 ◆ 避免每例疟疾病例的成本 ◆ 避免每例意外怀孕的成本
成本效用分析(cost-utility analysis,CUA)	使用结合生命长度和质量的通用措施来衡量健康影响	◆ 避免每伤残调整寿命年的成本 ◆ 获得每质量调整寿命年的成本
成本收益分析(cost-benefit analysis,CBA)	以货币价值计算的健康影响	◆ 净收益(即健康收益的价值减去成本)

资料来源:Drummond, MF. et al. Methods for the economic evaluation of health care programmes. Oxford, UK: Oxford University Press. ©2015 Oxford University Press.

为帮助比较有不同结局的干预措施,伤残调整寿命年(Disability Adjusted Life Years,DALYs)和质量调整寿命年(Quality-Adjusted Life Years,QALYs)等综合指标可以将寿命长度和生活质量的测量结合在一个单一的度量中。一个伤残调整寿命年反映了健康完全丧失的一年,而一个质量调整寿命年反映了完全健康地生活了一年,这两种方法都是用权重来调整不完全健康的寿命时间。对于每种健康状态,一个通用的伤残调整寿命年权重可以应用于所有的人群;而由于质量调整寿命年反映了当地人群对于某种健康状况的偏好,因此其权重在不同人群中是不同的。伤残调整寿命年在中低收入国家中使用频率更高;质量调整寿命年在中高收入国家使用频率更高,两者不能直接相互比较。

分析

一旦对研究中的每一项干预措施的成本和效果进行了衡量、估值和贴现，它们通常被归纳为一种汇总计量，即增量成本–效益比（incremental cost-effectiveness ratio，ICER），在这种度量中，给定的干预措施的成本（例如促进现代避孕药具使用的社会营销）与替代方案（例如没有社会营销）的成本的差值除以两者效益的差值：

$$ICER = \frac{成本_{社会营销} - 成本_{无社会营销}}{效益_{社会营销} - 效益_{无社会营销}}$$

ICER 反映了与替代方案相比，每增加一个单位效果的干预措施所获得的额外成本。如果 ICER 低于给定的临界值，则认为相对于替代方案（无社会营销）而言，所研究的干预（在此案例中为社会营销）是有成本效益的。WHO 曾规定，每减少一个伤残调整寿命年所需的成本低于一国人均国内生产总值（per capita gross domestic product，PCGDP），则被认为是"高成本效益的"，而成本低于三倍 PCGDP 则是"有成本效益的"，然而，现在认为这些临界值是过高的。在英国，国家卫生与临床优化研究所使用的临界值为每调整一个质量调整寿命年花费 20 000 至 30 000 英镑。

建模

模型有助于联通决策问题并整合多个来源的数据，还可用于预测比临床研究更长的时间内的成本和结果。决策树是最简单的模型类型，对于具有线性路径的简单干预非常有用，并且直观地说明了决策问题，如图 5.1 所示。当成本和结果随时间变化和/或病人的健

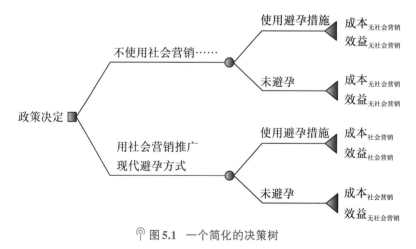

图 5.1　一个简化的决策树

康状态不断变化(如慢性疾病)时,可使用 Markov 模型。传播模型的应用较少,但由于它们能解释疾病如何在人与人之间传播,因此对于麻疹等传染性疾病十分重要。

敏感性分析

敏感性分析用于评估主要发现对所做假设、模型结构和数据不确定性的敏感程度。第一步是一次改变一个参数,例如干预措施的有效性或工作人员的单位成本,根据文献和/或当地信息考虑其最低和最高的合理价值,然后重新评估 ICER。概率灵敏度分析用于同时考虑多个参数的不确定性,评估不确定性并将其传达给决策者是稳健分析的重要工作内容。如果所有敏感性分析的主要决策建议保持不变,那么可以说它是"稳健的"。

经济评估证据在决策中的应用

如果一项干预措施的成本和效益都高于其替代方案,决策者必须决定额外的效益是否值得额外的成本,这可以由其 ICER 是否低于替代干预方案的 ICER 或是否低于规定的临界值来决定。

成本效益不是且不应是决策者作出决定的唯一标准。充分考虑预算影响、负担能力和干预竞争的公平效应,以及卫生系统限制(例如人力资源的可及性)造成的社会可接受性和可行性也十分重要。例如,对怀孕的干预成本可能比规定的临界值低,但如果妇女不能接受或资源超过现有的卫生预算,则可能无法提供资金支持。

挑战

经济评估的实施和报告往往未能被标准化,这导致很难比较不同研究的结果。评价经济评估结果从一种环境到另一种环境的通用性和普适性是十分重要的,尤其是在地方研究资金支持极其有限的情况下。然而,由于往往不清楚如何解释人口统计学、流行病学、社会经济条件和卫生系统(包括病人和提供者)之间的差异,因此进行这项评价往往是非常困难的,这可能对成本、效益和成本效益比产生影响。

在经济评估中全面评估干预措施对妇女、儿童和青少年健康的影响是具有挑战性的。例如,死胎或流产没有办法在伤残调整寿命年中衡量,只能在母体健康中用质量调整寿命年反映;预防妊娠期疟疾的干预措施的早期分析只检查了对新生儿结局的影响,并未包括降低孕产妇贫血和降低孕产妇疟疾发病率的结局;由于缺乏数据,难以模拟胎儿、新生儿和儿童健康不良如何影响终身健康及其相关成本。

在所有情况下,用于判断干预措施是否具有成本效益的常用临界值可能太高,导致实际难以负担推荐的干预措施。

 未来工作重点

为增加对中低收入国家开展和利用经济评估来帮助政策决策,重点需要开展以下工作:
◇ 提高常规健康项目中监测成本效益数据的可得性。
◇ 提高经济评估的质量和可比性。
◇ 提高决策者理解和评价证据的能力。
◇ 加强国家和区域卫生决策机构的能力。

 小结

经济评估比较了两种或多种干预措施的相对成本和效益,以帮助指导政策决定和投资抉择。在中低收入国家更多地开展和使用卫生经济评价将有助于利用有限的资源来改善健康。

 案例

成本效益数据可以激励干预措施的规模扩大

成本效益数据对于提倡增加投资和扩大项目规模是很重要的。例如,以每伤残调整寿命年花费3美元为例,提倡卫生(如用肥皂洗手)被认为是降低低收入国家儿童腹泻和相关死亡率的最具成本效益的方法,这一发现有助于在低收入国家扩大这一干预的规模。

思考题

1. 成本效益分析使用的主要效应措施是什么? 它们的优缺点是什么?

2. 除了增加成本效益比率外,政策制定者还需要考虑哪些类型的证据来决定是否实施新的策略?

3. 确定关于"在产前护理期间怀孕妇女使用驱虫蚊帐预防疟疾"干预的投入和活动时,您可以使用哪些数据源来度量所消耗的资源数量,以及如何评估它们?

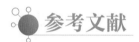

主要出版物

Creese A and Parker D（1994）. Cost Analysis of Primary Health Care：a Training Manual for Programme Managers. World Health Organization：Geneva.

用于收集和分析成本信息的一套实用准则。

Drummond M，Sculpher M，Claxton K，et al.（2015）. Methods for the Economic Evaluation of Health Care Programmes，fourth edition. Oxford University Press：Oxford，UK.

经济评估的标准教科书。

http://info.worldbank.org/etools/docs/library/48284/20603.pdf.

Husereau D，Drummond M，Petrou S，et al.（2013）. Consolidated Health Economic Evaluation Reporting Standards Statement. Cost Effective Resource Allocation 11：6.

报告经济评价时最广泛使用的准则，以支持标准化和可比性。

International Decision Support Initiative. IDSi reference case for economic evaluation. http://www.idsihealth.org/resource-items/idsi-reference-case-for-economic-evaluation/

概述了对中低收入国家卫生干预措施进行经济评估的一套原则。

Mangham-Jefferies L，Pitt C，Cousens S，et al.（2014）. Cost-effectiveness of strategies to improve the utilization and provision of maternal and newborn health care in low-income and lower-middle-income countries：a systematic review. BMC Pregnancy Childbirth 14：243.

关于孕产妇和儿童健康干预措施成本效益的证据综述。

（翻译：赵艾）

参考文献

Black R，Laxminarayan R，Temmerman M，and Walker N（2016）. Disease Control Priorities，3rd edition：volume 2. Reproductive，Maternal，Newborn，and Child Health. Washington，DC：World Bank. https://openknowledge.worldbank.org/handle/10986/23833.

Briggs A，Claxton K，and Sculpher M.（2006）. Decision Modelling for Health Economic Evaluation. Oxford University Press：Oxford UK.

Devlin N and Parkin D（2004）. Does NICE have a cost-effectiveness threshold and what other factors influence its decisions? A binary choice analysis. Health Econ 13(5)：437-52.

Gomes M，Grieve R，Nixon R，and Edmunds W.（2012）. Statistical methods for cost-effectiveness analyses that use data from cluster randomized trials：a systematic review and checklist for critical appraisal. Med Decis Making 32：209-20.

Greco G，Lorgelly P，and Yamabhai I（2016）. Outcomes in economic evaluations of public health interventions in low-and middle-income countries: health, capabilities and subjective wellbeing. Health Econ 25 Suppl 1: 83-94.

Griffiths U, Legood R, and Pitt C (2016). Comparison of economic evaluation methods across low-income, middle-income and high-income countries: what are the differences and why? Health Econ 25 Suppl 1: 29-41.

ISPOR (2016). ISPOR Good Practices for Outcomes Research Index (Online). International Society for Pharmaco-economics and Outcomes Research. Available: http://www.ispor.org/workpaper/practices_index.asp.

Petrou S and Gray A (2011). Economic evaluation alongside randomised controlled trials: design, conduct, analysis, and reporting. BMJ 342.

Petrou S. and Gray A. (2011). Economic evaluation using decision analytical modelling: design, conduct, analysis, and reporting. BMJ 342.

Pitt C, Vassall A, Teerawattananon Y, et al. (2016). Foreword: health economic evaluations in low-and middle-income countries: methodological issues and challenges for priority setting. Health Econ 25 Suppl 1: 1-5.

Salomon J, Haagsma J, Davis A, et al. (2015). Disability weights for the Global Burden of Disease 2013 study. The Lancet Global Health 3: e712-23.

Walker D and Kumaranayake L (2002). Allowing for differential timing in cost analyses: discounting and annualization. Health Policy Plan 17, 112-118.

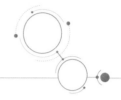

第3篇　贯穿生命历程的重要概念

049 / 第6章　儿童健康的社会决定因素

056 / 第7章　健康和疾病的发育起源

063 / 第8章　卫生工作者和卫生系统

070 / 第9章　环境与健康

078 / 第10章　冲突、灾害和人道主义响应

第6章　儿童健康的社会决定因素

要点

> ☆ 社会决定因素——人们出生、成长、学习、工作和老年时所处的社会、经济、政治、文化和环境条件，对个人和群体的健康产生系统影响。因此，改善不同层面的健康水平，必须首先考虑社会决定因素。
> ☆ 由于儿童具有依赖性，在出生前直至整个生命周期都十分容易受到社会决定因素的积极或消极影响。

背景

　　出生时预期寿命因出生国家和地区的不同而存在巨大差异，日本的预期寿命为84岁，而塞拉利昂的预期寿命为46岁，这主要取决于各国的社会经济发展水平。2010—2014年，伦敦最富有社区男婴的出生预期寿命比最贫穷社区的长16年。

　　自20世纪80年代初，关注健康的社会决定因素（social determinants of health，SDH）模型的研究急剧增加，并形成了一种全球性的科学共识，即健康结局和生活机遇在很大程度上取决于其家庭和社区所处的物质条件。无论是在富有还是贫穷的国家，儿童能获得的生活机遇受到从生物学和遗传学，到行为、教育和获得医疗保健机会，再到家庭收入和父母的社会经济地位等一系列因素相互作用的影响。与此同时，个体和家庭的社会和经济地位又受到教育机会、就业和收入因素的调节，而这些因素本身也受到性别、种族、阶级或社会地位的影响。最后，国家治理体系（趋向全球化）通过影响政策和收入水平从而决定政府进行健康促进的方式，进一步影响其资源分配和利益趋势。社会决定因素的影响框架如图6.1所示。

　　童年期的健康和幸福是成年后健康的重要决定因素。童年期疾病可对社会参与度和经济生产力产生终身影响，例如，儿童疟疾可使成年后潜在收入减少高达50%。儿童营养是其认知和身体发育、教育表现、终身收入潜力以及家庭贫穷代际风险的关键决定因素。1965—

1990年,东亚"奇迹"国家经历的经济快速增长中,30%~50%可归功于儿童死亡率的下降。Karin Stenberg等人估计,到2035年中低收入国家的生殖健康、孕产妇健康、新生儿健康和儿童健康干预措施的效益成本比为8.7。

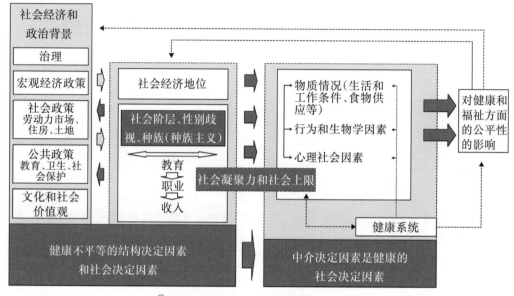

图6.1 健康社会决定因素的概念框架

资料来源:Solar, O. et al. Conceptual framework for action on the social determinar Social Determinants of Health Discussion Paper 2(Policy and Practice). Geneva:World Health Organization. ©2010 World Health Organization.

财富和健康

目前普遍认为,任何国家国民财富和家庭资产对于改善家庭健康都极为重要。同样,卫生保健的普遍性和公平性是对抗社会不平等以及降低死亡率和疾病发病率的一个重要决定因素。然而,社会决定因素模型指出,无论是经济水平的提高还是日益完善的卫生保健,都不是完整的解决方案。

贫穷常常被视为健康的绝对决定因素。低水平的可支配收入显著限制获得健康的关键能力,从获得充足食物、到获得高质量保健服务和教育。但由于贫穷本身就是社会地位的体现,它包含了性别、种族、社会地位和阶级等,均会影响个体接受教育、工作和收入水平。

仅仅改善国家的总体经济水平并不能直接改善儿童健康,如图6.2和图6.3所示。尽管从图表中可以发现,人均收入较高的国家儿童死亡率较低,但这种关系是非线性的,并且可能受到其他因素的影响。聚类分析表明,一些国家的人均国民总收入和5岁以下儿童死亡率(under 5 mortality rate,U5MR)都处于较低水平。显然在这些国家中,其他因素如独立于经济水平的社会政策,可能产生更大的积极影响。

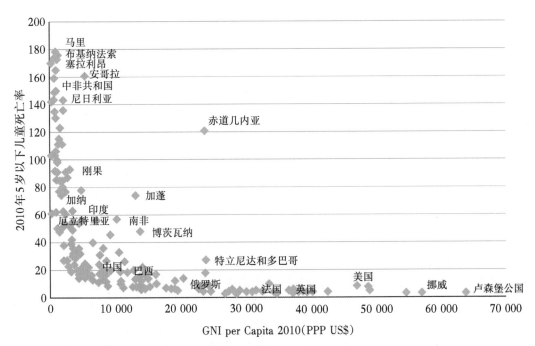

图6.2　5岁以下儿童死亡率(U5MR)与国民人均收入水平的关系

资料来源:Bell, R, Donkin, A, and Marmot, M. (2013). Tackling structural and social issues to reduce inequities in children's outcomes in low- to middle-income countries, Office of Research Discussion Paper No.2013-02, UNICEF Office of Research, Florence.

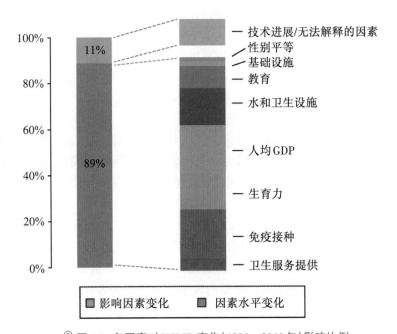

图6.3　各因素对U5MR变化(1990—2010年)影响比例

资料来源:Bishai, D.M. et al. Factors Contributing to Maternal and Child Mortality Reductions in 146 Low- and Middle-Income Countries between 1990 and 2010, PLoS One, 11(1): e0144908, 2016. ©2016 Bishai et al.

国家和全球对健康社会决定因素的影响

家庭和社区的经济和社会地位是由一些根深蒂固的社会、政治和文化规范、法律和政策所决定的。改革上述因素,需要根本性的政治改变。社会不平等和家庭劣势以及对儿童生存、成长和发展产生影响的所有因素,在很大程度上取决于一个国家独特的社会等级形式和基于性别、种族、宗教、社会地位或阶级的歧视。同样,面对这些根深蒂固的等级制度时,处于不同经济发展水平的国家政府均有意愿采取举措去应对这些根深蒂固的等级问题,因为这些是进一步加剧社会不平等以及不良健康状况的根源。

中低收入国家中,尤其是最贫穷的国家,包括那些被归类为"脆弱或受冲突影响"的国家,基本缺乏对社会健康决定因素的相应投入,他们往往经济拮据以至于不能通过本土的一些措施提高收入,比如通过税收手段。在经济合作与发展组织(Organisation for Economic Cooperation and Development,OECD)国家,个人所得税占政府收入的很大一部分,但在低收入国家却不到10%(Moore,2013),进一步增加了对间接税收的依赖。例如,各种增值税以及国际贸易交易增加了对跨国企业税收行为的依赖。在低收入国家,企业所得税占政府收入的12%,而高收入国家仅为7%。因此,企业避税对较贫穷国家有重大影响,从而影响到这些国家的人民健康。此外,无法利用国内资源,包括难以对大型非正规部门进行有效征税,以及腐败问题和不正当税收激励措施等要素,均降低了这些国家对社会决定因素的投入。

在其他层面,包括世界银行和国际货币基金组织在内的国际金融机构,对资源流向低收入国家产生了重要影响。实际上,这些机构对低收入国家获取相应特权和获得其他国际资金行使把关职能。捐赠方和国际投资者会倾向于国际金融机构财政政策审批的国家。因此,国际金融机构对全球发展进程承担重要的责任。

20世纪80年代和90年代,国际货币基金组织和世界银行为应对全球债务危机而设计和管理的结构调整贷款附带了一系列自由化条件,包括降低贸易进口关税以及放宽国外直接投资政策。自20世纪70年代以来,贸易自由化削弱了各类国家的税收,这对于南亚和撒哈拉以南非洲等贫穷国家来说影响更为严重。进口税的减少直接导致政府收入的损失,大多数低收入国家只有原来的30%。

近20年来,用于全球卫生(包括孕产妇、新生儿和儿童健康)的官方发展援助(official development assistance,ODA)大幅增加,尽管存在各种问题和不足,但有大量证据证明援助资金、全球卫生状况的改善与对社会决定因素的投入之间存在正相关。因本国政策和外国的政策议程,国际援助往往是不稳定的。援助的波动性和援助外部议程的设置,削弱了受援国政府建立改善健康决定因素所需进行的长期规划的能力,也减少了对国家和地方优先事项的直接投资。

直接提供给受援国政府的援助资金比例仍然较小,存在相当大的数额流向独立的非政府组织或其他援助组织。这可能不会加强甚至削弱中低收入国家的政府能力,而这种能力对于建立国家的领导力和协调能力至关重要,政治领导和政策协调又影响着如何建立协调一致且综合的社会发展策略,并整合进社会决定因素的改善工作。此外,部分捐助者可能通过国际金融体系采取其他行动,这一体系使某些公司能够利用金融不透明性将利润转移出经济不发达国家,并使腐败者们能将国有资产藏匿在高收入国家的银行。

最终,中低收入国家改善儿童健康的社会决定因素的能力很大程度上受到制定全球金融和贸易规则的权力体系结构的影响。目前,这种规则的制定主要是由少数高收入国家主导的。重新构建全球金融和贸易治理体系,使之重新平衡,有利于健康结局。保护和促进健康决定因素将是可持续改善儿童健康的积极因素,也是实现可持续发展目标的关键。

挑战

据估计,有三分之二的健康结局可归因于健康的上游因素或结构性因素。然而,在学术、研究、媒体和政策部门中均趋向于把健康状况不良的远端原因即生物、遗传和行为因素放在首位。

未来工作重点

◇ 社会决定因素(SDH)模型提出了明确的政治优先事项:未来的社会决定因素行动需要协调一致的综合国家战略支持,包括目前正在与治理薄弱和资源匮乏作斗争的国家。
◇ 在当前的全球化进程中,需要更多的研究来阐明全球和多边体系以及国际行为者对社会决定因素的影响,研究应与生物医学研究一样严谨。

小结

社会决定因素议程指出表明物质环境与儿童健康结局之间存在系统联系的全球证据日益增多,同时,底层因素影响这些物质环境的分配是不平等的,具有阶级性的。近25年来,儿童健康状况有所改善,但国家之间以及国家内部的差距仍然很大。社会、经济、政治、文化和环境因素对儿童的生活机会以及成长和发展的能力产生了至关重要的影响。儿童健康成长对有生产力的青少年和成年人本身就是一个国家摆脱贫穷的关键要素。贫穷往往是多方面的,而不仅仅是经济上的贫穷,它是影响死亡率和发病率的重要因素。但是,贫穷并非是一种自然产生的现象,必须基于国家和全球层面,从更广泛的社会规范、政策和实施项目的角度来审视特定地区贫穷和健康损害形成的原因。

案例

儿童早期发展和儿童营养不良的长期影响

儿童早期发展(early child development, ECD)包括3个层面的相互关联的主要干预措施:身体、社会/情感和语言认知。儿童早期发展干预是通过改善儿童、青少年和成人的健康状况及改善个体的社会参与度和经济水平,从而改善人口健康状况的一种手段。

出生第1年的环境很大程度上决定了儿童随后的生长发育。2011年,超过四分之一的5岁以下儿童发育不良,这是长期营养获取不足的结果。发育迟缓与大脑发育欠佳有关,可能会对儿童受教育、发展技能和提升经济产生终身影响,并可能进一步导致家庭贫困延续影响到下一代。在不同家庭或地区,儿童营养不良产生的影响在人群中呈现的差异,也可能由潜在的社会、政治和文化规范的性别、种族等级或阶层所决定。

改善儿童的营养状况,例如通过补充营养餐计划或通过补贴贫困家庭的收入,可以大大减轻营养不良的影响。但将改善营养与更广泛的社会/情感和认知发展结合起来的干预措施,例如加强儿童认知刺激的活动,对儿童认知和语言能力的发展具有更大的积极影响。提升家庭收入和食物可及性的儿童早期发展政策,最好与可支持家庭社会/情感和认知刺激的更具结构性的国家家庭友好型政策和计划相结合,以取得更好的收益。

 思考题

1. 社会决定因素概念框架如何帮助我们了解儿童健康,它的主要缺陷是什么?

2. 为什么各国政府可能难以实施社会决定因素相关行动以促进儿童健康?

3. 从全球化进程到地区性的儿童健康结局,追溯因果路径是否可行?

主要出版物

Bishai D, Cohen R, Alfonso Y, Adam T, Kuruvilla S, and Schweitzer J (2016). Factors contributing to maternal and child mortality reductions in 146 low- and middle- income countries between 1990 and 2010. PLoS 11(1): e0144908.

作者回顾了与降低中低收入国家中儿童死亡率相关的主要干预措施,并发现一半以上的效益是由于卫生部门以外的干预措施(注意:该模型包括了人均国内生产总值,但国内生产总值或收入的影响是通过这些健康的决定因素来调节的,即水、卫生设施、教育和卫生保健)。

WHO/ Commission on Social Determinants of Health. Closing the gap in a generation: health equity through action on the social determinants of health.

委员会呼吁世界卫生组织和所有各国政府领导关于健康的社会决定因素的全球行动，以实现卫生公平。

Bell R，Donkin A，and Marmot M（2013）.Tackling structural and social issues to reduce inequities in children's outcomes in low- and middleincome countries. Office of Research Discussion Paper；Perspectives on Equity，UNICEF.

本文提供了一个依据社会决定因素模型的概念和操作框架，并指明目前可将其应用于更广泛的儿童结果。

（翻译：伍晓艳）

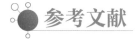

参考文献

Baum F，Sanders D，Fisher M，et al.（2016）. Assessing the health impact of transnational corporations：its importance and a framework. Global. Health 12(1)：27.

Clements B，Gupta S，and Nozaki M（2013）. What happens to social spending in IMF-supported programmes？ Appl. Econ. 48(November)：4022-33.

Currie J and Vogl T（2012）. Early-life health and adult circumstance in developing countries. NBER Working Paper No. 18371，September.

Fjeldstad O（2013）. Taxation and development. A review of donor support to strengthen tax systems in developing countries. UNU-WIDER：Helsinki，Finland. p. 30.

Moore M（2013）. Obstacles to increasing tax revenues in low-income countries，ICTD Working Paper 15，December.

Solar O and Irwin A（2010）. A conceptual framework for action on the social determinants of health. Social Determinants of Health Discussion Paper 2（Policy and Practice）.

Stenberg K，Axelson H，Sheeham P，et al.（2013）. Advancing social and economic development by investing in women's and children's health：a new global investment framework. Lancet 383（9925）：1333-54.

Taylor S and Rowson M（2009）. Global financing for health：aid and debt relief in Labonte R，Schrecker T，Packer C，Runnels V（eds）. Globalization and Health：Pathways，Evidence and Policy. Routledge：Abingdon，UK.

Taylor S，Perez-Ferrer C，Griffiths A，and Brunner E（2015）. Scaling up nutrition in fragile and conflict-affected states：the pivotal role of governance. Social Science & Medicine 126：119-27.

UNICEF（2015）. State of the World's Children. UNICEF：New York，US.

Woodward D（2013）. A high price to pay：IMF governance，management of developing country financial crises，and health impacts，Oslo-Lancet Commission on global governance for health. https：// www.med.uio.no/ helsam/ english/ research/ global-governance-health/ background-papers/ imf-governance-health.pdf.

World Bank（2016）. Poverty and Shared Prosperity 2016：Taking on Inequality. Washington，DC：World Bank.

第7章 健康和疾病的发育起源

本章列举了一系列证据表明胎儿期和出生后早期的不良环境暴露会导致终生常见非传染性疾病的易感性增加。

 要点

> ☆ 胎儿和婴儿发育期间营养不良与成年后患非传染性疾病（NCDs）的风险增加相关。
> ☆ 动物实验表明，其原因是对组织与激素系统的结构和功能造成了永久性影响，这种影响可能通过表观遗传变化介导。
> ☆ 脂肪过度增加和/或不健康的生活方式会进一步增加今后患非传染性疾病的风险。
> ☆ 目前正在开展干预研究，以发现改善早期发育和预防中晚期疾病的方法。

 背景

David Barker 及其同事在 20 世纪 90 年代提出，胎儿营养不良是增加成年后患 NCDs 的一个重要因素，低出生体重的新生儿或低体重的婴儿成年后患高血压、心脏病、2 型糖尿病和代谢综合征的风险较高。动物实验发现，母亲妊娠期营养不良也会诱发子代患类似的疾病。胎儿营养不良可损害胰腺、肝脏、肾脏、骨骼肌和脂肪组织发育，并改变激素系统的敏感性，这不仅会导致心血管代谢性疾病，还会导致肾脏及肺部疾病、骨质疏松症和精神疾病。虽然胎儿营养不良的状况是暂时的，但会造成永久性或"程序性"变化，并且由于这些变化发生在早期具有可塑性的关键时期，在之后的生命过程中无法逆转。

如图 7.1 所示，其他早期环境因素也会导致远期疾病。这些因素包括胎儿"营养过剩"（母亲糖尿病或肥胖）、孕妇吸烟或接触环境污染物、妊娠并发症、女性代谢异常、体力活动不足、不良生活方式等。这些因素影响的不是出生体重而是胎儿的身体组织，是导致日后疾病发生的原因。然而，出生体重仍可以作为这些因素对胎儿综合影响的一个粗略指标。由胎儿营养环境引起的表观遗传变化可能是重要的介导机制，例如 DNA 甲基化这种表观遗传变

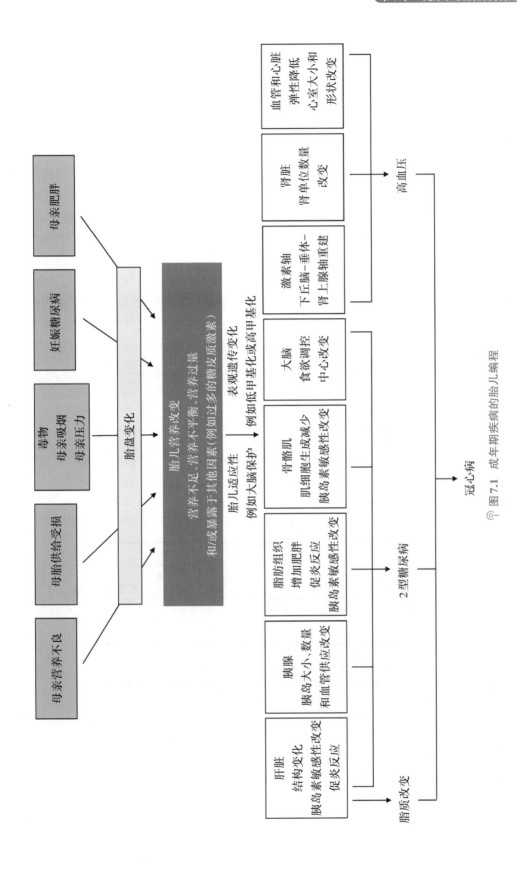

○ 图 7.1 成年期疾病的胎儿编程

化,在不改变基因结构(碱基对序列)的情况下影响了基因表达水平。

出生后体重增加和生长

队列研究表明,出生后1~2年更快的体重增长与成年NCDs风险无关,甚至具有保护作用,其原因可能是1~2岁的体重增长是瘦体重累积,或因为这个年龄段仍然具有一定的可塑性,身体组织能够继续发育。中低收入国家婴儿体重增长越多,婴儿死亡率就越低,儿童认知能力也越好。因此有人提出,生命最初1 000天(从受孕开始到婴儿期结束)是获得优质营养的关键时期,是不增加NCDs风险的情况下提高人力资本的一种方法。与婴儿期体重增加相反,儿童后期或青春期体重或身体质量指数(body mass index,BMI)的增加与心脏病、高血压和2型糖尿病的风险增加有关。如图7.2所示,出生时体重较轻,但儿童晚期或成年期变胖或生活方式不健康的人罹患上述疾病的风险最高。对此可能的解释是,出生后体重增加越快可能表明胎儿生长受限越严重,或者体重增加过快本质上就是不利的,其对不能代偿性

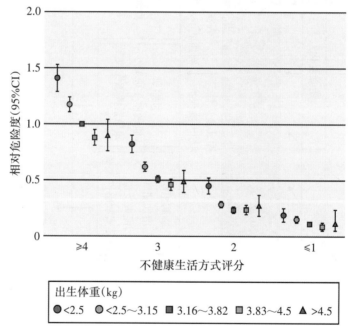

图7.2 出生体重和不健康生活方式评分与2型糖尿病风险

数据来自卫生医疗专业人员随访研究(Health Professionals Follow-up Study)
和护士健康队列(Nurses' Health Study)(随访300万人年)

注:生活方式的评分基于饮食(替代健康饮食指数2010)、当前吸烟(否/是)、体力活动(中度/剧烈活动时长)、饮酒量和BMI产生的。

资料来源:Li et al. Birth weight and later life adherence to unhealthy lifestyles in predicting type 2 diabetes: prospective cohort study. BMJ.2015;351. doi: https://doi. org/10.1136/bmj.h3672. ©2015 BMJ. Open Access.

增生的器官(如胰腺或肾脏)造成过重的负担。肥胖可能就是因为脂肪在一生中都保持着生长能力,而肌肉在出生后不久就失去了细胞分裂的能力。另一种可能的机制是导致代偿性体重增加的激素(如胰岛素样生长因子)对心脏和代谢具有长期不利影响。

其他生命早期暴露

与配方奶喂养相比,母乳喂养可以减少后期患肥胖和糖尿病的风险,并降低血压和血脂水平。母亲吸烟与儿童肥胖增加有关。生命早期的应激经历和环境污染也可能对成年期疾病的进展产生影响。

人类干预研究证据

不同于动物干预实验对心血管代谢编程(cardio-metabolic programming)的有力论证,人群方面的证据主要来自观察性研究。一些研究检测了儿童的心脏代谢风险标志,这些儿童的母亲参加了孕期营养补充剂试验、妊娠期糖尿病强化管理试验或者控制肥胖及妊娠过度增重试验,但这些研究均无法证明儿童心血管代谢风险指标得到持续改善。但是,这可能是由于这些干预措施开始得太晚,无法影响孕早期的妊娠过程,如胎盘形成、器官发生和围孕期表观遗传变化,而这些过程对胎儿编程至关重要。目前,关于人类健康与疾病的发育起源(Developmental Origins of Health and Disease,DOHaD)的探索集中于孕前干预研究及后代的长期随访研究,这些研究将严格检验DOHaD理论,并探索其机制(如表观遗传学)。

公共卫生影响

非传染性疾病(NCDs)是全球导致死亡和残疾的主要原因,其患病率在中低收入国家呈迅速上升趋势。目前的预防策略侧重于已具有危险因素的成年人。DOHaD理论为探索另一种预防策略提供了新的思路,即优化生命早期发育的策略,这项策略也有利于优化人力资本和提高后代素质。潜在的干预措施包括:在怀孕前改善女性及其伴侣的生活方式、健康和营养,并在整个怀孕期间保持;支持母乳喂养;优化儿童营养。在许多高收入国家,孕产妇死亡率(MMR)大幅下降,而孕前健康和生活方式,如肥胖和孕前身心健康问题,已成为了现如今孕产妇死亡的最重要风险因素。因此,解决这些问题对降低孕产妇发病率和死亡率有重大的潜在益处,对儿童和社会也有长期好处。

挑战

生命早期营养和其他暴露增加成年NCDs风险的证据目前主要依赖于观察性研究。未来仍然需要干预研究提供证据,其挑战在于需要对父母进行孕前干预以及对后代进行长期随访。

 未来工作重点

◇ 应制定长远的研究计划,并对高质量试验性研究进行随访,以获得真实的疾病结局。在童年不利因素暴露后的数十年进行随访,可以进一步阐明长期的疾病风险。

◇ 表观遗传学领域的不断发展,为童年阶段发现一些生命早期编程的替代标志物提供了可能性。这能使人们更好地理解生命早期编程在何时进行,并明确干预策略的重点。

◇ 减少儿童肥胖的干预措施应重视体重跨越百分位以及过度肥胖,这些与疾病风险增加相关。

 小结

孕前及孕期改善父母的营养和健康状况可预防子代常见NCDs这一理念具有重要的公共卫生价值。研究人员需要更有力的来自干预研究的证据,以量化生命早期暴露的重要性,阐明其中的机制,促进公共卫生行动。

案例

体重百分位跨越与疾病风险相关

所有人群研究一致发现,出生体重较轻的情况下,儿童期或青少年时期体重或BMI百分位跨越与成年期心血管疾病和糖尿病的风险增加有关。在中低收入国家,儿童BMI的增加并不一定等同于肥胖。2004年在印度德里开展的研究发现,后期罹患糖尿病者在幼年时平均BMI较低(约为WHO生长参考值的第15百分位数),但呈上升趋势。这可能是中低收入国家常见的增长模式。

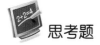 **思考题**

1. 为什么儿童时期体重快速增长会增加成年期患心血管疾病和2型糖尿病的风险?
2. 哪一类人群研究能提供支持/反对"发育起源"假说的最佳证据?
3. 何种父母因素会增加后代肥胖和患糖尿病的风险?

主要出版物

Armitage J, Khan, Taylor, Nathanielsz, and Poston L (2004). Developmental programming of the metabolic syndrome by maternal nutritional imbalance: how strong is the evidence from experimental models in mammals? J Physiol 561: 355-77.

实验动物中发育编程证据的综述。

Barker D, Gluckman P, Godfrey K, et al. (1993). Foetal nutrition and cardiovascular disease in adult life. Lancet 341: 938-41.

DOHaD假说提出者撰写的关于胎儿编程的综述。

Dabelea D and Pettitt D (2001). Intrauterine diabetic environment confers risks for type 2 diabetes mellitus and obesity in the offspring in addition to genetic susceptibility. J Pediatric Endocrinol Metab 14: 1085-91.

妊娠期糖尿病导致后代罹患糖尿病的证据。

Godfrey K, Costello P, and Lillycrop K (2015). The developmental environment, epigenetic biomarkers and long- term health. J Dev Orig Health Dis 6: 399-406.

表观遗传学在疾病发育编程中的研究进展。

Li Y, Ley S, Tobias D, et al. (2015). Birth weight and later life adherence to unhealthy lifestyles in predicting type 2 diabetes. BMJ 351: h3672.

胎儿营养不良增加成年期不健康生活方式相关的非传染性疾病风险的证据。

(翻译:林苑)

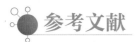 参考文献

Adair L, Fall C, Osmond C, et al. (2013). Disentangling how relative weight gain and linear growth during early life relate to adult health and human capital in low-and middle-income countries. Lancet 382: 525-34.

Armitage J, Khan I, Taylor P, Nathanielsz P, and Poston L (2004). Developmental programming of the metabolic syndrome by maternal nutritional imbalance: how strong is the evidence from experimental models in mammals? J Physiol 561: 355-77.

Barker D, Gluckman P, Godfrey K, Harding J, Owens J, and Robinson J (1993). Foetal nutrition and cardiovascular disease in adult life. Lancet 341: 938-41.

Bhargava S, Sachdev H, Fall C, et al. (2004). Relation of serial changes in childhood body mass index to impaired glucose tolerance in young adulthood. New Eng J Med 350: 865-75.

Dabelea D and Pettitt D (2001). Intrauterine diabetic environment confers risks for type 2 diabetes mellitus and obesity in the offspring in addition to genetic susceptibility. J Pediatric Endocrinol Metab 14: 1085-91.

Devakumar D, Fall C, Sachdev H, et al. (2016). Maternal antenatal multiple micronutrient supplementation for long-term health benefits in children: a systematic review and meta-analysis. BMC Med 14(1): 90.

Eriksson J, Forsen T, Tuomilehto J, Barker D (2001). Early growth and coronary heart disease in later life. Br Med J 322: 949-53.

Eriksson J, Forsen T, Tuomilehto J, Osmond C, and Barker D (2003). Early adiposity rebound in childhood and risk of type 2 diabetes in adult life. Diabetologia 46: 190-94.

Fall C (2011). Evidence for the intra-uterine programming of adiposity in later life. Ann Human Biol 38: 410-28.

Fraser A, Tilling K, Macdonald-Wallis C, et al. (2010). Association of maternal weight gain in pregnancy with offspring obesity and metabolic and vascular traits in childhood. Circulation 121: 2557-64.

Gillman M, Oakley H, Baghurst P, Volkmer R, Robinson J, and Crowther C (2010). Effect of treatment of gestational diabetes mellitus on obesity in the next generation. Diabetes Care 33: 964-86.

Godfrey K, Costello P, and Lillycrop K (2015). The developmental environment, epigenetic biomarkers and long-term health. J Dev Orig Health Dis 6: 399-406.

Horta B and Victora C (2013). Long-term Effects of Breastfeeding: a Systematic Review. World Health Organization: Geneva.

Li Y, Ley S, Tobias D, et al. (2015). Birth weight and later life adherence to unhealthy lifestyles in predicting type 2 diabetes. BMJ 351: h3672.

Oken E, Levitan E, and Gillman M (2008). Maternal smoking during pregnancy and child overweight: systematic review and meta-analysis. Int J Obesity 32: 201-10.

Potdar R, Sahariah S, Gandhi M, et al. (2014). Improving women's diet quality pre-conceptionally and during gestation: effects on birth weight and prevalence of LBW; a randomized controlled efficacy trial in India. Am J Clin Nutr 100: 1257-68.

Reynolds R, Allan K, Raja E, et al. (2013). Maternal obesity during pregnancy and premature mortality from cardiovascular events in adult offspring. BMJ: F4539.

Sahariah S, Potdar R, Gandhi M, et al. (2016). A daily snack containing leafy green vegetables, fruit, and milk before and during pregnancy prevents gestational diabetes. J Nutr 146(7): 1453S-60S.

Tanvig M, Vinter C, Jørgensen J, et al. (2015). Effects of lifestyle intervention in pregnancy and anthropometrics at birth on offspring metabolic profile at 2.8 years: results from the Lifestyle in Pregnancy and Offspring (LiPO) study. J Clin Endocrinol Metab 100: 175-83.

第8章　卫生工作者和卫生系统

本章概述了卫生工作者和强大的卫生系统在促进妇女、儿童和青少年健康方面发挥的作用。

 要点

☆ 资金充足、资源丰富的强大卫生系统对于保障人们健康至关重要。

☆ 许多效果显著且具有成本效益的干预措施可用于加强卫生系统和促进健康,这些措施在资源匮乏的环境中也能发挥作用。

☆ 一个国家卫生工作者的规模需要与其人口和疾病负担相匹配,留住卫生工作者与加强其培养同等重要。

☆ 全民健康覆盖对于保障公平性和民众健康至关重要,但建立和推进全民健康覆盖的过程却充满挑战,各国可以向在此方面取得一定成果的国家学习。

 背景

了解卫生系统对妇女、儿童和青少年的健康促进十分重要。卫生系统是指所有致力于卫生行动的组织、机构和资源。WHO定义的卫生系统包括6个组成部分:

1. 健全的筹资机制。

2. 训练有素且积极性高的卫生工作者。

3. 可提供安全和优质服务的设施和架构。

4. 强有力的领导和管理。

5. 为决策和政策制定提供及时可靠的信息。

6. 具备基本的药物和医疗技术。

这个构成框架被认为太过简单,无法体现出这些要素的复杂性和相互关联。事实上,要确定卫生系统的界限是很困难的,它是否应该包括制药等行业以及教育部门等对健康有重要影响的部门？强大的卫生系统应该实现什么？在这些问题上，人们的意见也许会更容易统一。要实现促进健康以及避免人们因支付医疗费用而破产、确保卫生服务的公平性和反应性等其他的社会目标，需要结合社会、政治和历史背景，加强卫生系统各个部分的建设。

在卫生系统筹资方面，政策制定者面临着许多挑战。从公共预算分配给医疗卫生领域的比例可看出，各国之间的财政手段和效率存在很大差异。例如，2014年新西兰在医疗卫生领域的支出占政府总支出的23.4%，而缅甸只占3.6%。如果政府在医疗卫生领域投入不足，人们就必须以"使用者费用"或"分摊付款额"的形式自费支付，这会阻碍卫生服务的合理利用。对于妇女、儿童和青少年而言，这种影响更为明显。慢性病或严重疾病可导致灾难性或致贫性的卫生支出。每年大约有1亿人因为自费支付而陷入贫困。全民健康覆盖是政府财政保护个人免受灾难性卫生支出影响的一种方法。

实现全民健康覆盖需要足够多的卫生工作者。许多贫穷国家没有足够多的卫生工作者来为民众提供卫生服务。例如，非洲在全球疾病负担中所占比例高达第二，但其所拥有的卫生工作者数量和资源却是最少的，如图8.1所示。在撒哈拉以南的非洲地区，每年只有大约11 000名医生接受培训；而仅英国一年就可以培养出约6 000名医生；2012年，马拉维将近1 700万人口只有17名产科医生。因为医疗保健行业是劳动密集型行业，所以卫生工作者的数量不足或分布不均将不可避免地影响到卫生服务的公平性。为了追寻更好的工作和生活环境，人们一般会从贫穷的国家移民到富裕的国家或者从农村转移到城市，这种迁移加剧了卫生工作者供给不足的现象。例如，在英国的国家卫生服务体系（National Health Service，NHS）中，每4名医生中就有一名是外国国籍。对于这类"人才流失"的问题已经有了相当多的讨论，人们呼吁卫生工作者受援国采取合乎道德的招聘措施，或补偿较贫穷国家的培训投资费用。

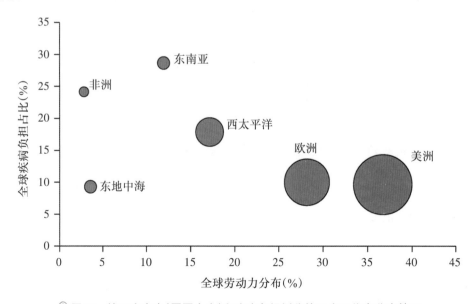

图8.1 按卫生支出（圆圈大小）和疾病负担划分的卫生工作者分布情况

资料来源：World Health Organization. The World Health Report 2006—Working Together for Health. WHO Document Production Services, Geneva, Switzerland. ©2006 World Health Organization.

目标和建议

《联合国儿童权利公约》(*United Nations Convention on the Rights of the Child*, UNCRC)第24条规定,每个儿童都有权享有可达到的最高标准的健康和保健服务,较富裕的国家必须帮助较贫困的国家实现这一目标。2001年,非洲联盟国家承诺将至少15%的国家预算用于卫生保健领域,即《阿布贾宣言》(*Abuja Declaration*)。到了2013年,只有6个国家实现了这一目标。

在可持续发展目标(SDGs)中,目标3c是指大幅加强发展中国家的卫生筹资,加大卫生工作者的招聘力度,扩大其培养规模,增加留用率。如果不大力发展卫生人才队伍和卫生系统,其他许多可持续发展目标也难以实现。

2016年卫生人力资源全球战略(又称:卫生人力)表明,到2030年,所有国家都应在"获得卫生工作者的不公平性减半"以及"对外国培训的卫生专业人员依赖减半"两方面取得进展。

培训和留住卫生工作者

卫生人力资源日益受到重视,许多国家都于近期扩大了卫生人才培训的规模。一些研究表明,人均卫生专业人员数量与卫生服务效果密切相关。基于这些研究,WHO将"每千人口拥有2.28名卫生工作者"这一标准设定为实现千年发展目标(MDGs)的必要门槛。由于一些国家必须将国内生产总值的30%以上用于卫生事业才能达到这一门槛,因此这样做极具挑战性。但WHO提出建议所依据的研究并没有考虑到中级或志愿卫生工作者的协助作用,他们也可以提供有效且具有成本效益的卫生护理。

为了留住合格的卫生工作者,可采取的措施包括义务服务项目、阻止移民和激励方案。来自高收入国家的证据表明,虽然义务服务项目可以改善卫生服务不足地区卫生工作者短缺问题,但许多项目参与者并不能履行他们的承诺。限制富裕国家积极招聘卫生工作者的自约守则产生的影响也十分有限,而改变移民条例却可以带来更多实质性的改变。最后,非财政激励(如培训机会)与金钱激励同等重要。

实现全民健康覆盖的途径

全民健康覆盖是实现卫生公平的一项干预措施,它将与医疗保健费用相关的财务风险分担到全人群中,防止人们因病致贫。卫生服务的筹资机制包括普通税收、社会医疗保险、社区融资计划或私人健康保险。实际上,大多数国家都综合使用了各种筹资机制,利用其可用的收入来源来实现公平、风险分担和效率的最大化。各国经验表明,利用政治、经济或社会变革(如金融危机或武装冲突)以及克服利益集团的阻力,对实现全民健康覆盖至关重要。

挑战

实现卫生工作者队伍的持续性扩大是一项挑战。由于卫生工作者的薪资、福利和培训的费用平均占公共卫生支出的1/3,因此对于大多数政府而言,难以大幅增加卫生工作者的供应。卫生工作任务下放以及聘用中级和社区卫生工作者可以有效保障救治生命和具有成本效益的干预措施的实行,尤其是在偏远和资源匮乏的地区(案例1);转变卫生专业人员的培养模式,以确保毕业生有能力应对复杂且不断变化的卫生需求,并为服务水平低下的社区提供公平且高质量的卫生保健服务。

在不会引起国家破产的前提下推行全民健康覆盖是另一项挑战。一旦有国家选择了全民健康覆盖的道路,进一步拓展就需要在覆盖对象、覆盖服务范围和成本之间保持微妙的平衡,如图8.2所示。若将补贴覆盖范围扩大到更弱势的群体,就可能会引起那些支付高额保费或高税率人群的不满。另外,扩大服务覆盖范围可能会遇到政治或社会阻力(案例2)。如果共享资金不足,在减少分摊付款额和使用者费用时就会出现问题。高收入国家的经验强调了逐步扩大覆盖范围、合理的融资机制和利用购买力来提高效率的重要性。对于更昂贵的技术和药物更是如此,在这方面及早有效地实行优先级确定机制,比如使用基本药物清单或卫生技术评估等至关重要。

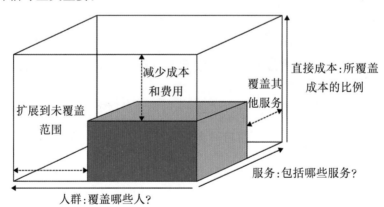

迈向全民健康覆盖时需考虑的三个维度

图8.2 全民健康覆盖立方体:迈向全民健康覆盖时要考虑的维度

资料来源:World Health Organization. Health systems financing: the path to universal coverage. World Health Report 2010. Geneva: World Health Organization. ©2010 World Health Organization.

未来工作重点

◇ 在中高收入国家,卫生服务供给将难以满足人口迅速老龄化带来的临床和长期护理需求。

◇ 卫生工作者可能从较贫困的国家移民,这将会加大这些国家在正规或非正规护理方面和其他国家的差距。

◇ 在中低收入国家,越来越多承担竞争责任的妇女成为了劳动力,这就需要相应改变照顾儿童和老年人的性别传统和政策。

◇ 医疗技术的进一步发展、不断增长的卫生需求以及正在向慢性病过渡的流行病学转型都将持续增加资源有限的国家的压力。

◇ 各国必须找到可持续性的方案来保障未来妇女和儿童的健康,需要各国间相互学习、相互借鉴,以找到创新性的解决方案。

小结

各国在努力保障和改善民众健康过程中,面临着源源不断的挑战。无论现在还是将来,强化卫生系统都是全球努力保障妇女、儿童和青少年健康的重要组成部分。全民健康覆盖的重要性是可以从多国借鉴的重要经验之一,而这需要强有力的筹资机制和对人力卫生资源的投资。

案例

案例1:撒哈拉以南非洲国家的中级产科医生提供产科服务

有5个非洲国家(埃塞俄比亚、加纳、马拉维、莫桑比克和坦桑尼亚)允许中级医疗卫生从业者进行剖宫产和其他诸如子宫切除等紧急产科手术。在这些国家的郊区和偏远地区,由于接触医生的机会是有限的,所以中级医疗卫生从业者提供了绝大多数的紧急产科护理。这意味着相较于缺乏中级医疗卫生从业者的国家,这几个国家将能满足绝大部分妇幼保健需求。有研究比较了中级医疗卫生从业者和产科医生治疗后主要医疗结局的发生率,发现无论是产妇或胎儿死亡率还是孕产妇重大术后并发症的发生率在两组间均无显著差异。

案例2:美国通过改革医疗保险扩大避孕措施的覆盖范围

美国2010年的《平价医疗法案》(也被称为"奥巴马医改",2010 *Affordable Care Act*)对原来覆盖率低且花费高昂的医疗保险进行了改革。根据新的立法,要求私人保险公司在无分摊付款的情况下为女性客户提供至少一项避孕措施。但男性避孕措施,如避孕套和输精管结扎术等,则不在要求范围内。然而,诸如避孕等生殖健康行为有时是具有争议的,一些宗教组织发起了法律挑战,理由是向其雇员提供避孕保险违反了宗教自由。

 思考题

1. 什么是卫生系统,它应该提供什么服务?
2. 列出在扩大全民健康覆盖时需要考虑的三个维度。
3. 描述在一个低收入国家加强卫生人才建设可行的三项政策。

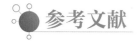 **主要出版物**

Joint Learning Initiative (2004). Human resources for health: overcoming the crisis. Global Health Initiative Harvard University: Washington, DC.

该报告首次将全球卫生的工作重点重新集中在卫生工作者的重要性上,他们对运行良好的卫生系统十分重要,并由此产出了《2006年世界卫生报告》。

World Health Organization (2010). The World Health Report 2010: health systems financing: the path to universal coverage. World Health Organization: Geneva.

这份报告分析了卫生系统筹资对实现全民卫生保健的重要性。

Maeda A, Araujo E, Cashin C, et al. (2014). Universal health coverage for inclusive and sustainable development: a synthesis of 11 country case studies. Washington, DC: World Bank.

这些出版物概述了实现全民健康覆盖的证据和国家经验。

Balabanova D, McKee M, and Mills A (2011). 'Good health at low cost': 25 years on. What makes a successful health system? London School of Hygiene and Tropical Medicine: London, UK.

这是一份审查资源贫乏国家支持强大卫生系统因素的重要报告。

(翻译:陈亚军)

参考文献

Bärnighausen T and Bloom D (2009). Financial incentives for return of service in underserved areas: a systematic review. BMC Health Services Research 9: 86.

Bossert T and Ono T (2010). Finding affordable health workforce targets in low-income nations. Health Affairs 29: 1376-82.

Crisp N, Gawanas B, and Sharp I (2008). Training the health workforce: scaling up, saving lives. Lancet 371: 689-91.

Frenk J, Chen L, Bhutta Z, et al. (2010). Health professionals for a new century: transforming education to strengthen health systems in an interdependent world. Lancet 376: 1923-58.

Hanson K and Smith R (2012). Health Systems in Low-and Middle-Income Countries: an Economic and Policy Perspective. Oxford University Press: Oxford, UK.

Hernandez-Pena P, Poullier J, Van Mosseveld C, et al. (2013). Health worker remuneration in WHO Member States. Bull World Health Organ 91: 808-815.

Mullan F, Frehywot S, Omaswa F, et al. (2011). Medical schools in sub-Saharan Africa. Lancet 377: 1113-21.

NHS workforce statistics (September 2013). The Health and Social Care Information Centre: London, UK.

Wilson A, Lissauer D, Thangaratinam S, Khan K, Macarthur C, and Coomarasamy A (2011). A comparison of clinical officers with medical doctors on outcomes of Caesarean section in the developing world: meta-analysis of controlled studies. BMJ 342: d2600.

World Bank (2015). Universal Health Coverage for Inclusive and Sustainable Development: a Synthesis of 11 Country Case Studies. World Bank: Washington, DC.

World Health Organization (2000). World Health Report 2000. World Health Organization: Geneva.

World Health Organization (2006). World Health Report 2006: Working Together for Health. World Health Organization: Geneva.

World Health Organization (2007). Everybody's Business — Strengthening Health Systems to Improve Health Outcomes: WHO's Framework for Action. World Health Organization: Geneva.

World Health Organization (2010). Global code of practice on the international recruitment of health personnel. World Health Organization: Geneva.

World Health Organization (2010). Increasing Access to Health Workers in Remote and Rural Areas Through Improved Retention: Global Policy Recommendations. World Health Organization: Geneva.

World Health Organization (2016). Global Health Observatory database. Available at: www.who.int/gho. World Health Organization: Geneva.

World Health Organization (2016). Global strategy on human resources for health: Workforce 2030. Draft for the 69th World Health Assembly. World Health Organization: Geneva.

第9章　环境与健康

本章探讨了维持妇女、儿童和青少年健康的关键环境影响因素,这些因素何时会受到影响,以及气候变化对人类健康和福祉的影响。

 要点

> ☆ 人类系统和环境系统密不可分,而且影响健康的环境因素,如清洁的空气、安全的水源、可靠的住所、营养丰富的食物等,对人类福祉最大化至关重要。
> ☆ 气候变化对健康的影响如今已经显现,其影响可能是灾难性的且任何国家都无法幸免。
> ☆ 妇女、儿童和青少年作为社会中的弱势群体对气候变化和环境恶化的影响尤为敏感。

 背景

"人类世"被认为是约11 700年前开始的全新世之后的新地质时代。全新世涵盖了迄今为止几乎所有的人类历史,并且基本上没有发生过多少地质变化。虽然人类世的确切开始时间存在争议,但近几十年来,人类活动已经开始对地球生态系统产生重大的、全球性的以及不可逆转的影响。

社会系统和环境系统是密不可分的。WHO估计,全球每年近四分之一的死亡人数(1 260万)是由可改变的环境因素导致的。这些环境因素包括室内和室外的空气质量,安全可靠的饮用水,城市建筑内部基础设施的设计和空间布局以及许多人类生活的其他方面,它们相互影响,通过各种途径发挥作用。气候变化破坏了许多环境决定因素,对大量保障社会健康的基本先决条件造成了威胁。这些不利影响如今已经显现,对妇女、儿童和青少年尤其严重。预计在未来几年,这种不利影响还将大幅恶化。

目标(建议)

 ## 可持续发展目标

目标6(清洁饮水与卫生设施)
◇ 确保人人享有水和基本卫生设施并对其进行可持续管理。

目标7
◇ 到2030年,确保人人获得负担得起且可靠的现代能源服务。

目标11
◇ 到2030年,向所有人提供安全的、负担得起的、易于利用且可持续发展的交通运输系统。

目标13
◇ 采取紧急行动应对气候变化及其影响。

 ## 世界卫生组织–联合国环境规划署目标

到2030年,将空气污染造成的死亡人数减半。

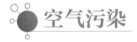 ## 联合国气候变化框架公约—巴黎协定目标

全球平均气温升幅控制在"2摄氏度以内",在本世纪末实现温室气体净零排放。

空气污染

　　室内和室外空气污染是全球第二大健康危险因素,每年大约有650万人因此死亡。仅2012年,室外空气污染导致全世界300万人过早死亡,其中绝大多数发生在中低收入国家,西太平洋和东南亚承受的负担最为沉重。空气污染的类型和来源因国而异,人类在室外受到的空气污染主要来自机动车道路运输和燃煤发电。另一方面,室内空气污染则主要是由烹饪、取暖和照明时固体燃料(如木材或煤炭)的不充分燃烧所致。直径小于10微米或2.5微米的颗粒物(PM_{10}和$PM_{2.5}$),以及更小的气体排放物,如氮氧化物(NO_x)和二氧化硫,是对人体健康危害最大的物质之一。室外空气污染引发的死亡中绝大多数是由中风和缺血性心脏病所致;而慢性阻塞性肺病、哮喘、儿童肺炎和肺癌也是高浓度危险颗粒物和排放物的常见

后遗症。儿童和那些处于潜在心肺不良状态的人所受影响最严重,新的证据也表明,空气质量差与一系列宫内疾病和早期肺部发育迟滞有关。

交通与健康

确保人人享有负担得起、易获得和可持续的交通运输系统是可持续发展目标11(SDG 11)中一项关键目标。一个设计优良的交通运输系统除了可以促进社会包容性、刺激地方经济发展、鼓励体育活动外,还可以成为影响气候变化的一部分(例如目前全球27%的温室气体排放来自于交通运输)。城市交通运输网络往往没有考虑到人类健康。在全球范围内,机动车事故造成120万人死亡,同时也是许多国家室外环境空气污染的主要源头。许多欧洲国家通过鼓励使用柴油发动机来应对气候变化,而柴油产生的$PM_{2.5}$和氮氧化物分别是汽油的4倍和22倍,这反而严重加剧了空气污染。

投资主动交通基础设施(如自行车道和行人友好街道)和改善城市设计不仅可以降低机动车事故、噪声和空气污染造成的健康负担,还可以促进体育锻炼,帮助解决各种非传染性疾病(NCDs),如糖尿病、癌症和心血管疾病。实际上,印度德里的可替代及可持续的交通系统的预测结果显示,与原方案相比,到2030年,因缺血性心脏病导致的寿命损失将减少11%~25%。在快速发展的城市,主动交通和空气污染方面的考虑必须与道路安全、社会包容以及本地和全球一体化社区的经济利益的需求相平衡。应该将向公共交通转变,并最终实现交通电气化作为长期政策目标;此外,不能顾此失彼,在公共卫生方面取得硕果的同时也应积极应对气候变化。

供水和卫生设施

"确保人人享有水和基本卫生设施并对其进行可持续管理"是可持续发展目标6(SDG 6)的内容。1990—2015年,虽然在改善饮用水供应方面取得了很大进展,饮用水覆盖率从占全球人口的76%上升到91%,但仍有6.63亿人生活在没有饮用水的环境中。再加上缺乏基本的基础设施,使24亿人无法获得基本卫生服务,导致每年有76万名5岁以下儿童过早死亡,其中主要死因是传染性腹泻。

在中低收入国家,这些问题延伸到了需要可靠和安全水源的医疗机构中。WHO和联合国儿童基金会(UNICEF)最近的一项评估得出结论,中低收入国家中38%的医疗机构无法获得净化过的水。

糟糕的水管理、人口数量的日益增长以及大规模城市化导致水资源的消耗和需求不断扩大,与此同时,气候变化加剧了水资源短缺,且改变了降水和温度模式,使得某些地区干旱持续时间增加,干旱程度恶化。据预测,到2050年,约有39亿人将生活在水资源高度紧张的地区,水需求量将增加55%。

除传染性来源的污染外,农业和水源的环境污染也会对健康构成重大风险,这些污染来自大自然或人类活动产生的无机化合物、化肥和工业副产品等。表9.1简要总结了一些污染物及其危害。

表9.1 环境污染物及其潜在健康影响

无机污染物	来源	潜在健康影响
砷	自然界、工业、农药、冶炼	急性和慢性中毒,肝和肾损害,降低血红蛋白,致癌物
铍	自然界、工业、采矿业、废弃物	急性和慢性中毒,肺和骨骼损伤,可疑致癌物
镉	自然界、工业、采矿业、废弃物	导致高血压、肝肾损害和贫血,破坏睾丸组织
铬	工业、采矿业、废弃物	6价铬会引起肝肾损伤、内出血、呼吸系统损伤、皮肤疾病
铜	工业、采矿业、废弃物	胃肠不适、肝肾损害、高剂量暴露会导致贫血
氰化物	工业、废弃物	损害脾脏、大脑和肝脏
铅	工业、采矿业	影响红细胞化学特性,导致婴幼儿正常生理和心理发育迟缓,导致儿童注意力、听力和学习能力的轻微缺陷,一些成年人会出现血压轻微升高,可疑致癌物
汞	电子废料、工业、采矿业、农药、冶炼	急性和慢性中毒,影响肾脏,也可能导致神经系统紊乱
硝酸盐(作为氮)	自然界、肥料、污水	毒性是由于硝酸盐在人体内被分解成亚硝酸盐,通过影响血液的携氧能力,导致"蓝婴病"
亚硝酸盐(复合硝酸盐/亚硝酸盐)	肥料、污水	
挥发性有机物	用于塑料、染料、橡胶、油漆、消毒剂和制药等	可引起癌症和肝损伤、贫血、胃肠紊乱、皮肤刺激、视力模糊、疲惫、体重下降、神经系统损伤和呼吸道刺激
农药	除草剂、杀虫剂、杀菌剂、灭鼠剂和杀藻剂	引起中毒、头痛、头晕、胃肠紊乱、麻木、虚弱和癌症,破坏神经系统、甲状腺、生殖系统、肝脏和肾脏
增塑剂,氯化溶剂,苯并(a)芘和二噁英	废弃物处置不当,浸出和工业径流	导致癌症,损害神经系统、生殖系统、肾脏、胃和肝脏

资料来源:The USGS Water Science School. Contaminants Found in Groundwater Reston, USA: U.S. Department of the Interior. ©2017 US. Department of the Interior. Available at: https:// water.usgs.gov/edu/groundwater-contaminants.html.

气候变化对健康的影响

气候变化是危机的加速器,通过影响健康的各种环境决定因素发挥作用,加剧了当今面临的许多重大公共卫生挑战。2014年政府间气候变化专门委员会(Intergovernmental Panel on Climate Change's,IPCC)的评估报告明确指出,"气候系统的变暖是毫无疑问的,人类对气候系统的影响是明确的"。

气候变化带来一系列物理影响,包括降水模式的变化和极端天气事件、海平面上升和海洋酸化、平均气温和极端气温的升高以及现有空气污染的加剧。在社会和人口方面,这些变化对弱势群体具有重大的影响,其中妇女、儿童和青少年所承受的负担最大。如图9.1所示,气候变化对健康的影响分为直接影响和间接影响(即通过社会或环境系统介导)。WHO估计,与气候变化有关的死亡中,99%发生在中低收入国家,其中约80%发生在儿童身上。尽管这一结果令人震惊,但这种不平等背后的逻辑是显而易见的。虽然气候变化影响人类健康的途径多种多样,但很容易将其定义为受影响人口暴露于天气和气候现象以及潜在的健康和社会脆弱性的产物。由于这些脆弱性(往往使边缘化人口和群体处于不利地位),气候变化加剧了现有的健康不平等。地理因素在这方面也发挥了作用,其中许多已经处于不利

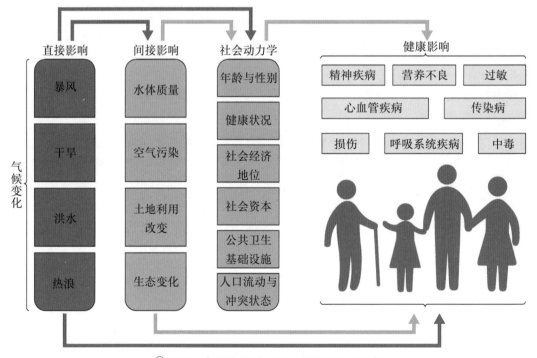

图9.1 气候变化对健康的直接和间接影响

资料来源:Watts N, et al. Countdown on health and climate change:from 25 years of inaction to a global transformation for public health. The Lancet.386(10006),1861-914. ©2015 Elsevier Ltd.

地位的群体,生活在世界上受气候变化影响最严重的地区,例如低洼的沿海地区、洪泛平原、山区、发展中岛屿国家以及缺水的干旱和半干旱地区。许多直接和间接影响结合为"多重打击情景"。在这种情况下,以前不相关的风险由于共同的驱动因素(气候变化)而相互结合,并削弱了社区或国家的恢复能力。

● 挑战

从本质上讲,环境和气候变化对人类健康的影响是孤立推进政治决策的结果,这种方法已被证明不能有效地响应其他部门(如交通、农业或能源)的健康决策。就气候变化而言,它的影响不公平地由中低收入国家及其后代承担,而这些国家与问题的产生没有多大关系。这就提出了一个问题:当今国家和全球治理结构是否具备应对未来问题的能力?

● 未来工作重点

◇ 未来的研究必须扩展传统的健康影响评估,以便成功将健康因素纳入地方规划和基础设施决策。通过考虑农业或交通政策方面更广泛的环境和社会后果,决策者可以获得重要的健康效益,这些效益往往可以降低医疗保健成本及提高劳动力的健康水平从而抵消初始投资。

◇ 气候变化通过同样的途径破坏健康的环境决定因素,采取有力措施来应对气候变化可以带来大量伴随的健康收益。许多应对政策本身就需要合理的、具有成本效益的公共卫生干预措施,这在很大程度上是因为许多健康挑战,例如空气质量差和缺乏体力活动都以燃烧化石燃料的形式驱动了气候变化。又如,城市空间规划和完善的交通基础设施建设,可以促使人们减少私人机动车的使用,进而减少温室气体排放,增加体力活动,并改善当地空气质量。

● 小结

当今环境恶化和气候变化的速度令人震惊,需要全球采取特殊措施来应对这种变化。2015年,联合国(United Nations, UN)达成了《2030年可持续发展议程》和《巴黎气候变化协定》这两项具有里程碑意义的协议。落实这些措施的责任现在落在了每个人的肩上,国家和市政府、卫生系统、企业和地方社区都在发挥着重要作用。妇女、儿童和青少年的健康特别容易受到气候变化和环境恶化的影响,而他们也在全面的应对措施中获益最多。环境系统和社会系统之间复杂的相互联系是任何公共卫生或社会发展专家都需要考虑的重要内容。

 案例

为非洲撒哈拉以南地区的卫生保健提供可持续能源卫生保健来满足需求

长期以来,现代能源服务的缺乏阻碍了整个非洲撒哈拉以南地区的发展。这种现象在利比里亚最为突出,该国的通电率仅为2%。可靠的电力来源对于医院和诊所的一系列基本功能至关重要,包括冷链的维持、冷藏、充分的清洗消毒、照明和室内温度调节,如果没有这些功能,卫生系统很难正常运转。

WHO的一项调查显示,在所调查的非洲撒哈拉以南国家中,只有33%的医院能够获得"可靠的电力供应",而且超过四分之一的卫生设施根本没有电力供应。从长远来看,相比于会导致当地空气质量恶化的柴油发电机,太阳能光伏能源是一项更可取、更具成本效益的解决方案。分散式的可再生能源技术在利比里亚或南苏丹等国家十分有用,这些国家缺乏国家电网,短时间内也难以建立。对分散式太阳能的投资不仅将加强国家卫生系统,帮助解决贫困问题,还将减少空气污染造成的死亡,并有助于缓解气候变化。

 思考题

1. 医疗专业人员应在多大程度上参与气候变化的讨论,原因是什么?

2. 气候变化在哪些方面不对等地影响妇女、儿童和青少年的健康?

3. 考虑人们的行动对社会和环境更广泛的影响,而不是各自为政,社会应如何鼓励跨学科的联合政策制定?

主要出版物

Watts N, Adger W, Agnolucci P, et al. (2015). Lancet commission on health and climate change: policy responses to protect public health. Lancet 386(10006): 1861-914.

该文献概述了气候变化对健康的影响以及缓解和适应气候变化伴随的健康效益。

Whitmee S, Haines A, Beyrer C, et al. (2015) Rockefeller Foundation-Lancet commission on planetary health: safeguarding human health in the Anthropocene epoch. Lancet 386(10007): 1973-2028.

该文献概述了公共卫生与广泛的地球边界的关系。

World Health Organization (2016). Preventing Disease Through Healthy Environments: a Global Assessment of the Burden of Disease from Environmental Risks. World Health Organization: Geneva.

该文献是对环境危害引起的疾病负担的最新定量评估。

（翻译：陈亚军）

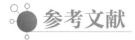 参考文献

Costello A，Abbas M，Allen A，et al.（2009）. Managing the health effects of climate change. Lancet 373(9676)：1693-733.

Edenhofer O，Pichs-Madruga R，Sokona Y，et al.（2014）. Technical summary. In：Edenhofer O，Pichs-Madruga R，Sokona Y，et al.（eds）. Mitigation of Climate Change：Contribution of Working Group III to the Fifth Assessment Report of the Intergovernmental Panel on Climate Change. Cambridge University Press：Cambridge，UK and New York，US.

Holgate S，Grigg J，Agius R，et al.（2016）Every Breath We Take：the Lifelong Impact of Air Pollution. Royal College of Physicians & Royal College of Paediatrics and Child Health：London，UK.

Intergovernmental Panel on Climate Change（2014）. Climate change 2014：synthesis report. In：Pachauri R and Meyer L（eds）. Contribution of Working Groups I，II and III to The Fifth Assessment Report of the IPCC. Intergovernmental Panel on Climate Change：Geneva.

Lewis S and Maslin M（2015）. Defining the Anthropocene. Nature 519(7542)：171-80.

Smith K，Woodward A，Campbell-Lendrum D，et al.（2014）. Human health：impacts，adaptation，and co-benefits. In：Field C，Barros V，Dokken D，et al.（eds）. Climate Change 2014：Impacts，Adaptation，and Vulnerability Part A：Global and Sectoral Aspects Contribution of Working Group II to the Fifth Assessment Report of the Intergovernmental Panel of Climate Change. Cambridge University Press：Cambridge，UK and New York，US. pp. 709-54.

United Nations（2014）. The Millennium Development Goals Report. United Nations：Geneva.

Watts N，Adger N，Ayeb-Karlsson S，et al.（2016）. The Lancet Countdown：tracking progress on health and climate change. Lancet 389(10074)：1151-64.

Woodcock J，Edwards P，Tonne C，et al.（2009）. Public health benefits of strategies to reduce greenhouse-gas emissions：urban land transport. Lancet 374(9705)：1930-43.

World Health Organization（2009）. Global Health Risks. World Health Organization：Geneva.

World Health Organization（2014）. Gender，Climate Change and Health. World Health Organization：Geneva.

World Health Organization（2016）. Summary Results — Urban Ambient Air Pollution Database. World Health Organization：Geneva.

World Health Organization and UN Children's Fund（2013）. Progress on Sanitation and Drinking Water：Joint Monitoring Programme Update 2013. World Health Organization and UN Children's Fund：Geneva.

World Health Organization（2015）. Global Status Report on Road Safety 2015. World Health Organization：Geneva.

World Health Organization and UN Children's Fund（2015）. Progress on Sanitation and Drinking Water：2015 Update and MDG Assessment. World Health Organization and UN Children's Fund：Geneva.

World Health Organization and UN Children's Fund（2015）. Water，Sanitation and Hygiene in Health Care Facilities：Status in Low- And Middle-income Countries and Way Forward World Health Organization and UN Children's Fund：Geneva.

第10章　冲突、灾害和人道主义响应

本章对妇女、儿童与青少年健康在冲突以及自然灾害中面临的主要挑战进行概述，包括在这些背景下可提供的保健服务框架。

 要点

> ☆ 世界范围内越来越多的人受到冲突、持久的人道主义危机以及自然灾害的影响。
> ☆ 武装冲突和自然灾害对公共卫生有着直接和间接的影响，向受到武装冲突及自然灾害影响的弱势群体提供保健服务是一个优先事项。
> ☆ 尽早将性健康、生殖健康、孕产妇和儿童健康纳入人道主义项目至关重要。
> ☆ 与实际需求相比，当前在这些情况下提供的服务是不充足的。

 背景

从1999年到2013年，每年将近2.17亿人受到自然灾害的影响，2017年联合国难民事务高级专员（United Nations High Commissioner for Refugees，UNHCR）称，至少有6 850万人因迫害、冲突或暴力而流离失所。2017年，流离失所人口中有一半是妇女、儿童和18岁以下的青少年，占世界难民的52%。在自然灾害所引起的冲突和灾难中解决全球妇女、儿童与青少年健康问题，需要考虑更广泛的健康决定因素、人口流动以及健康与疾病模式转型之间的复杂相互作用。

在冲突、灾害期间及之后，除了失去住所、难以获取饮用水、卫生以及粮食安全问题难以保证等因素外，医疗基础设施的崩溃也经常发生，这些背景下的关键需求包括：防护、预防传染病、治疗非传染性疾病、治疗身体伤害、治疗心理创伤及满足营养需要。自然灾害和冲突对儿童健康的影响从妊娠和分娩期一直延伸至青春期，其中包括众多直接或间接的因素，例如死亡、与家人分离、身体创伤、心理困扰和多项人权滥用如酷刑、强制征兵以及性暴力和基于性别的暴力等。

在全球孕产妇死亡率前10位的国家中,有8个国家正在经历或最近经历过冲突,这表明冲突对健康结局具有直接影响。流离失所的孕妇中有15%会遇到危及生命的产科急症,例如难产、子痫、出血或败血症,这增加了对改善有效产前服务和分娩服务的需求。虽然已经有一些框架来解决孕产妇生殖健康问题,但需要更加强调将这些领域纳入从紧急人道主义响应到长期发展的各个阶段中。鉴于大多数武装冲突越来越持久,在处理妇女、儿童和青少年问题时,也迫切需要弥合人道主义援助与自身发展策略。此外,可持续发展目标(SDGs)之一为:"显著减少世界各地一切形式的暴力和相关死亡率",这凸显了这一主题在全球政策议程中的重要性。

人道主义危机中的公共卫生

武装冲突和自然灾害导致发病率和死亡率急剧上升,其中5岁以下儿童受到的影响尤为显著。武装冲突和自然灾害均对健康有特定的影响,但两者的影响存在显著差异。例如,在自然灾害事件中,特别是先前处于有效运转状态的国家且只发生单一灾害事件时,一般紧急救助的持续时间较短。然而,对于较贫穷的国家或发生多起灾害事件(例如地震)时,可能对救助有持续的需求。武装冲突和自然灾害都可能造成大量死伤,其中更多的死亡发生在武装冲突地区。轻型或大型武器的暴力使用会造成人身伤害和大型破坏;化学武器、集束炸弹、地雷和桶装炸弹更是对百姓造成巨大的伤害。使用这些武器可导致致命的伤害或残疾,这可能使妇女、儿童和青少年更容易受到远期健康问题的影响。值得注意的是,尽管国际人权法试图减少百姓的死亡人数,但百姓与军人的死亡人数比例正在上升,儿童死亡人数也在增加。

卫生基础设施

洪水、干旱、飓风和武装冲突都可能导致百姓流离失所和卫生基础设施崩溃,这反过来又会导致传染病和非传染性疾病的发病率和死亡率上升。百姓将以移民或难民的身份(暂时或永久)迁移到国内或国外的安全地区。在近期发生的武装冲突中,城市中的难民人数相比居住在难民营中的人数有所增加,这导致卫生服务工作更为复杂(例如食品和保健服务的分配),并阻碍了疫苗接种活动。难民营,特别是那些卫生基础设施薄弱的难民营,通常过度拥挤且位于不适宜居住的地区,可能缺乏水和卫生设施或易受到极端温度的影响。无法正常实施疫苗接种计划、缺乏卫生基础设施、营养不良和环境过度拥挤都可能导致传染病的暴发,从而导致生活在这些环境中的儿童大多数因腹泻性疾病、呼吸道感染、麻疹、疟疾和营养不良而死亡。此外,武装冲突和灾难还可能导致粮食供应中断,使弱势群体易出现严重营养不良,从而导致更高的死亡率,并使患病风险增加。

卫生系统

在武装冲突和灾难期间,卫生系统可能会受到直接或间接破坏。卫生系统一旦不稳定,将导致受影响人群的发病率和死亡率增加,并对其他卫生系统结构造成更大的压力。武装冲突期间对医疗机构的蓄意或巧合袭击都可能直接破坏卫生系统,且蓄意针对医院和卫生工作者的暴力事件越来越多,导致卫生人力的减少,他们可能会因此遭受到持续的创伤。对卫生系统的间接影响,例如本已不足的卫生信息系统的中断,使得对疾病暴发的识别更加艰难。此外,自然灾害后或武装冲突期间的安全无法保障,可能导致医疗用品和设备遭到抢劫,甚至引起卫生筹资、领导和治理的崩溃,导致保健服务供给成本增加,但无法进行监管或问责。这些影响导致提供卫生服务的可能性有限且不充分、卫生服务的可及性降低且覆盖面差。

心理创伤

武装冲突会产生特殊的心理创伤暴露,并迫使移民者对冲突本身带来的创伤和附加的离开冲突地区过程中经历的创伤产生不同的创伤应对。如果他们的转移被突然终止,无论是困在边境或被拘禁在营地,这都会给个体带来一系列不同层面的急性或慢性创伤。灾难、冲突或持续流离失所后的心理创伤可能很严重,且会因为社会结构的解体而加剧,包括家庭成员分离、失去教育机会、陷入贫困以及同龄伙伴或亲属的死亡。这种情况在童兵中更为显著,他们常是被绑架的、并被迫投入战斗遭受身体破坏并使用毒品。在近期的武装冲突中,对学校的暴力袭击进一步扰乱教育并给儿童造成了创伤。心理创伤的症状范围包括焦虑和抑郁,甚至引起创伤后应激障碍。武装冲突或自然灾害给妇幼健康带来的不良结局会持续较长时间,甚至会影响下一代。

紧急人道主义响应

针对武装冲突和自然灾害的紧急人道主义响应需要考虑各种重要问题,例如儿童健康、儿童保护(包括免受暴力、虐待、剥削)、妊娠和分娩、提供紧急产科护理以及预防意外怀孕和不安全堕胎。还应包括预防人类免疫缺陷性病毒(human immunodeficiency virus,HIV)和获得性免疫缺陷综合征(acquired immune deficiency syndrome,AIDS)在内的性传播感染,劝阻割礼等有害做法以及保护妇女免受性暴力和基于性别的暴力。女性在冲突和流离失所期间往往更为脆弱,生殖健康及性暴力与基于性别的暴力情况显著恶化。当前已经制定了各种准则,将生殖健康纳入人道主义对策。在进行紧急人道主义响应时较常用的准则包括WHO指南、Sphere、机构间工作组(Inter-Agency Working Group, IAWG)现场手册和危机中生殖健康初始服务包(Minimum Initial Service Package for Reproductive Health in Crises, MISP)。MISP概述了如何将综合生殖健康服务整合到计划生育、预防基于性别的暴力和性暴力、预防孕产妇和婴儿死亡以及HIV预防和治疗等领域中。在人道主义危机时即应实施这些指南,从而有效降低妇女、儿童和青少年的发病率和死亡率。

 ## 未来工作重点

◇ 当前缺乏在人道主义危机时的循证实践。未来有必要进一步展开研究和收集数据,加强对孕产妇和儿童健康干预措施的制定、实施监测以及评估。

◇ 应注意到在提供生殖及儿童保健方面可能存在的相关社会文化和教育障碍。在这些情境下,社区的参与和保证生殖及儿童保健服务的持续可及十分重要。

 ## 小结

随着世界范围内越来越多的人受到武装冲突和人道主义危机的影响,以及越来越频繁的自然灾害,为弱势群体尤其是妇女、儿童和青少年等提供保健服务仍然是当前的优先事项。与实际需要相比,目前的医疗卫生服务资源相对匮乏,因此帮助弱势群体获取有效的卫生服务至关重要。

案例

非正式难民营中的麻疹暴发

2015年,因武装冲突和贫困造成移民和难民被困在欧洲各地的非正式难民营,例如加莱营地。2015年1月5日至2月11日期间,在加莱营地的3 500名难民中共发现了13例麻疹病例。由于无法对接触者进行追踪以及防止麻疹的进一步暴发,地区和国家公共卫生局同意为所有6个月至35岁人群实施大规模麻疹免疫,并为儿童提供维生素A。这次暴发并非完全出乎意料,因为之前的快速风险评估发现:尽管难民很难将传染病传入欧洲,但恶劣的生活条件、环境过度拥挤、水、卫生和住所匮乏以及未知的疫苗接种状况使这一人群易受传染病威胁。由于麻疹具有高度传染性、并与营养不良高度相关、严重时可导致发病率和死亡率急剧增加(特别是5岁以下儿童和孕妇)及其可预防性,长期以来一直被认为是改善难民健康的优先事项。

 思考题

1. 请阐述在武装冲突或自然灾害期间,卫生系统的不稳定表现在哪些方面?

2. 概述在冲突或自然灾害期间可能继发于创伤暴露的一些心理影响。

3. 描述能有效解决妇女、儿童和青少年健康需求的紧急人道主义响应必须涵盖的三个重要领域。

主要出版物

Sphere Project（2011）. Sphere Handbook：Humanitarian Charter and Minimum Standards in Disaster Response. Available at：http://www.refworld.org/docid/4ed8ae592.html.

该手册的目的是提高在武装冲突或自然灾害期间人道主义反应的质量,并加强人道主义系统对受灾害影响人群的问责制。

Kuruvilla S, Bustreo F, Kuo T, et al.（2016）. The Global Strategy for Women's, Children's and Adolescents' Health（2016—2030）：A Roadmap Based on Evidence and Country Experience. Bull World Health Organ 94：398-400.

为终止妇女、儿童和青少年的可预防性死亡提供技术路线图,提出全球战略具有三个目标:生存、繁荣和转型。

WHO Reproductive health during conflict and displacement：A guide for programme managers, 2000.（http://www.who.int/reproductivehealth/publications/maternal_perinatal_health/RHR_00_13/en/）.

本手册提供了一个工具,用于在武装冲突前、武装冲突中、稳定期和武装冲突后的各阶段制定实用且适宜的性健康和生殖健康计划。

Inter-agency Working Group（2010）. Inter-agency Working Group on Reproductive Health in Crisis. Inter-agency Field Manual on Reproductive Health in Humanitarian Settings, 2010 Revision for Field Review. IAWG：New York, US.

作为一种工具,帮助制定实施、监测和评价难民生殖健康干预措施。

Child Protection Working Group（2012）. Minimum standards for child protection in humanitarian action. Child Protection Working Group（2012）.（http://cpwg.net/?get=006914%7C2014/03/CP-Minimum-Standards-English-2013.pdf）

是在人道主义局势下保护儿童免受暴力、剥削、虐待和忽视的机构间最低标准。

（翻译:伍晓艳）

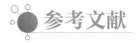 参考文献

Black B, Bouanchaud P, Bignall J, Simpson E, and Gupta M (2014). Reproductive health during conflict. The Obstetrician & Gynaecologist.

Centre for Research on the Epidemiology of Disasters (CRED). EM-DAT: The OFDA/CRED International Disaster Database. Brussels, Belgium: Catholic University of Leuven.

Fazel M and Stein A (2002). The mental health of refugee children. Arch Dis Child 87(5): 366-70.

Leaning J and Guha-Sapir D (2013). Natural disasters, armed conflict, and public health. N Eng J Med 369(19): 1836-42.

Levenson R and Sharma A (1999). The Health of Refugee Children: Guidelines for Paediatricians. King's Fund and Royal College of Paediatrics and Child Health: London, UK.

Machel G (1996). Impact of Armed Conflict on Children: Report of the Expert of the Secretary-General, Ms. Graça Machel, Submitted Pursuant to General Assembly Resolution 48/157. United Nations and UNICEF: New York, US.

Rieder M (2012). Armed conflict and child health. Arch Dis Child 97(1): 59-62. Thomas S and Thomas S (2004). Displacement and health. Br Med Bull 69: 115-27.

United Nations High Commissioner for Refugees (1992). Handbook on Procedures and Criteria for Determining Refugee Status: Under the 1951 Convention and the 1967 Protocol Relating to the Status of Refugees. UNHCR: Geneva.

United Nations High Commissioner for Refugees (2015). UNHCR Mid-year Trends 2015. UNHCR: Geneva. p. 3.

United Nations Office for the Coordination of Humanitarian Affairs (2016). Global Humanitarian Overview 2016. United Nations OCHA: New York, US. p. 3.

United Nations (2015). Transforming our World: The 2030 Agenda for Sustainable Development. https://sustainabledevelopment.un.org/content/documents/21252030 Agenda for Sustainable Development web.pdf.

Women's Refugee Commission (2011). Minimum Initial Service Package (MISP) for Reproductive Health in Crisis Situations: A Distance Learning Model. Women's Refugee Commission: New York, US, Geneva. p. 58.

World Health Organization, UNFPA (2011). Trends in maternal mortality: 1990-2008; estimates developed by the WHO, UNICEF, UNFPA, and the World Bank.

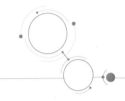

第4篇　青少年健康

087 / 第11章　青少年健康概述

096 / 第12章　青少年性与生殖健康

105 / 第13章　青少年非传染性疾病

115 / 第14章　青少年精神卫生

122 / 第15章　青少年人类免疫缺陷病毒与感染

130 / 第16章　青少年伤害

138 / 第17章　青少年健康的改善策略

第11章　青少年健康概述

本章强调青少年和青年人群健康与福祉的重要性,以及这一时期在整个生命历程中的重要意义。最有效的青少年健康举措与多部门、多维度和多层次联合密不可分。

 要点

> ☆ 对青少年健康的投资可产生三重红利:提高青少年健康水平、减少成年期疾病负担及促进下一代健康和发展。
> ☆ 除童年早期经历外,青春期伴随的脑发育和社会角色转变均对青少年健康产生重要影响,同时健康的社会决定因素在其中起到塑造性作用。
> ☆ 不同国家之间以及国家内部的青少年健康状况差异很大,反映了不同国家在社会发展、教育、经济、文化以及技术等方面的机遇和风险的不同。
> ☆ 不同的平台可以提供以预防和治疗为导向的健康相关行动,包括结构性行动(如法律、税收)、媒体(如健康促进活动)、基于社区的行动(如积极青少年发展项目)、网络与社交媒体、基于学校的行动与临床服务。

背景

当前10~24岁群体被视为青少年和青年,这是人类历史上对青少年和青年年龄界定范围最广的一次。青少年和青年人口为18亿,占世界人口的四分之一。来自经济发展、失业、家庭不稳定、国际交流和流离失所等多方面的重要因素,与青少年和青年的健康和幸福感紧密相关。青春期是实现个人潜能的关键生命阶段,青少年和青年在这一时期培养的能力和行为习惯,不仅影响今后的个人健康,也关系到国家经济和社会的发展。青春期是人类发展中一个显著变化的时期。随着青春期的来临,人体逐渐发育成熟(如脑和生殖功能),其与物理环境、教育、社会、情感和文化环境的交互作用显著影响青少年在整个生命历程中的行为和能力。儿童早期发展会影响儿童在青春期的健康与能力,而青少年健康也是下一代实现健康人生开端的关键。

降低死亡率是全球卫生关注的重点。道路交通事故、自伤、人类免疫缺陷性病毒(human immunodeficiency virus, HIV)和获得性免疫缺陷综合征(acquired immune deficiency syndrome, AIDS)是青少年和青年死亡的主要原因。这些问题都是可以预防的,但当前卫生部门采取的干预措施还远远不够,如表11.1所示。

然而,预防的任务不仅是降低死亡率,面向青少年健康的需求和活动被定义为三个层面,如图11.1所示:(1)当前的健康问题(包括死亡率);(2)影响青少年期、成年期和下一代健康的风险因素;(3)健康的结构性和近端社会决定因素。改善青少年健康和福祉,必然需要多部门、多层次和多组分联合采取措施。

青少年和青年保健服务需求一直未得到满足,且长期被忽视。大多数为青少年和青年提供服务的保健工作者缺乏专业培训,且大多数保健服务不能很好地适应这一人群的需要。建立包含培训、指导流程以及青少年和青年健康倡导者能够参与的卫生保健系统有可能改变传统的医疗保健服务提供模式,以创建更适合青少年的保健系统。2016年《全球妇女、儿童和青少年健康战略(2016—2030年)》首次将青少年纳入其中,以实现可持续发展目标(SDGs)。

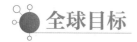

全球目标

可持续发展目标(SDGs)(2015年)

目标2(零饥饿)

◇ 解决青春期女童的营养需求。

目标3(健康)

◇ 到2020年,全球道路交通伤害造成的死亡和受伤人数减半。

◇ 到2030年,通过预防和治疗,将非传染性疾病导致的过早死亡率降低三分之一,促进心理健康和福祉。

◇ 加强对包括麻醉药品和酒精在内的物质滥用的预防和治疗。

目标4(教育)

◇ 确保所有男童和女童完成免费、公平和优质的小学和中学教育,产生相关和有效的学习成果。

目标5(性别平等)

◇ 消除对所有女性的一切形式的歧视。

⊙ 表 11.1　按年龄和性别分层的主要死亡原因、风险因素和健康寿命损失年(2016年)

	10~14岁		15~19岁		20~24岁	
	男童	女童	男童	女童	男童	女童
按年龄和性别分层的主要死亡原因	交通事故伤害	艾滋病毒/艾滋病	交通事故伤害	自伤	交通事故伤害	自伤
	溺水	肠道感染	人际暴力	艾滋病毒/艾滋病	自伤	艾滋病毒/艾滋病
	艾滋病毒/艾滋病	疟疾	自伤	交通事故伤害	人际暴力	交通事故伤害
	肠道感染	交通事故伤害	艾滋病毒/艾滋病	腹泻病	肺结核	肺结核
	疟疾	腹泻病	溺水	肺结核	冲突与恐怖活动	产妇大出血
按年龄和性别分层的主要死亡风险因素	不安全水源	不安全性行为	不安全性行为	不安全性行为	饮酒	不安全性行为
	不安全性行为	不安全水源	职业伤害	不安全水源	职业伤害	不安全水源
	不安全的卫生条件	不安全的卫生条件	饮酒	不安全的卫生条件	不安全性行为	不安全的卫生条件
	洗手	洗手	不安全水源	洗手	吸毒	饮酒
	家庭空气污染	家庭空气污染	不安全的卫生条件	饮酒	高BMI	高BMI
按年龄和性别分层的健康寿命损失的原因	皮肤病	皮肤病	皮肤病	皮肤病	皮肤病	皮肤病
	行为障碍	缺铁性贫血	偏头痛	偏头痛	腰背部和颈部疼痛	偏头痛
	缺铁性贫血	偏头痛	行为障碍	抑郁障碍	偏头痛	抑郁障碍
	偏头痛	焦虑障碍	抑郁障碍	缺铁性贫血	抑郁障碍	缺铁性贫血
	焦虑障碍	行为障碍	腰背部和颈部疼痛	焦虑障碍	药物使用障碍	腰背部和颈部疼痛

资料来源:Global Burden of Disease Study 2016. Seattle, USA: Institute for Health Metrics and Evaluation. ©2016 Institute for Health Metrics and Evaluation.

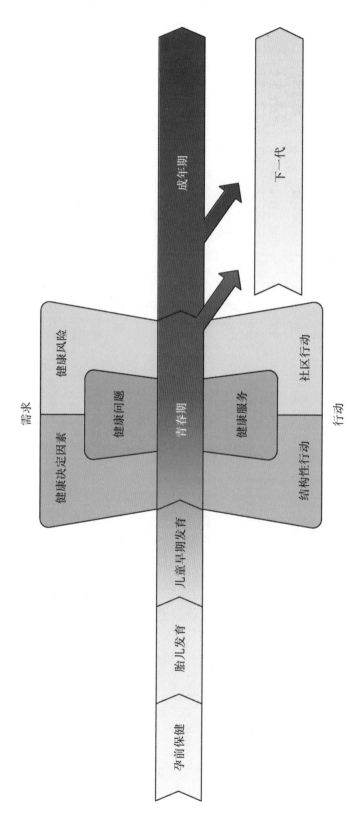

⊙ 图 11.1 确定青少年健康需求和行动的概念框架

资料来源：Patton GC, Sawyer SM, Santelli JS, et al. Our future: a Lancet commission on adolescent health and wellbeing. Lancet. 2016; 387 (10036)：2423-2478. doi: 10.1016/S0140-6736(16)00579-1

关注青少年健康与福祉的原因

　　基于多种原因,全球对青少年及其健康投入了前所未有的关注。首先,在千年发展目标(MDGs)实施阶段,5岁以下儿童死亡率(under 5 mortality rate,U5MR)大幅下降。幼儿存活率上升导致人口激增,目前10~24岁年龄段人群已达世界人口的四分之一。尽管青少年和青年的健康状况整体有所改善,但并未达到理想水平。目前许多国家男性青少年的死亡率高于1~4岁男童。如果在青春期未能开展新的健康投资,那么前期为改善幼儿健康所做的努力将无法使儿童持续受益。

　　其次,青春期在生命历程中的重要性得到了更好的理解。在青春期获得的能力将带来三重红利,即改善青春期个体健康、促进成年期健康以及提升下一代健康状况。健康和营养状况的改善导致青春期启动年龄不断提前。与此同时,世界大部分国家和地区,承担成人角色和责任的年龄持续推迟(例如,就业年龄、经济独立和婚恋关系确立的推迟)。当前青春期在生命历程中的时间跨度更大。在生物学上青年已经做好了参与成人生活的准备。他们是以社会可接受的方式还是以反社会和危险的方式参与,反映了公民社会能够在多大程度上,让青年参与到有意义、有价值的社会体系和生产生活中。

　　最后,非传染性疾病(NCDs)对成年期疾病负担造成巨大影响,当前对非传染性疾病的关注提前到青春期。成年期非传染性疾病的许多危险因素与青春期阶段养成的行为和健康状态有关,如吸烟和药物使用,肥胖、不健康饮食和缺乏运动,以及心理健康状况,因此非传染性疾病的一级预防意味着需要关注青少年期健康。生命历程研究也表明,青少年期的健康对后代有重要的影响。

　　青年一代身处科技和社交媒体等全球大趋势的最前沿,健康状况亦深受影响。同时,也受到流离失所(包括经济移徙、冲突和气候变化)带来的巨大影响。虽然青年人从这些大趋势中获益良多,但他们的损失也最大。

经济发展对青少年的影响

　　随着经济的不断发展,人口结构发生转型,表现为一个国家从高出生率和高死亡率向低出生率、低死亡率和更长预期寿命的转型。这也伴随着流行病学的转型,或疾病负担的转移。

　　《柳叶刀》青少年健康与福祉专家委员会将9种疾病的伤残调整寿命年分为3类(贫困导致的疾病、伤害和非传染性疾病),区分出3种国家类别(多重负担型、伤害高发型和非传染性疾病高发型)。流行病学转型常伴随着传染病减少、孕产妇死亡率降低以及存活到青春期的儿童数量提高。在青春期,贫困导致的疾病是一个国家在经历流行病学转型前的主要健康问题,包括营养不良、重大性与生殖健康问题(例如孕产妇死亡、性传播疾病高感染率)以及传染性疾病。

　　世界上超过一半的青少年生活在同时存在上述三种健康问题的多重负担国家($n=68$)，这些国家多位于撒哈拉以南非洲南部和东部，HIV对青少年疾病负担造成的影响越来越大，还有部分国家分布在东南亚和大洋洲。近15年来，这些国家在减少传染病（HIV除外）、性与生殖健康以及营养不良等方面取得了一定进展，如图11.2所示。

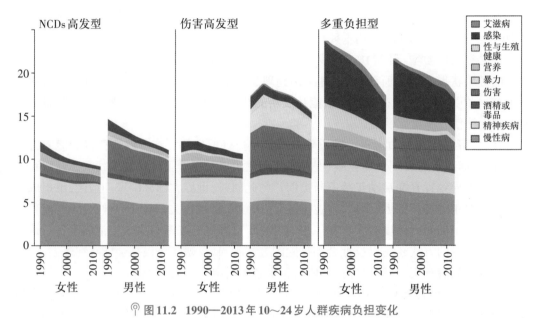

图 11.2　1990—2013年10～24岁人群疾病负担变化

资料来源：Patton GC，Sawyer SM，Santelli JS，et al. Our future：a Lancet commission on adolescent health and wellbeing. Lancet. 2016；387(10036)：2423-2478. doi：10.1016/S0140-6736(16)00579-1.

　　全球约八分之一的青少年成长于伤害高发型国家（$n=28$），这些国家的特点是意外伤害或暴力发生率高、青少年妊娠率高。自2000年以来，这些国家中的大多数在减轻青少年疾病负担方面进展甚微。只有6个国家在减少意外伤害和暴力程度方面取得了良好进展，如俄罗斯、泰国、哥伦比亚和玻利维亚。

　　全球约三分之一的青少年成长于NCDs高发的国家（$n=92$），这些国家的疾病负担主要来自慢性身心疾病和药物滥用障碍。其在减轻传染病、伤害和暴力负担方面取得了重大进展，但在慢性躯体疾病、心理健康和药物使用障碍方面进展较小。

　　同一国家内不同地区和不同青少年群体，其健康状况也可能存在显著差异。贫困、性别和社会边缘化是青少年健康的重要决定因素。来自少数民族和性少数群体的青年，以及流离失所、无家可归、残疾或被拘留的青年都面临着更多的健康风险。

健康促进行动

　　青少年健康促进行动从仅针对明显健康问题（如哮喘或焦虑等），延伸到关注这一阶段可能出现的健康风险(如吸烟等行为),以及更广泛的社会决定因素(例如参与优质教育、避免童婚)。多部门、多维度和多层次的青少年健康促进行动才是最有效的。

挑战

在卫生系统以及社会和卫生政策方面,开展降低妇女、儿童和青少年健康和传染病负担的相关工作时,青少年群体常被忽视。尽管对0~24岁青少年的投资是为将来的健康奠定基础,但由于非传染性疾病(NCDs)和老年人群健康预算成本不断增加,导致对0~24岁青少年发展的必要投入极大减少。

可持续发展目标(SDGs)和新的《妇女、儿童和青少年健康全球战略(2016—2030年)》为青少年的健康与福祉投入阐明了系统框架,并承诺带来三重红利。然而,与经历多年健康投入(例如数据监测系统、研究、卫生系统、专业教育和政策)的妇女和儿童健康领域相比,青少年健康的技术基础要有限得多。对有效方案和政策的了解远远落后于迫切需要采取的卫生行动,这就需要加大对青少年健康相关研究的投入,确保能够在明确证据的指导下开展各项青少年健康促进活动。

SDGs的优势在于突破了关注单一疾病的千年发展目标(MDGs)的局限性,多部门、多维度和多层次的健康促进行动有助于SDGs的工作开展。寻找跨部门,特别是卫生和教育部门更智能地协同工作的方法,将极大地造福青少年,优质的中学教育可以说是对青少年健康最明智的投入。按年龄(10~14岁、15~19岁和20~24岁)分解各种可持续发展目标将有助于实现青少年健康。

当前还需要健全的监督和问责制度。长期以来,青少年健康一直被忽视的原因之一是健康数据系统未能充分纳入青少年群体,改变这种状况亟须加强和实现数据收集系统的协调性,以应对影响青少年和青年健康的各种疾病,而不仅仅是关注性健康和生殖健康。

要实现青少年全面健康,就需要各个部门进行前所未有的协调工作。需要在医疗卫生系统和预防战略方面进行大量投入,以应对青少年日益增长的NCDs,包括精神疾病和物质使用障碍的发生率;需要重新调整服务系统,以确保社会和经济边缘化的青少年获得公平的服务。青少年和青年积极参与促进自身健康各项活动,是实现青少年全面健康最有效的助力因素。

未来工作重点

◇ 需要进行更多研究:关于青少年和青年干预的有效性(和成本效益)。

◇ 需要特别关注那些来自具有不同文化、信仰、生活方式和卫生系统的中低收入国家的青少年和青年。

小结

正如联合国(United Nations, UN)前秘书长潘基文所言,"青少年是世界上最大的资源"。青少年健康促进的明智投资决策很大程度上取决于一个国家和地区对于青少年健康促进的愿景,而不仅是这个国家拥有的青少年健康促进能力。上述3种不同类型国家需要采取不同的行动策略,降低特定的青少年疾病负担。

NCDs主导:身体疾病、心理疾病、物质使用障碍。

过度伤害:意外伤害、暴力。

多重负担:传染病和疫苗可预防的疾病、营养不良、艾滋病毒、性健康和生殖健康。

 案例

尼日利亚青少年健康的复杂现况

尼日利亚是一个多重负担国家,与孕产妇健康相关的疾病负担很重,并且各州之间存在重大差异。尼日利亚北部各州的青少年怀孕率是南部的4倍多。与城市地区相比,农村地区的结婚年龄较低。尼日利亚正在出现HIV流行,特别是在中北部地区,不安全的性行为发生率很高。其他传染病,包括疟疾和被忽视的热带病高发。贫困导致的疾病是需要优先解决的问题,道路交通伤害和性暴力问题也很突出。慢性身体疾病(包括血红蛋白病引起的贫血)和肥胖呈上升趋势。中学就学率正在升高,但仍只有不到50%的青少年和青年接受了十年基础教育。

对尼日利亚青少年健康状况的应对,包括扩大就学率和孕产妇保健服务覆盖率、扩大避孕覆盖率、治疗HIV和其他传染病、应对慢性身体疾病、新出现的道路交通伤害和肥胖难题,需要出台具体的政策和立法来应对。

 思考题

1. 为什么中低收入国家开始重视青少年健康?

2. 哪些因素会影响青春期的健康和福祉?

3. 为什么各国青少年疾病负担存在如此大的差异?

主要出版物

Patton G, Sawyer S, Santelli J, et al. (2016). Our future: a Lancet commission on adolescent health and wellbeing. Lancet 387：2423-78.

　　鉴于全球对青少年健康的关注达到前所未有的水平，《柳叶刀》委员会概述了从宣传到行动的下一步步骤。《柳叶刀》之前也有两个关于青少年健康的系列(2012年和2007年)。

　　Mokdad A，Forouzanfar M，Daoud F，et al.（2013）. Global burden of diseases，injuries，and risk factors for young people's health during 1990—2013：a systematic analysis for the Global Burden of Disease Study 2013. Lancet 387：2383-401.

　　这篇论文详细介绍了全球疾病负担，包括10～24岁人群的伤害和风险因素。

（翻译：孙莹）

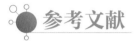 参考文献

Ki-moon B，(2016). Sustainability-engaging future generations now. Lancet 387：2356-8.

Kyu H，Pinho C，Wagner J，et al.（2016）. Global and national burden of diseases and injuries among children and adolescents between 1990 and 2013：findings from the Global Burden of Disease 2013 Study. JAMA Pediatrics 170(3)：267-87.

Viner R，Coffey C，Mathers C，et al.（2011）. Fifty-year mortality trends in children and young people：a study of 50 low-income，middle-income，and high-income countries. Lancet 377：1162-74.

World Health Organization（2001）. The Second Decade：Improving Adolescent Health and Development. WHO：Geneva.

World Health Organization（2009）. Global Health Risks：Mortality and Burden of Disease Attributable to Selected Major Risks. WHO：Geneva.

第12章 青少年性与生殖健康

本章概述了影响青少年性与生殖健康(sexual and reproductive health,SRH)的关键问题,并深入分析了青少年的多种SRH需求以及面临的挑战和障碍。本章可结合第15章"青少年人类免疫缺陷病毒与感染"和第19章"性与生殖健康"一起阅读。

 要点

> ☆ 本章以SRH和权利的综合定义为框架,将SRH定义为与性和生殖的所有方面相关的躯体、情感、心理和社会福祉状态,而不仅仅是没有疾病、功能障碍或虚弱。它包含对性和生殖的积极态度,个人有权做出管理其身体的决定并获得支持这些权利的服务。
> ☆ 在所有年龄组中,青少年全面健康促进服务覆盖水平最低,可预防的性行为相关疾病发病率异常高,包括意外妊娠、性传播感染(sexually transmitted infections,STIs)和HIV。
> ☆ 青少年在获得SRH服务和权利(包括获得准确信息以及根据他们的特定需求量身定制并以非歧视方式提供的保密服务)方面存在很多障碍。

 背景

发展中国家或生活在经济状况不佳环境中的青少年在与性行为有关的可预防疾病方面出现不同比例的高发,包括少女妊娠(导致不良妊娠结局和孕产妇死亡风险更高)、性传播感染和HIV。政策不适配、资源匮乏、对如何以及在何处获得SRH服务知之甚少、服务提供者的消极态度以及性胁迫和性暴力的高风险是青少年易受伤害的部分原因,其他危险因素包括性剥削、性交易、同伴压力、酒精和药物滥用以及有年龄差异的性行为。值得注意的是,青少年并不是一个同质的群体,青少年有完全不同的SRH需求,与他们的年龄、发育水平和经历密切关联。此外,有些青少年群体可能比其他青少年群体更容易受到伤害,可能的影响因素包括是否是孤儿、是否住校以及生活在农村还是城市等。

目标

 可持续发展目标(SDGs)(2015年)

目标3(健康)

◇ 到2030年,确保普及SRH服务,包括计划生育、信息和教育,并将生殖健康纳入国家战略和计划。

目标5(性别平等)

◇ 结束对世界各地所有妇女和女童的一切形式的歧视。

◇ 消除对所有妇女和女童的一切形式的暴力。

◇ 确保青少年普遍获得性健康和生殖健康及生殖的权利。

目标4(包容性和优质教育)

◇ 到2030年,消除教育领域的性别差异,确保平等接受各级教育和职业培训。

青少年SRH问题

以下重点介绍了青少年常见的SRH问题。

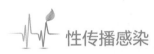 性传播感染

在全球范围内,25岁以下青少年和青年可治愈的性传播感染率最高,每年每20名青少年和青年中就有一名新发性传播感染患者。目前缺乏关于HIV感染以外的STI的全部年龄和性别特异性数据。与年龄较大的青少年相比,青春期早期女性由于生殖和免疫系统未发育成熟,面临更高风险的性传播感染(包括HIV)。未经治疗的性传播感染会导致严重的健康问题,包括不孕症、盆腔疼痛和HIV合并感染的风险增加。

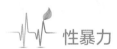 性暴力

包括性侵犯和强奸在内的极端暴力影响至少三分之一的女性、29%的15~19岁女性和较大比例的15岁以下女童,如图12.1所示。性侵犯也发生在青春期男童中,但男童受到性侵犯仍然被高度污名化,并且在很大程度上是一个隐晦的问题。女性遭受的最常见的暴力

来自亲密伴侣,包括躯体、性或情感虐待。性侵犯也很常见,18岁以下的年轻女性报告性侵犯的比例很高,其中包括初次被胁迫的性接触,如图12.1所示。青少年发生亲密伴侣暴力的风险很高,较小的年龄和缺乏经验会限制青少年在关系中行使权力从而增加了易感性,特别是与年长男性交往的年轻女性。此外,创伤经历和对此类虐待的恐惧破坏了青春期女性的性别平等观念,既扭曲了她们对自身价值的认知,又基于对安全的担忧限制了她们参与教育、就业和社会普遍流动。

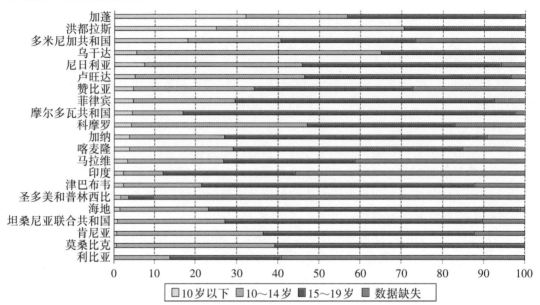

 图12.1　按首次遭受暴力侵害时的年龄分组的15～19岁遭受强迫性交或
其他强迫性行为的女童的百分比分布

资料来源:Hidden in Plain Sight — A statistical analysis of violence against children. UNICEF, New York, 2017, https://data.unicef.org/wp-content/ uploads/2015/12/VR-full-report_Final-LR-3_2_15_189.

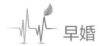 割礼(female genital mutilation/cutting,FGM/C)

　　割礼有四种类型:阴蒂切除术、切除术、阴部封锁术和所有其他对女性生殖器有害的手术。割礼是一种基于性别的暴力形式,可用于维护家庭尊严、保证童贞和对丈夫的忠诚、抑制或消除女性的性快感、防止性背叛、增强男性快感,或遵守其他文化和传统信仰。

　　割礼可能会影响女性一生的身心健康,从儿童或青少年割礼到成年后的性行为和分娩。割礼的并发症包括剧烈疼痛、出血过多、休克、感染、排尿问题、伤口愈合受损和死亡,且与产程延长或受阻、分娩撕裂伤、分娩出血和难产有关,同时会导致女性出现害怕性交、焦虑和抑郁等心理问题。

早婚

　　全世界每年有1 500万女童在18岁之前结婚,在发展中国家,九分之一的女童在15岁之前结婚,三分之一的女童在 18 岁之前结婚。受经济、文化、传统和宗教的影响,早婚在一些地区被认为是正当的,童婚在南亚和撒哈拉以南的非洲最为普遍。早婚通常会导致青少年怀孕,增加妊娠或分娩并发症的风险,并对教育、经济安全、权利和福祉产生负面影响。

 早孕和意外妊娠

每年约有 1 600 万 15～19 岁的女性分娩,约占全球新生儿总数的 11%,这些新生儿中有 95% 出生在发展中国家。导致少女妊娠的因素包括早婚、性胁迫、缺乏信息、难以获得避孕服务和社会压力。意外妊娠青少年不太可能获得合法和安全的堕胎,或获得熟练的产前、分娩和产后护理。

由于许多青少年在身体发育不完全或健康状况不佳的情况下进入妊娠期,过早分娩会给母亲和婴儿带来更大的健康风险。怀孕的少女更容易出现健康问题,如贫血、HIV、其他性传播感染、产后出血和精神障碍,她们的婴儿早产、低出生体重和窒息的风险更大,所有这些都增加了婴儿死亡和未来健康并发症的风险。15～19 岁人群的孕产妇死亡风险比 20～24 岁人群高约三分之一。

预防青少年怀孕和向怀孕青少年提供支持是改善孕产妇和儿童健康结局的关键战略。对怀孕风险的了解不足、担心避孕药具对健康或生育能力的影响、缺乏服务知识、社区对性行为的污名化以及服务提供者的轻视等都可阻碍避孕措施的有效使用。

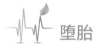 堕胎

大部分青少年妊娠是意外妊娠,其中超过三分之一以堕胎告终,如表 12.1 所示。估计每年有 320 万次不安全堕胎发生在少女身上,导致孕产妇死亡和健康问题,这些问题往往长期持续并影响未来的性与生殖健康(SRH)。青春期女性的堕胎更有可能发生在孕中期,并且更有可能选择不受监管的堕胎服务提供者,因此,与 25 岁以上的女性相比,年轻女性的堕胎相关死亡风险更高。

表 12.1　5 个发展中国家青少年堕胎情况

国家(年份)	15～19 岁女性堕胎数量	每千名 15～19 岁女性的堕胎比率	15～19 岁女性怀孕最终流产的百分比
布基纳法索(2008 年)	23 630	30	16
埃塞俄比亚(2008 年)	46 860	11	9
肯尼亚(2012 年)	76 760	38	22
马拉维(2009 年)	14 040	21	14
墨西哥(2009 年)	230 180	44	34

资料来源:Sedgh G, Finer LB, Bankole A, et al. Adolescent pregnancy, birth, and abortion rates across countries: levels and recent trends. J Adolesc Health. 2015 Feb; 56(2): 223-30. doi: 10.1016/j.jadohealth.2014.09.007.

干预

近20年来的研究和经验提高了人们对青少年卫生方案和干预措施的认识和理解,如表12.2所示。尽管仍然存在许多不足,但在应对青少年SRH需求方面,人们对措施的有效性有了更充分的理解。青少年的SRH和权利受到一个国家的文化、宗教、法律、政治和经济背景的影响,因此,干预措施必须考虑到这些背景。从结构到社区环境,包括学校和卫生服务,每个级别都需要采取行动。最有效的方案通常是针对其中一个或多个环境,多组成部分联合行动。

表12.2 青少年性与生殖健康干预措施的有效性证据

干预	主要发现/证据	建议
基于学校的干预		
全面的性教育:一种基于课程的方法,旨在为青少年提供知识、态度和技能,使他们对自己的性行为以及性与生殖健康做出明智的决定	涉及避孕的干预措施以及结合教育和避孕宣传的方案会带来更大的效益	确保所有青少年获得基本健康信息(包括全面的性教育)的权利得到满足;需要更多的努力和行动来说服政府和其他利益相关者在这一领域加大投入
禁欲教育	在预防HIV、性传播感染和早孕方面效果不佳	不建议只进行禁欲教育
以学校为基础的健康服务,包括长期的医务人员在岗和每周几小时的护士门诊	如果现场提供避孕药具,对安全性行为和早孕有重大影响	在学校提供基本的卫生资源,方便青少年获得健康服务,包括避孕套和有效避孕方法
基于社区的干预		
争取社区支持:通过社会营销、公共听证会和对话,在学校和卫生服务机构进行干预	性传播感染的发生率和早孕率有所下降;注重赋权和激励措施的综合方案在推迟结婚方面显示出有效性	应在多组分的干预措施中应用
积极青年发展方案(positive youth development, PYD),旨在探寻性健康风险和早孕的原因	对知识和态度以及安全性行为(避孕药具的使用,延迟性行为的开始,以及性伴侣的数量)有影响	有前景的干预措施,值得进一步研究
对青少年友好的场所,让青少年获得性与生殖健康相关信息和服务	中等质量的证据表明,对服务接受度的影响存在争议,但在减少安全性行为、HIV或性传播感染的流行率或发生率以及早孕方面没有效果	不建议采用当前的形式

续表

干预	主要发现/证据	建议
支付现金(在中低收入国家)可能是无条件的,青少年无需做任何事即可获得,或者是有条件的,支付与行为(如留在学校)相联系	无条件和有条件的现金支付对安全性行为存在影响;干预措施还显示出对减少意外妊娠和推迟结婚的影响	有前景的干预措施,需要进一步研究
同伴教育(由青少年向他们的同伴提供教育)	对促进安全性行为具有积极影响	在中低收入国家是可取的干预措施,需要进一步研究
基于家庭的干预		
改善父母与子女在性健康和性行为方面沟通的干预措施	有证据表明对亲子沟通、改善避孕和安全套使用有影响	应该在多组分的干预措施中占有一席之地;需要对科学驱动的、基于技能的干预方案进行更多研究,以满足父母和儿童的需求
促进全面卫生服务		
卫生服务干预措施,包括提供信息和咨询,如孕前咨询、避孕、产前和产后护理、分娩、堕胎、治疗和预防性传播感染/HIV 以及应对性暴力和基于性别的暴力	若服务更适合青少年,可以提高服务的利用率	保健服务应提供所有基本的保健内容,包括有效避孕,必要时提供安全堕胎(而不考虑年龄、婚姻和社会经济地位)

资料来源:Patton GC, Sawyer SM, Santelli JS, et al. Our future: a Lancet commission on adolescent health and wellbeing. Lancet. 2016;387(10036):2423-2478. doi:10.1016/S0140-6736(16)00579-1.

挑战

尽管几乎所有国家都签署并批准了《联合国儿童权利公约》,但各国支持青少年SRH的法律框架仍然存在巨大差异。即使在存在国家法律框架的情况下,习惯法或宗教法也往往具有优先权,从而使青少年的健康权受到忽视和破坏。法定年龄、结婚年龄和青少年可以获得SRH服务的年龄不一致,尤其是在发展中国家。尽管需要将以证据为导向的干预措施纳入政策和实践,但由于道德限制和需要父母/监护人的同意,青少年经常被排除在相关研究之外。

未来工作重点

◇ 进一步研究现有项目中的有效干预措施和更好的年龄分类数据,以监测、评估和规划有效的项目。

◇ 在社会和经济上被边缘化的青少年,包括少数族裔和难民,健康和福祉方面的不平等很明显;需要对卫生服务系统进行重组,以确保无论性别、种族或社会经济地位如何,青少年都能参与且公平获得相应服务。

◇ 需要齐心协力满足10~14岁青少年的特殊需求。虽然这个年龄组的性活跃度较低,需要SRH服务的可能性低于年龄较大的青少年,但需要服务的人可能得不到相应的卫生服务,并被国家政策忽视。

◇ 需要研究有助于消除和预防割礼的措施,以及如何更好地照顾有类似遭遇的女童和妇女。

小结

青少年面临不良SRH结局的风险。然而,他们是一个多元化的群体,某些群体的不良结局风险可能高于其他群体。事实上,青少年在获取生殖健康信息和服务方面面临结构、文化、法律和卫生系统障碍。这些障碍存在于个人、家庭、社区,有时甚至是政策层面。解决这些障碍,对于确保青少年能够行使其获得性健康和生殖健康信息和服务的权利至关重要。

案例

卢旺达开展基于学校的干预措施优化青少年健康

卢旺达学龄儿童面临许多健康状况不佳、贫困和环境危害带来的挑战,例如水和卫生用具不足(尤其会对经期女童产生影响)、学校基础设施有限、传染性和非传染性疾病以及性暴力,其他重要的健康问题与性、SRH、HIV/AIDS预防、创伤、暴力、药物滥用和心理健康问题有关。这些因素会影响学校的出勤率和学生专注于学校课程的能力,导致就学率低。

为了克服这些障碍,卢旺达政府制定了一项全面的国家学校卫生政策,实施一系列有计划且持续的举措,旨在促进学生身体、社会、心理和教育发展。

学校卫生政策建议在8个关键领域采取政策措施:

◇ 健康促进和疾病预防控制

◇ HIV、AIDS和其他性传播感染

◇ 性和生殖健康与权利

◇ 环境卫生,包括卫生设施体系

◇ 学校营养

◇ 体育

◇ 心理健康和相关需求

◇ 性别问题和性暴力

该政策采取了一种全校性的方法,干预措施旨在改善学校课程、有形基础设施、获得校园医疗服务的机会、学校风气、学校政策以及与社区的联系。倡导学校健康"最低套餐",包括健康促进和教育、轻微健康问题的转诊和随访、安全饮水和卫生设施的提供、驱虫和学校营养。九部委共同执行这项政策,各部委都有自己的具体职责领域,分工明确,这使得早期预防性干预能够在儿童早期优化儿童健康。

 思考题

1. 描述可改善发展中国家青少年 SRH 的全面的、对青年友好的一揽子医疗保健服务的关键组成部分。

2. 描述中低收入国家青少年在 SRH 信息和护理方面面临的障碍,并考虑这些障碍如何以及为什么与相同环境中的成年人面临的障碍相异同。

3. 概述青少年生育对个人、家庭和社会的短期和长期影响。

4. 解释青春期女童可能不选择安全性行为的多层次(个人、关系、文化和社会)和多因素原因。

主要出版物

Salam R, Faqqah A, Sajjad N, et al. (2016). Improving adolescent sexual and reproductive health: a systematic review of potential interventions. J Adolesc Health 59(4 Suppl): S11-S28.

本篇系统综述评估了不同干预措施的有效性,重点关注预防少女妊娠、割礼和性别暴力等关键问题。

Chandra Mouli V, Lane C, and Wong S (2015). What does not work in adolescent sexual and reproductive health: a review of evidence on interventions commonly accepted as best practices. Glob Health Sci Pract 3(333): 40.

本文质疑了那些浪费人力和财力资源、未能取得成果的无效干预措施的价值。文中提出了一些有用的建议,强调了采用循证预防科学方法的重要性,这些方法既能降低中低收入国家青少年的风险因素,也能促进保护因素。

Chandra-Mouli V, Lane C, and Wong S (2014). Contraception for adolescents in low and middle income countries: needs, barriers, and access. Reprod Health 11(1): 1.

本篇综述阐述了关于中低收入国家青少年避孕需求、障碍和有效策略的研究和计划经验。

McCarthy K, Brady M, and Hallman K, et al. (2016). Investing When it Counts: Reviewing the Evidence and Charting a Course of Research and Action for Very Young Adolescents. Population Council: New York.

本文关注低龄青少年,探讨为何必须对这一低龄群体加大投入、影响低龄青少年健康的社会和环境因素,以及如何改进研究和计划,以更有效地促进这一弱势年龄群体的健康水平。

(翻译:孙莹)

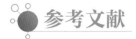 参考文献

Ahman E and Shah I (2011). New estimates and trends regarding unsafe abortion mortality. Int J Gynaecol Obstet 115: 121-6.

Banwari G (2013). Adolescent male peer sexual abuse: an issue often neglected. Indian J Psychol Med 35: 394-6.

Bearinger L, Sieving R, Ferguson J, and Sharma V (2007). Global perspectives on the sexual and reproductive health of adolescents: patterns, prevention, and potential. Lancet 369: 1220-31.

Blanc A, Tsui A, Croft T, and Trevitt J (2009). Patterns and trends in adolescents' contraceptive use and discontinuation in developing countries and comparisons with adult women. Int Perspect Sex Reprod Health 35: 63-71.

Christiansen C, Gibbs S, and Chandra-Mouli V (2013). Preventing early pregnancy and pregnancy-related mortality and morbidity in adolescents in developing countries: the place of interventions in the prepregnancy period. J Pregnancy 257546.

Decker M, Peitzmeier S, Olumide A, et al. (2014). Prevalence and health impact of intimate partner violence and non-partner sexual violence among female adolescents aged 15-19 years in vulnerable urban environments: a multi-country study. J Adolesc Health 55: S58-67.

Dehne K and Riedner G (2001). Sexually transmitted infections among adolescents: the need for adequate health services. Reprod Health Matters 9: 170-83.

Nour N (2009). Child marriage: a silent health and human rights issue. Rev Obstet Gynecol 2: 51-6.

Patton GC, Sawyer SM, Santelli JS, et al. (2016). Our future: a Lancet commission on adolescent health and well-being. The Lancet 387(10036): 2423-78.

Nove A, Matthews Z, Neal S, and Camacho A (2014). Maternal mortality in adolescents compared with women of other ages: evidence from 144 countries. Lancet Global Health 2: e155-64.

Starrs AM, Ezeh AC, Barker G, et al. (2018). Accelerate progress-sexual and reproductive health and rights for all: report of the Guttmacher-Lancet Commission. The Lancet Commissions 391(10140): 2642-92.

Sedgh G, Finer L, Bankole A, et al. (2015). Adolescent pregnancy, birth and abortion rates across countries: levels and recent trends, J Adolesc Health 56(2): 223-30.

Wellings K, Collumbien M, Slaymaker E, et al. (2006). Sexual behaviour in context: a global perspective. Lancet 368: 1706-28.

World Health Organization (2013). Global and Regional Estimates of Violence Against Women: Prevalence and Health Effects of Intimate Partner Violence and Non-partner Sexual Violence. WHO: Geneva.

World Health Organization (2013). Safe Abortion: Technical and Policy Guidance for Health Systems, second edition. WHO, Department of Reproductive Health and Research: Geneva.

World Health Organization (2014). Adolescent Pregnancy. WHO: Geneva.

Woog V, Singh S, Browne M, and Philbin J (2015). Adolescent Women's Need for and Use of Sexual and Reproductive Health Services in Developing Countries. Guttmacher Institute: New York.

第13章 青少年非传染性疾病

本章主要探讨非传染性疾病(NCDs)及其危险因素,重点关注NCDs的流行情况和对青少年健康及人群健康的长期影响。青少年精神卫生(第14章),青少年伤害(第16章)和青少年性与生殖健康(第12章)问题将在其他章节介绍,本章不作详细描述。本章可结合第39章"儿童非传染性疾病"一起阅读。

 要点

☆ NCDs导致的死亡人数占全球总死亡人数的63%,同时NCDs也是青少年死亡的重要原因,其病因涉及多种病理过程。
☆ 吸烟、不健康饮食、体力活动不足和危险性饮酒等是NCDs的主要危险因素,这些行为常在青春期养成或受青春期影响。
☆ 干预尤其是与健康促进活动相关的干预与个体行为的改变密切相关。

 背景

NCDs包括心理问题、伤害、癌症、哮喘、糖尿病、癫痫和镰状细胞贫血等,是青春期发病和死亡的主要原因。此外,青春期是吸烟、不健康饮食、体力活动不足和危险性饮酒等可能持续终生的不健康行为模式的形成期。例如,全球每天有10万名青年开始吸烟,而超过90%的成年吸烟者是从童年或青春期开始的。因此,青春期习得的这些不健康行为模式成为成年期心血管疾病、癌症、糖尿病和慢性呼吸系统疾病死亡的重要危险因素。

2013年,WHO通过了到2025年减少NCDs死亡的9个全球自发性目标,其中4个是针对青少年的指标,即青少年酗酒率、青少年饮酒相关的发病率和死亡率、青少年体力活动不足的流行率以及青少年烟草使用率。

全球目标

可持续发展目标(SDGs)(2015年)

目标3(健康)

◇ 到2030年,通过预防和治疗措施、促进心理健康和福祉将NCDs导致的过早死亡降低三分之一。

世界卫生组织预防非传染性疾病全球行动计划(2013年)

◇ 到2020年,心血管疾病、癌症、糖尿病或慢性呼吸道疾病导致的过早死亡风险相对减少25%。

◇ 到2020年,体力活动不足的发生率相对降低10%。

◇ 到2020年,15岁以上人群的烟草使用率相对降低30%。

关注NCDs的意义

NCDs是由吸烟、不健康饮食、体力活动不足和危害性饮酒等常见的可改变的危险因素所导致,因此大多数NCDs是可预防的。青少年中常见的NCDs种类与成人相似,包括糖尿病、哮喘和癌症(尤其是白血病、淋巴瘤和实体瘤)。此外,青少年NCDs还包括慢性儿童疾病,如风湿性心脏病、先天性心脏病和癫痫。每年新增的3 600万例成人NCDs中,有一半以上与青春期开始或在此阶段被强化的健康危险行为有关。2002年有120万20岁以下的青少年死于NCDs;2013年青少年疾病负担报告显示,188个国家中有92个国家的青少年疾病负担主要由NCDs引起(第11章)。

NCDs在青少年死亡和疾病负担中占很大比例。在全球范围内,导致10~19岁儿童青少年死亡的前25个主要原因中有8个与NCDs(包括白血病、缺血性心脏病和癫痫)有关,这一比例在高收入国家更高。然而,全球大部分(>70%)的青少年死亡发生在低收入国家。图13.1描述了不同NCDs在特定国家对青少年伤残调整寿命年的影响程度,虽然国家间差异较大,但NCDs在全球范围内造成了巨大的疾病负担,是健康寿命损失年(years lived with disability,YLDs)的主要影响因素。

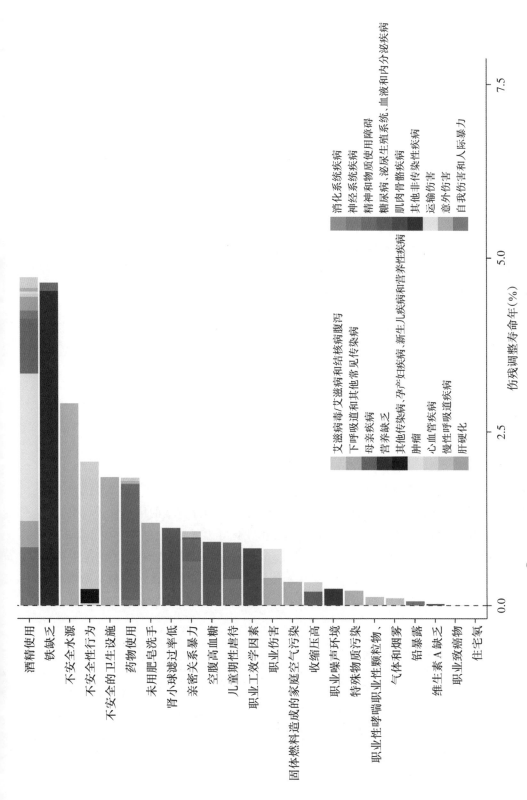

⊙ 图13.1　2013年10～24岁男女的全球伤残调整寿命年归因风险因素

资料来源：Patton, G. et al. 2016. Our future: a Lancet commission on adolescent health and wellbeing. The Lancet. 387 (10036)，2423-78. ©2016 Elsevier Limited.

青春期与NCDs的关系

传统观念认为青春期是相对健康的时期。1955~2004年间,幼儿死亡率比青少年死亡率下降更快,提示儿童死亡主要原因从传染病到NCDs和伤害的转型。由于社会经济、法律和政治地位低下,危险因素的暴露机会增多,青少年成为一个独特的弱势群体。青春期是健康危险行为增加的时期,情绪过程有关的神经系统逐渐成熟可能是青春期精神疾病和物质滥用风险较高的原因之一。尽管家庭的影响在青春期不再占主导地位,但家庭连接、父母参与和支持性同伴关系与青少年心理健康结局改善密切相关。

NCDs是全球青少年死亡和发病的主要原因。10~14岁青少年的全球首要死亡危险因素是缺乏安全水源;15~19岁青少年的全球首要死亡危险因素是不安全性行为;10~14岁和15~19岁青少年伤残调整寿命年的最主要原因是皮肤病,如表11.1所示。

主要的青少年NCDs类别

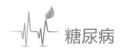 糖尿病

1型糖尿病是儿童青少年最常见的自身免疫性疾病,影响着全球49万名0~14岁儿童,每年新发病例高达7万例。缺乏规律的膳食和运动模式、对治疗方案的依从性差、健康危险行为和冒险行为、进食障碍以及青春期固有的内分泌变化等因素,均会加重青少年糖尿病患者的代谢调控异常。超重和肥胖是2型糖尿病(type 2 diabetes,T2DM)最重要的危险因素,随着全球青少年肥胖率不断上升,儿童青少年糖尿病患者中T2DM的比例也在不断增长(大多数国家比例低于10%,日本约为60%~80%)。

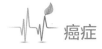 癌症

美国癌症学会数据显示,美国癌症的年发病率为每100万0~19岁儿童青少年中有186.6例。全球15岁以下儿童中,每年确诊新发癌症大约17.5万例,但只有不到40%的人能得到充分的诊断和治疗,并且主要集中在高收入国家。在美国,每285名儿童中就有1名儿童在20岁之前被诊断出癌症,尽管许多儿童癌症的存活率有所提高,但癌症仍然是仅次于意外事故的5~14岁儿童死亡的第二大原因,也是1~19岁儿童最常见的死亡原因。15~19岁青少年最常见的癌症是霍奇金淋巴瘤(15%)、甲状腺癌(11%)以及脑和中枢神经系统癌

症(10%)。在美国,霍奇金淋巴瘤的存活率已从1975~1979年的87%提高到2003~2009年的97%。但死亡率的降低也带来了严重的后遗症,如治疗所导致的肺部和心脏疾病、甲状腺异常、不孕症和继发性癌症等。

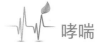

哮喘

青少年哮喘的死亡率虽然低,但高患病率仍然带来较重的疾病负担。低龄儿童的哮喘死亡率最高,学龄期儿童较低,随后从青春期到成年期又逐渐增长。哮喘为儿童、家庭和社会带来了巨大的负担,2012年,哮喘是全球10~14岁青少年健康寿命损失年的第4大原因;2014年哮喘在青少年(10~19岁)疾病和残疾的病因中排名第9;在英格兰,69%的哮喘儿童的父母或继父母曾因孩子哮喘而请假,有13%的人则完全放弃了工作。William R. Taylor和Paul W. Newacheck对美国1.7万家庭进行的研究报告显示,一年内儿童因哮喘而缺课的总时长达1010万天。

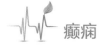

癫痫

癫痫在2014年被列为全球青少年的第9大死因,是青少年中最常见的神经系统疾病。Hauser W报道,在人群研究的结果中,儿童青少年癫痫(反复、无诱因的癫痫发作)的发病率相对一致,范围从50到100/10万不等。近80%的儿童青少年癫痫患者生活在中低收入国家,其中75%的患者未得到治疗。在许多地方,癫痫患者及其家人会遭到歧视。儿童青少年癫痫患者在社会和经济上处于不利地位,并且更可能同时患有其他疾病,更可能缺乏适当的护理。Wanjun Cui等发现儿童青少年癫痫患者因疾病或受伤导致的缺课时间比未患癫痫的儿童青少年多6天甚至更多(41.9% VS 14.3%)。

未来的影响:人群健康和终身健康的决定因素

青春期是决定终生健康和福祉的敏感期。青少年常表现出更多的探索行为,这是正常且符合发展规律的,而这一时期养成的生活态度和习惯对于其终生健康风险也起着决定性的作用。2010年全球疾病负担研究确定了导致残疾和过早死亡负担最大的十个危险因素,如图13.2所示。其中,吸烟和饮酒主要是在青春期开始的,而其他的如饮食、超重/肥胖和缺乏运动,很大程度上取决于青春期习得的行为和态度。

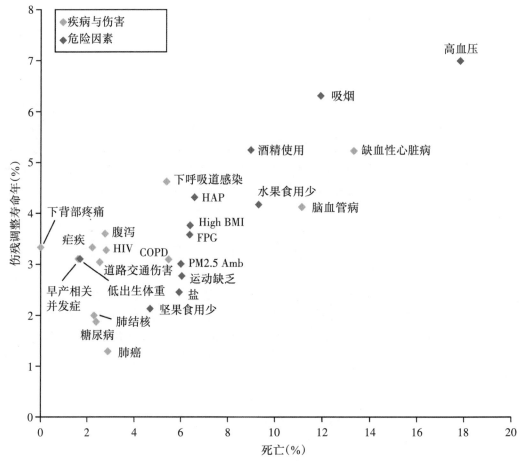

🔎 图13.2 基于全球死亡百分比和全球伤残调整寿命年百分比对比
十种主要疾病、伤害和十种主要风险因素的程度

注:伤残调整寿命年(disability-adjusted life years,DALYs),缺血性心脏病(ischaemic heart disease,IHD),下呼吸道感染(lower respiratory infections,LRI),慢性阻塞性肺病(chronic obstructive pulmonary disease,COPD),固体燃料造成的家庭空气污染(household air pollution from solid fuels,HAP),体重指数(body-mass index,BMI),空腹血糖(fasting plasma glucose,FPG),环境颗粒物污染(ambient particulate matter pollution,PM2.5 Amb)。

资料来源:Murray,CLJ. et al. GBD 2010: design, definitions, and metrics. The Lancet. 380(9859), 2063–2066. ©2012 Elsevier Ltd.

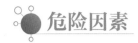

危险因素

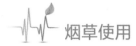

烟草使用

吸烟是非传染性疾病（NCDs）常见且重要的危险因素。大约80%的终身吸烟者在青少年时期就养成了吸烟的习惯。13～15岁青少年中，吸烟人数占五分之一，在青春期开始吸烟的人中有50%会持续吸烟15年以上，吸烟超过15年的1.5亿青少年中，有一半将死于与烟草使用相关的疾病。

吸烟也是其他不良健康行为的危险因素。吸烟者饮酒的可能性是不吸烟者的3倍，使用大麻的可能性是不吸烟者的8倍。烟草使用还会导致儿童青少年哮喘、耳部和呼吸道感染。全球范围内，女孩烟草使用率显著低于男孩。

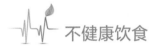

不健康饮食

从营养不良和发育迟缓转型为肥胖患病率不断升高可能是健康危险因素最重要的变化。饮食结构正在发生巨变，如高糖、高盐、高脂肪不健康食物消费增加，而微量营养素摄入不足，再加上体力活动减少，这些模式助长了全球肥胖流行。这种转型首先在高收入国家出现，现在也出现在中低收入国家。Marie Ng 等报道，超重和肥胖的患病率已超过20%，并且超过25%的肥胖青少年在15岁时出现糖尿病或葡萄糖耐量受损的迹象。18岁时肥胖的美国青少年中，有80%会终生肥胖。

Ali H Mokdad 等的研究表明，不健康饮食不仅与营养过剩有关，也与营养不足有关。缺铁性贫血是全球10～14岁儿童伤残调整寿命年的主要风险因素，这导致一些中低收入国家出现了不健康饮食的双重负担。

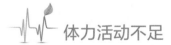

体力活动不足

WHO建议5～17岁儿童青少年每天进行至少60分钟的中、高强度体力活动，但84%的女童和78%的男童并未达到这一标准。高收入国家的体力活动缺乏率最高，几乎是低收入国家的2倍。

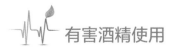

有害酒精使用

10～24岁人群的酒精和药物使用在1990年和2013年分别占伤残调整寿命年的3%和

6%。与中老年人相比,青少年更容易受到酒精带来的伤害,这可能与青少年醉酒时鲁莽行为的倾向增加有关。风险的增加还可能与青少年饮酒的量更大有关,青少年通常每月饮酒的次数较少,但每次饮酒量可能比成年人更多。过早开始饮酒(14岁之前)也与后期酒精依赖和酗酒的风险增加有关,并导致酒后驾驶机动车和其他意外伤害增加。

干预

WHO的2013—2020年预防和控制NCDs全球行动计划是实现9项全球NCDs目标的综合战略,其中包括到2025年将NCDs导致的过早死亡率降低25%。这项干预主要通过优化政策来实现,特别针对与健康促进有关的政策,并将使用WHO的工具监测全球NCDs情况,该项目并非仅针对青少年。

挑战

青春期常被视为是一生中最健康的阶段,因此可能被卫生政策制定者忽视。由于缺乏相关年龄段(例如10~19岁或10~14岁、15~19岁、20~24岁)的数据,因此难以研究流行趋势,评估干预措施对青少年的影响。卫生保健工作者往往认为青少年是一个难以融入和合作的群体,对解决这一问题的干预措施也普遍缺乏了解,例如WHO青少年友好服务倡议。与中老年人相比,年轻人较少会参加选举投票,而且针对青少年的健康干预往往需要较长时间才能看到效果,因此寻求短期效益的政治家和其他决策者不会优先关注青少年健康。

未来工作重点

◇ 2015年WHO报告:NCDs进展监测显示,许多目标没有实现,并且对青少年NCDs的关注也很少。

◇ 监测和监督NCDs变化对降低发病率至关重要,但实施尤其是在低收入国家施行存在挑战。

小结

NCDs是青少年和未来的一个重要且日益严重的全球健康问题。针对危险因素的早期干预和加强对青少年健康的关注是减轻日益增长的疾病负担的关键。

 案例

以学校为基础的干预措施改善美国青少年的健康状况

Peterson AV Jr 等在美国开展了一项有关戒烟的基于学校的随机试验。通过电话对2 151名16~18岁的吸烟者进行动机访谈和认知行为技能咨询,研究发现6个月内戒烟率增加了4%。Lindson-Hawley N 等的 Cochrane 综述和 Meta 分析表明,这种基于动机的干预在其他情况下也有效。来自不同国家和背景的证据表明,以学校为基础的预防方案和以家庭为基础的强化干预(通常侧重于改善家庭功能),可以有效减少青少年吸烟;持续的大众媒体宣传也是有效的。Das J 等认为,以学校为基础的预防方案可以有效减少酒精、大麻和其他药物的使用,而以家庭为基础的干预措施可降低酗酒率,但收效甚微。

 思考题

1. 为什么NCDs的增长率在低收入国家更高?

2. 针对青少年NCDs,可以采用什么干预策略,如何衡量其有效性?

3. 解决青少年NCDs问题,应该制定全球性或国家层面的对策吗?

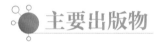 主要出版物

Neinstein L（2016）. Neinstein's Adolescent and Young Adult Health Care：a Practical Guide, sixth edition. Wolters Kluwer.

该文突出了青少年行为在决定终身健康行为模式方面的重要性。

World Health Organization（2013）. Global Action Plan For Prevention and Control of NCDs 2013—2020. WHO：Geneva.

该文概述了当前解决日益增加的非传染性疾病问题的全球战略。

Proimos J and Klein J（2012）. Noncommunicable diseases in children and adolescents. Pediatrics 130(3)：379-81.

该文详细介绍了NCDs对青少年的影响,并提供了独有的青少年数据。

Global Burden of Disease Pediatrics Collaboration（2016）. Global and national burden of diseases and injuries among children and adolescents between 1990 and 2013：findings from the global burden of disease 2013 study. JAMA Pediatrics 170：267-87.

该文提供了全球NCDs疾病负担数据。

（翻译：刘步云）

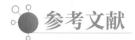 参考文献

American Cancer Society (2014). Cancer Facts and Figures 13.s 2014. Special section: childhood and adolescent cancers. ACS: Atlanta, US.

Cui W, Kobau R, Zack M, Helmers S, and Yeargin-Allsopp M (2015). Seizures in children and adolescents aged 6-17 years-United States, 2010—2014 CDC-Morbidity and Mortality Weekly Report (MMWR) 64: 1209-14.

Das J, Salam R, Arshad A, Finkelstein Y, and Bhutta Z (2016). Interventions for adolescent substance abuse: an overview of systematic reviews. J Adolesc Health 59: S61-S75.

European Respiratory Society (2013). European Lung White Book: the Burden of Lung Disease. ERS: Sheffield, UK.

Hauser W (1994). The prevalence and incidence of convulsive disorders in children. Epilepsia 35: S1-6.

International Diabetes Federation/International Society for Paediatrics and Adolescence (2011). Global IDF/ISPAD Guideline for Diabetes in Childhood and Adolescence. IDF/ISPAD: Berlin, Germany.

Lindson-Hawley N, Thompson TP, Begh R (2015). Motivational interviewing for smoking cessation. Cochrane Database of Systematic Reviews 3. Art. No.: CD006936.

Mokdad A, Forouzanfar M, Daoud F, Mokdad A, El Bcheraoui C, Moradi-Lakeh M, et al. (2016). Global burden of diseases, injuries, and risk factors for young people's health during 1990—2013: a systematic analysis for the Global Burden of Disease Study 2013. Lancet 387: 2383-401.

Murray C, Ezzati M, Flaxman A, et al. (2012). GBD 2010: design, definitions, and metrics. Lancet 380: 2063-6.

Ng M, Fleming T, Robinson M, et al. (2013). Global, regional, and national prevalence of overweight and obesity in children and adults during 1980—2013: a systematic analysis for the Global Burden of Disease Study 2013. Lancet 384: 766-81.

Peterson AV Jr, Kealey KA, Mann SL, et al. (2009). Group-randomized trial of a proactive, personalized telephone counseling intervention for adolescent smoking cessation. Journal of the National Cancer Institute 101: 1378-92.

Patton G, Sawyer , Santelli J, et al. (2016). Our future: a Lancet commission on adolescent health and wellbeing. Lancet 387: 2423-78.

Proimos J and Klein J (2012). Noncommunicable diseases in children and adolescents. Pediatrics 130 (3): 379-81.

United Nations Children's Fund (UNICEF) (2011). The state of the world's children 2011. www. unicef. org/sowc2011.

William RT and Newacheck PW. (1992). Impact of Childhood Asthma on Health. Pediatrics, 90(5).

World Health Organization (2014). Health for the world's adolescents: a second chance in the second decade. WHO: Geneva.

World Health Organization (2016). Global Report on Diabetes. WHO: Geneva.

第14章 青少年精神卫生

本章阐述了青少年精神卫生与其他健康领域的关系,以及它们与整个生命历程的关系,重点关注了中低收入国家预防和治疗相关的干预措施,以及如何在青少年群体中运用这些措施。本章可结合第25章"孕产妇心理保健"一起阅读。

 要点

☆ 青少年精神障碍是导致青春期和成年期疾病发生和死亡的主要原因之一,对其身心健康和社会经济发展产生巨大的影响。

☆ 青少年心理健康和福祉是公共卫生领域被忽视的一个问题,世界范围内均缺乏青少年精神卫生干预的相关研究。

☆ 生理和心理健康密切相关,精神障碍的预防和治疗需要多个卫生部门的协调努力。

 背景

大约有超过70%的精神障碍发生在25岁之前。15~19岁的青少年中,抑郁症、自伤、焦虑症和行为障碍均处于伤残调整寿命年损失的前10位,其中自杀是青少年死亡的一个主要原因,如表14.1所示。精神障碍的危险因素包括遗传易感性、社会心理或教育方面的不足、酒精和物质滥用,以及家庭、同伴或学校中存在的一些问题。有一些危险因素是针对特定年龄的,并且可能与精神疾病相互关联,而精神障碍会造成严重的健康和社会经济负担,甚至可以持续到成年时期并产生代际效应,如图14.1所示。

武装冲突、城市化和数字设备的使用正在迅速改变世界各地青少年的生活,帮派暴力、网络暴力和负面的网络同伴影响对青少年的精神卫生构成了新的重要威胁。

对于心理健康更准确的定义还包括心理弹性,心理弹性指一个人应对压力以及在逆境中实现自己潜能的能力。心理弹性依赖社会心理和人际"生活技能",以及社会和社区

表14.1　2012年10~19岁青少年因心理和行为障碍导致的伤残调整寿命年

疾　　病	每1 000名女性中的伤残调整寿命年(%)	每1 000名男性中的伤残调整寿命年(%)	管　　　　理*
10~19岁人群总死亡人数	84 315	96 746	—
心理和行为障碍	14 411(100.0)	15 706(100.0)	—
抑郁症 焦虑症	7 382(51.2)** 3 456(24.0)	4 800(30.6)** 1 972(12.6)	◆ 家庭心理教育和护理支持 ◆ 处理社会心理压力源、加强社会支持，并与其他社区资源联合 ◆ 与儿童/青少年所在学校保持联系 ◆ 考虑认知行为疗法(CBT)、行为激活、人际心理治疗、家庭治疗和家长技能培训 ◆ 不要将药物治疗作为一线干预措施，也不要为12岁以下儿童开处方药 ◆ 如果对心理社会干预有部分反应/没有反应，请咨询抗抑郁治疗专家 ◆ 密切监测并评估患者自杀念头，尤其是在服用抗抑郁药后
行为障碍	1 090(7.6)	2 826(18.0)	◆ 家庭心理教育 ◆ 处理社会心理压力源 ◆ 考虑家长技能培训 ◆ 与儿童/青少年的学校保持联系 ◆ 考虑社会心理干预，包括CBT和社交技能培训 ◆ 支持家庭参与行为问题的管理 ◆ 评估行为障碍对护理人员的影响并提供支持 ◆ 对于注意缺陷多动障碍患者来说，如果上述方法失败，请咨询有关精神兴奋剂类药物治疗的专家
酒精滥用 药物滥用	556(3.9) 460(3.2)	2 972(18.9) 783(5.0)	◆ 动机性访谈(简短的心理治疗干预并以促进动机改变) ◆ 预防和减少血液传播/性传播的感染和意外怀孕的危害 ◆ 由于证据有限和许可的年龄不同，请谨慎考虑专家团队的药物治疗(需要24小时的持续监测)
自伤	不可用	不可用	◆ 限制实施途径(武器、药物、杀虫剂) ◆ 对任何伤害/合并症进行治疗 ◆ 家庭心理教育 ◆ 风险和需求评估(包括精神/身体健康、社会和财务状况) ◆ 没有确切的证据表明社会心理干预的有效性

注：*根据《世界卫生组织精神卫生差距干预指南》，国家健康和护理协会及英国精神药理学协会指南。

　　**单相抑郁障碍的数据。

资料来源：World Health Organization(WHO). Global Health Estimates 2013. Geneva, Switzerland：WHO. Copyright ©2013 WHO；Gilvarry, E. et al. Guidance for the pharmacological management of substance misuse among young people. National Treatment Agency fo Substance Misuse, National Treatment Agency. ©2009 Grown；and Hawton K et al. Interventions for self-harm in children and adolescents. Cochrane Database of Systematic Reviews. 2015 Dec 21；(12)：CDO12013.

危险因素	结局
终身	
◆ 精神障碍的遗传倾向	
◆ 个人或家庭的心理或生理健康问题	
◆ 社会心理或教育环境的缺失	**健康**
◆ 暴露于有毒有害的环境	◆ 无法获得健康服务
◆ 暴力或忽视	◆ 增加遭受暴力的风险
◆ 适应不良的人格特征或难养型气质	◆ 高危行为(药物滥用和危险的性行为)
◆ 移民(例如,城市化、迁移)	◆ 感染艾滋病病毒/艾滋病的风险增加
◆ 社区组织混乱与冲突	◆ 青少年怀孕
孕前、产前和围产期	◆ 患非传染性疾病的风险增加
◆ 意外怀孕或青少年	◆ 患精神障碍疾病的风险增加
◆ 怀孕	◆ 自杀
◆ 生育间隔短	
◆ 产妇营养不良	
◆ 血缘关系	**社会和经济**
◆ 产前检查次数少	◆ 无法建立友谊
◆ 围产期产妇发病率和死亡率	◆ 不能或被剥夺建立恋爱关系或家庭的机会
婴儿和儿童期	◆ 社会边缘化,遭受歧视以及排斥
◆ 缺乏养育和刺激环境,不一致的照顾行为	◆ 学业成就的负面影响
◆ 发育和行为问题	◆ 失业或者拒绝/被限制就业的权利与机会
◆ 家庭、同伴或学校问题	◆ 经济剥削
青少年期	**代际**
◆ 家庭、同伴或学校问题	◆ 产后抑郁母亲的儿童有较差的压力调节能力和安全感
◆ 学业表现不佳	◆ 产前焦虑母亲的儿童会出现行为问题,认知能力较低和语言能力发展迟滞
◆ 发育和行为问题	◆ 精神药物与药物滥用的致畸作用
◆ 物质滥用	◆ 照顾者如果患有精神问题,儿童遭受暴力的风险增加
◆ 冒险行为和过早的性行为	
◆ 社交媒体(网络欺凌、性诱拐和网络同伴影响)	

（中间框：青少年心理障碍）

图14.1 青少年精神障碍的危险因素和结局

资料来源:Kieling C. et al. Child and adolescent mental health worldwide: evidence for action. The Lancet. 378 (9801), 1515-25. ©2011 Elsevier Limited. All rights reserved; Drew, N. et al. Human rights violations of people with mental and psychosocial disabilities: an unresolved global crisis. The Lancet. 378 (9803), 1664-75. ©2011 Elsevier Limited. All right reserved; and Panter-Brick, C. et al. Violence, suffering, and mental health in Afghanistan: a schoolbased survey. The Lancet. 374(9692), 807-16. ©2011 Elsevier Limited. All rights reserved and Lewis, AJ. Et al. Early life programming as a target for prevention of child and adolescent mental disorders. BMC Medicine. 12(33). http://doiorg/10.1186/ 1741.2015.12.33. ©Lewis et al. 2014; licensee BioMed Central Ltd.

层面的资源,比如父母的支持和社区与学校的连通性。对于生活在战争和其他人道主义状况下的青少年来说,心理弹性对他们的长期健康和福祉至关重要。

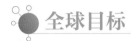 **全球目标**

 可持续发展目标(SDGs)(2015年)

目标3(健康)

◇ 到2030年,通过预防和治疗以及促进心理健康和福祉,将非传染性疾病(NCDs)造成的过早死亡率降低三分之一。

◇ 加强物质滥用的预防和治疗,包括麻醉药品和酒精滥用。

世界卫生组织(WHO)的《2013—2020年精神卫生综合行动计划》

◇ 加强对精神卫生的有效领导和治理。

◇ 以社区为基础提供全面、综合和响应性的精神卫生和社会照顾服务。

◇ 实施促进和预防精神卫生的战略。

◇ 加强精神卫生的信息系统、证据论证和研究。

 干预

全球范围内针对年轻人的精神卫生资源包括专业人员、设备以及培训计划等短缺,并且许多中低收入国家缺乏健全的精神卫生政策和法律。解决资源短缺的一般原则包括:(1)将心理健康干预工作从城市服务机构和医院转移至以社区为基础的环境,比如基层医疗中心和学校;(2)提高非专业卫生工作者(如普通医生、护士和健康志愿者)的能力;(3)将精神卫生纳入现有的青少年健康和社会规划工作。在高收入国家,人工智能诊疗有助于缓解当前医疗资源不足的压力。

精神卫生干预措施可大致分为预防性措施(普遍、选择性和指导性的战略)和治疗性措施。普遍的预防战略针对所有的青少年,例如,对出售成瘾性物质征税和立法,开展对精神卫生有直接或者间接益处的社区和学校干预措施,包括生活技能教育和健身方案。生活技能教育能够培养年轻人批判性思维、决策、解决问题、人际沟通和应对技巧的能力,对他们的自尊、自我效能感和动机产生积极影响。联合国儿童基金会(UNICEF)建议将生活技能教育纳入学校核心课程并适应当地的文化和需求。选择性和指导性的预防战略针对高危青少年,例如患有获得性免疫缺陷综合征(AIDS)的孤儿、辍学青少年和有亚临床精神障碍症状的青少年。策略包括同伴支持、小额信贷计划和家长培训。

文中列出了青少年精神障碍的治疗策略,如表14.1所示。心理社会干预(如认知行为疗法和其他谈话疗法)通常是一线治疗方法。由于青少年这一群体的特殊性,如知情同意权、诊断不明确、共患疾病、药物使用适应证以及药代动力学(代谢速度更快)等因素,应谨慎对该群体实施药物治疗。WHO制定了《精神卫生差距干预指南》指导成人、儿童和青少年的精神、神经和物质滥用的治疗,该指南主要为非专业医疗保健者编写,特别是针对中低收入国家。

挑战

冲突和人道主义环境对青年精神卫生构成了威胁。暴力、缺乏安全感、基本需求得不到满足,个人、家庭和社区关系的瓦解均是青少年精神障碍发生的危险因素。团体心理治疗(特别是认知行为疗法)、学校干预和其他社会心理支持可以减少抑郁/焦虑症状和创伤后应激障碍。然而,需要进一步的研究来确定此类干预的最佳内容、持续时间和目标人群年龄范围。

未来工作重点

◇ 大规模和可持续地改善青少年精神卫生需要政府的承诺、强有力的领导和利益攸关方的参与,以影响资源分配,并制定精神卫生政策和有循证证据的干预措施。

◇ 需要教育、青年事务、刑事司法和人道主义援助机构的参与,以提升获得精神卫生保健的机会,特别是对弱势青少年群体(如有学习障碍、年轻的犯罪分子、被贩卖和移民的青少年)。

◇ 研究重点包括:(1) 利用流行病学数据帮助规划服务体系,特别是在中低收入国家;(2) 研制有效的筛查和转诊工具,以供不同社区非专业工作者使用;(3) 转化研究,将现有的心理健康干预措施应用到不同的文化背景和资源有限的环境,包括探索技术的应用使此类服务可及性更强。

小结

青少年心理健康和福祉为改善青少年今后的健康提供了重要的公共卫生机会。解决精神障碍负担和已分配的资源之间的差距是至关重要的第一步。通过让卫生和非卫生部门参与、培养青少年心理弹性和疏导消极行为等更为广泛的方法促进其精神卫生,将有助于更多年轻人充分发挥潜力,过上健康快乐的生活。可以采取更适当且相关的干预方法让青少年参与制定和实施心理干预措施,有助于增强他们对维护自己心理健康的责任心。

 案例

为改善印度青少年身心健康而采取的低投资、高成效的干预措施

印度果阿邦针对年轻人的研究表明,性与生殖健康(SRH)、药物滥用、抑郁和暴力之间存在密切联系,与此同时,城市青年比农村同年龄人患抑郁症的风险更高。"青年之友"干预措施旨在城市和农村地区同时解决上述健康问题。干预措施由3个部分组成:(1)同伴教育,包括小组会议和路演;(2)对教师进行教学方法培训,改善师生关系,处理学生常见问题,开展辅导;(3)向青少年发放健康信息相关的资料。上述干预措施对抑郁、暴力行为的流行情况以及对SRH的认识和态度有着显著积极的影响。对农村地区青少年的益处包括报告较少的月经问题、有关情绪健康和药物使用的知识和满意度增加;城市地区的青少年有关药物滥用、自杀行为、性虐待、性与生殖健康的报告数量减少。本案例强调了将精神卫生纳入大众层面的青少年健康促进方案的一种低成本方法。

 思考题

1. 越来越多的青少年在使用社交媒体,你能列举出社交媒体的使用对青少年精神卫生的好处和坏处吗?

2. 解决青少年心理卫生问题的主要经济理论依据是什么?

3. 青少年心理健康干预大多是以学校为基础的,试述以学校为基础的青少年心理健康干预的优点以及挑战有哪些?

主要出版物

Kieling C, Baker- Henningham H, Belfer M, et al. (2011). Child and adolescent mental health worldwide: evidence for action. Lancet 378(9801): 1515-25.

关于儿童和青少年心理障碍的流行因素、风险因素、保护因素和干预的综述。

Barry M, Clarke A, Jenkins R, and Patel V (2013). A systematic review of the effectiveness of mental health promotion interventions for young people in low and middle income countries. BMC Public Health 13: 835.

一份关于在学校和社区对年轻人进行心理健康促进干预的系统综述。

World Health Organization (2016). Mental health gap action programme (mhGAP) Intervention Guide for mental, neurological, and substance use disorders in non- specialized health settings — Version 2.0. WHO：Geneva.

　　适用于医生、护士、其他卫生工作者和卫生规划人员及管理人员，指南介绍了主要的精神疾病、神经疾病的临床决策和药物使用禁忌。

（翻译：宋然然）

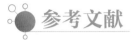

参考文献

Balaji M，Andrews T，Andrew G，and Patel V（2011）. The acceptability，feasibility and effectiveness of a population-based intervention to promote youth health：an exploratory study in Goa，India. J Adolesc Health 48：453-60.

Betancourt T and Khan K（2008）. The mental health of children affected by armed conflict：protective processes and pathways to resilience. International Review of Psychiatry 20：317-28.

Drew N，Funk M，Tang S，et al.（2011）. Human rights violations of people with mental and psychosocial disabilities：an unresolved global crisis. Lancet 378：1664-75.

Fergus S and Zimmerman M（2005）. Adolescent resilience：a framework for understanding healthy development in the face of risk. Annual Review of Public Health 26.

Gordon R（1983）. An operational classification of disease prevention. Public Health Reports 98：107-9.

Kessler R，Berglund P，Demler O，Jin R，Merikangas K，and Walters E（2005）. Lifetime prevalence of and age-of-onset distributions of DSMIV disorders in the national comorbidity survey replication. Archives of General Psychiatry 62：593-603.

Lewis A，Galbally M，Gannon T，and Symeonides C（2014）. Early life programming as a target for prevention of child and adolescent mental disorders. BMC Medicine 12：33.

Mokdad A，Forouzanfar M，Daoud F，et al.（2016）. Global burden of diseases，injuries，and risk factors for young people's health during 1990—2013：a systematic analysis for the Global Burden of Disease Study 2013. Lancet 387（10036）：2383-401.

National Collaborating Centre for Mental Health（2014.）E-therapies Systematic Review for Children and Young People with Mental Health Problems. National Collaborating Centre for Mental Health：UK.

Panter-Brick C，Eggerman M，Gonzalez V，and Safdar S（2009）. Violence，suffering，and mental health in Afghanistan：a school-based survey. Lancet 374：807-816.

Patel V，Flisher A，Hetrick S，and Mcgorry P（2007）. Mental health of young people：a global public health challenge. Lancet 369：1302-1313.

Tyrer R and Fazel M（2014）. School and community-based interventions for refugee and asylum seeking children：a systematic review. PLoS ONE 9：e89359.

United Nations Children's Fund（2012）. Global Evaluation of Life Skills Education Programmes. UNICEF：New York，US.

World Health Organization（2014）. Health for the world's adolescents — a second chance in the second decade. WHO：Geneva.

World Health Organization（2014）. Mental Health：a State of Wellbeing. WHO：Geneva.

第15章　青少年人类免疫缺陷病毒与感染

本章描述了人类免疫缺陷病毒（HIV）和其他主要感染性疾病给青少年造成的负担，可结合第12章"青少年性与生殖健康"、第21章"孕产妇直接死亡"、第22章"孕产妇间接死亡"、第31章"新生儿感染"和第36章"儿童感染"一起阅读。

要点

> ☆ 尽管近50年来公共卫生状况有所改善，但传染病仍然是青少年发病和死亡的主要原因。
>
> ☆ 许多感染都有长期慢性并发症，会导致成年后残疾。
>
> ☆ 虽然存在有效的干预措施来预防和治疗许多常见和严重的传染病，但公共卫生项目并未充分覆盖青少年人群，如何让青少年获得这些措施的保护已成为主要挑战。

背景

尽管全球正在发生流行转型，但传染病仍然是青少年的主要死因之一。尽管非传染性疾病（NCDs）占据了伤残调整寿命年的最大比例，但传染性疾病仍然占据很大比例，尤其是在10～14岁年龄组，2012年由传染性疾病所造成的伤残调整寿命年占总损失的24%。该年龄组感染的最大负担是人类免疫缺陷病毒（HIV）/获得性免疫缺陷综合征（AIDS）、肠道感染、下呼吸道感染（lower respiratory tract infections，LRTI）、腹泻病、疟疾和肺结核。

总体而言，这些感染造成的死亡率一直在缓慢下降，除HIV/AIDS外，在全因死亡率有所下降的国家，这些感染造成的死亡率下降幅度更大。自2000年以来，HIV相关死亡人数增长为原来的3倍多，成为全球青少年死亡的第二大原因，也是导致伤残调整寿命年损失的第四大原因，如图15.1所示。回望2000年，HIV甚至不在青少年死亡或伤残调整寿命年损失的十大原因之列，值得注意的是，青少年是唯一一个HIV相关死亡率上升的年龄组。这可能是因为青少年获得的HIV检测和护理更少，并且相比于其他年龄组，青少年治疗依从性更差。全球青少年HIV相关死亡人数的增加主要由于撒哈拉以南非洲地区的高死亡率,在该地区HIV感染是导致死亡的第一大原因。

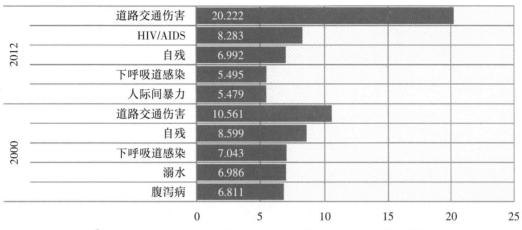

图15.1 2000年和2012年5大死亡原因(每10万10~19岁青少年)

资料来源:WHO. Global Health Estimates. Geneva:World Health Organization. ©2017 World Health Organization.

与HIV一样,青少年其他感染性疾病的负担在不同国家和地区之间也存在很大差异。除高收入国家和西太平洋地区外,下呼吸道感染是其他所有地区青少年死亡的5大原因之一,年龄较小的青少年死亡人数更多。全世界一半的青少年腹泻死亡病例仅发生在5个国家(印度、巴基斯坦、尼日利亚、埃塞俄比亚、刚果民主共和国)。

感染率的地区差异在一定程度上是由生物因素(比如生物和媒介因素的传播)和物理因素(比如环境卫生及污染)导致的。此外,某些感染的年龄相关风险反映了青春期的生物学变化以及社会和行为背景,这可能会对不同性别的青少年产生不同的影响。青年中HIV的发生率极低,但在他们变得性活跃后会迅速恶化,尤其是在年轻女性中。这种差异主要是由于年轻女性倾向于拥有更年长的男性性伴侣以及她们的生物易感性增加。与年幼的儿童相比,青少年中某些传染病例如血吸虫病的发病率增加,这是由于年龄较大的青少年在工作或玩耍时会更频繁地接触疫水。同样,在青春期,感染结核分枝杆菌并发展为活动性疾病的风险也会增加。需要注意的是,一些感染可能会导致长期并发症和相应的残疾,如表15.1所示。

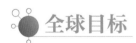 **全球目标**

 可持续发展目标(SDGs)(2015年)

目标3(卫生)

保障和促进各年龄人群的健康生活和福祉增进,将降低主要传染病的发病率作为目标之一。

🏳 表 15.1　青少年常见感染

传染病	病原体	传　播	长期并发症	治　疗	预防和控制
HIV/AIDS	HIV	◆ 母婴传播 ◆ 静脉注射毒品 ◆ 性行为 ◆ 输血	◆ 主要是围产期感染：发育迟缓和青春期延迟、心、肺、骨骼疾病、神经认知疾病 ◆ 机会性感染	终身ART	◆ HIV 检测与预防和护理的联系 ◆ 男性自愿包皮环切术 ◆ 预防母婴传播 ◆ 避孕套 ◆ 暴露后预防 ◆ 暴露前预防 ◆ 健康教育 ◆ 综合性健康和生殖健康服务 ◆ 针头交换计划
肺结核	结核分枝杆菌	空气传播	慢性肺病	抗结核药物	◆ 异烟肼预防治疗 ◆ 卡介苗（疗效不定） ◆ 接触者追踪
呼吸道感染	细菌、病毒	空气传播	肺功能不良	抗生素	◆ 流感疫苗 ◆ 控制污染 ◆ 减少接触生物燃料
腹泻	细菌、病毒、寄生虫	粪-口传播	反复或慢性腹泻时的吸收不良和发育迟缓	◆ 水合状态（补水） ◆ 抗生素	◆ 水和卫生 ◆ 健康教育
疟疾	◆ 恶性疟原虫（占非洲疟疾的90%以上） ◆ 其他：间日疟原虫、卵形疟原虫、三日疟原虫和诺氏疟原虫	雌性按蚊叮咬	妊娠并发症：高水平的寄生虫血症、母婴死亡、贫血、低出生体重、流产和死产	抗疟疾药	◆ 妊娠期间歇性预防治疗 ◆ 使用经杀虫剂处理的蚊帐
血吸虫病	◆ 血吸虫、埃及血吸虫（膀胱和肾脏）和曼氏血吸虫（肠道） ◆ 其他：日本血吸虫、湄公河夹层（肠道）血吸虫	接触感染特定尾蚴的水	◆ 生长迟缓 ◆ 认知障碍 ◆ 血吸虫性贫血：膀胱癌 ◆ 肾衰竭 ◆ 生殖器血吸虫病（导致异位妊娠、不孕、月经不调、宫颈病变和更高的HIV感染风险） ◆ 曼氏送宫绦虫 ◆ 肝纤维化与肝衰竭 ◆ 门脉高压	抗血吸虫药物	◆ 灭螺 ◆ 水和卫生 ◆ 健康教育
STH	钩虫、鞭虫、蛔虫	◆ 粪-口传播 ◆ 直接穿透皮肤（钩虫）	◆ 生长迟缓 ◆ 贫血症	◆ 抗蠕虫药物 ◆ 补充铁	◆ 改善公共卫生 ◆ 健康教育 ◆ 学龄儿童的治疗

注：ART：抗逆转录病毒治疗（antiretroviral therapy）；STH：土壤传播的蠕虫病（soil-transmitted helminths）。

联合国艾滋病规划署90-90-90策略(2014年)

到2020年,所有感染HIV的人中,90%将知道自己的HIV感染状况;所有被诊断为HIV感染的人中,90%将接受持续的抗逆转录病毒治疗(ART);接受ART治疗的所有人中,90%将具有足够的病毒抑制水平。

干预

我们拥有预防、治疗和控制大多数常见的传染病传播的有效方法,如表15.1所示。青少年和成人疾病综合管理(Integrated Management of Adolescent and Adult Illness,IMAI)是一个标准化的WHO指南,该指南针对基层一级卫生机构工作人员,提供了一种管理发热疾病和HIV感染的病征处理方法。在公共卫生层面,针对常见地方病的预防和根除运动正在如火如荼地开展,重点是媒介控制,促进水、环境卫生和个人卫生(Water,Sanitation and Hygiene,WASH)以及年龄别的大规模治疗方案。与卫生设施和医疗保健提供者相比,现有的学校基础设施、学校和教师的数量更多,学龄儿童及其所处的学校自然就是目标所在。

HIV干预措施的选择应取决于流行的类型,即低水平流行(HIV患病率在一般人群中低于或等于1%,或在任何亚组人群中低于5%)、集中流行(HIV患病率在一般人群中低于1%,但在至少一个亚人群中超过5%)、或普遍流行(一般人群中的HIV感染率大于1%),以及特定的当地环境。针对重点人群,比如年轻性工作者、男男性行为者和注射毒品者,需要采取不同于一般人群的干预措施。在普遍流行中,亟需覆盖全人群的干预措施。经验表明,综合预防、治疗和保健以及多部门参与的干预措施是最有效的。

挑战

在许多国家(并非所有国家),传染病的负担正在缓慢减轻和下降,但对于某些传染病而言,青少年发病率的下降速度却很缓慢。其主要挑战包括:

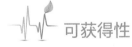

可获得性

青少年是一个难以获得干预措施的年龄组。由于贫困、社会地位低下和认识不足等,他们经常较迟寻求治疗,或者根本不去寻求治疗。通常卫生设施的设置不能满足他们的需求,例如保密性、处理敏感问题(如HIV)时的非评判态度以及适龄沟通能力,这可能会加剧其就医寻求延迟的状况。此外,需要父母监护可能是青少年获得HIV检测等卫生服务的重要障碍。

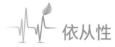 依从性

　　青春期对干预措施的依从性会下降。乌干达的一项研究显示,青少年经常不使用蚊帐,导致感染疟疾的风险增加,如图15.2所示。因为HIV需要终身治疗,而较差的依从性会增加性传播的风险,并可能导致用于治疗的药物出现耐药性,这在HIV防治中是一个十分严重的问题。

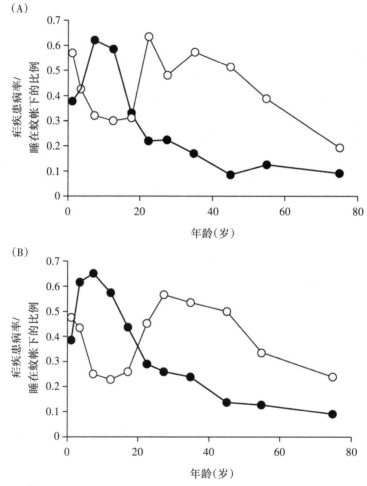

🔍 **图15.2 乌干达地区女性(A)和男性(B)疟疾流行的年龄模式图**

注:疟疾患病率(实心圆)和报告前一晚睡在蚊帐下的比例(空心圆)。0.6指60%的人睡在蚊帐下或60%的
　　人口患有疟疾寄生虫病。

资料来源:Pullan, R. et al. Plasmodium infection and its risk factors in eastern Uganda. Malaria Journal. 9(2).
　　https://doi.org/10.1186/1475-2875-9-2. ©2010 Pullan, R. et al; licensee BioMed Central Ltd.

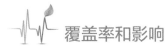 覆盖率和影响

尽管青少年蠕虫感染造成了巨大的疾病负担,但其受到的关注要比HIV、结核病和疟疾感染少得多。这些被忽视的热带疾病的潜伏期较长,临床症状不会立即显现。此外,现有的干预防控措施并没有达到最佳覆盖率,几十年来收效甚微。

 未来工作重点

◇ 改善干预措施的证据基础(例如坚持HIV治疗和基于学校的疟疾治疗方案)将促成更好的干预选择。
◇ 应利用创新策略提高干预措施的利用和供给(如疟疾的间歇性预防治疗、蚊帐和HIV检测)。
◇ 应改进疾病负担的监测数据,为项目规划提供信息和支持。

 小结

尽管公共卫生状况有所改善,但传染病在青少年群体中还是造成了相当大的负担。青春期的发育、社会和行为环境会影响感染风险和治疗结果。虽然存在有效干预措施,但如何提供并扩大覆盖范围的策略仍有待明晰。

案例

津巴布韦青少年对常规HIV检测的接受率低

WHO建议在HIV流行率高的国家对医疗机构的就诊者进行常规HIV检测(称为医疗机构提供的HIV检测和咨询或PITC)。津巴布韦地区16岁以下的人群需要监护人同意才能开展HIV检测,在对津巴布韦哈拉雷7家公共部门初级保健诊所的HIV检测的评估中,只有约50%的青少年接受了HIV检测。有感染风险且由女性照护者陪伴的就诊者更有可能接受检测。检测覆盖率低的主要原因是医疗保健提供者未能提供HIV检测,因为他们认为陪同就诊者不适合出具同意书。同时,工作人员和HIV检测试剂盒缺乏,表明在青少年中实施PITC的方式并不理想。

思考题

1. 为什么在其他传染病死亡率普遍下降的情况下，与HIV相关的死亡率却在增加？
2. 青少年在获得感染预防和治疗方面可能会遇到哪些具体障碍？
3. 在公共卫生层面上可以做些什么来降低青少年年龄组的传染病发病率？

主要出版物

Das J, Salam, R, Arshad A, et al. (2016) Systematic review and metaanalysis of interventions to improve access and coverage of adolescent immunizations. J Adolesc Health, Suppl 9: S40-48.

讨论了疫苗的覆盖率和影响，以及如何提高青少年的疫苗覆盖率。

Global Burden of Disease Pediatrics Collaboration (2013). Global and national burden of diseases and injuries among children and adolescents between 1990 and 2013: findings From the Global Burden of Disease 2013 Study. JAMA Pediatrics 170: 267-87.

报告了全球青少年死亡的主要原因和趋势，并表明感染仍然是这一年龄组的主要死因。

Mavedzenge S, Luecke E, and Ross D (2014). Effective approaches for programming to reduce adolescent vulnerability to HIV infection, HIV risk, and HIV-related morbidity and mortality: a systematic review of systematic reviews. J Acquir Immune Defic Syndr 66(Suppl 2): S154-69.

一项旨在降低青少年HIV感染风险以及青少年HIV感染者的发病和死亡风险的方案战略的综述。

World Health Organization (2013). World Health Organization Informal Consultation on Fever Management in Peripheral Health Care Settings: a Global Review of Evidence and Practice. WHO: Geneva.

提供了对全球外围卫生设施如何管理感染的见解。

（翻译：胡翼飞）

参考文献

Bernays S, Jarrett P, Kranzer K, and Ferrand R (2014). Children growing up with HIV infection: the responsibility of success. Lancet 383: 1355-7.

Butterworth A, Dalton P, Dunne D, et al. (1984). Immunity after treatment of human schistosomiasis mansoni. I.

Study design, pretreatment observations and the results of treatment. Trans R Soc Trop Med Hyg 78: 108-23.

Chandiwana S and Woolhouse M (1991). Heterogeneities in water contact patterns and the epidemiology of Schistosoma haematobium. Parasitology 103(Pt 3): 363-70.

Garner P and Gulmezoglu A (2006). Drugs for preventing malaria in pregnant women. Cochrane Database Systematic Reviews CD000169.

Gore F, Bloem P, Patton G, et al. (2011). Global burden of disease in young people aged 10-24 years: a systematic analysis. Lancet 377: 2093-102.

Granja A, Machungo F, Gomes A, and Bergstrom S (2001). Adolescent maternal mortality in Mozambique. J Adolesc Health 28: 303-6.

Kappagoda S and Ioannidis J (2014). Prevention and control of neglected tropical diseases: overview of randomized trials, systematic reviews and meta-analyses. Bull World Health Organ 92: 356-366C.

Kranzer K, Meghji J, Bandason T, et al. (2014). Barriers to provider-initiated testing and counselling for children in a high HIV prevalence setting: a mixed methods study. PLoS Med 11: e1001649.

Lowenthal E, Bakeera-Kitaka S, Marukutira T, Chapman J, Goldrath K, and Ferrand R (2014). Perinatally acquired HIV infection in adolescents from sub-Saharan Africa: a review of emerging challenges. Lancet Infect Dis 14: 627-39.

Pasha O, Del Rosso J, Mukaka M, and Marsh D (2003). The effect of providing fansidar (sulfadoxine-pyrimethamine) in schools on mortality in school-age children in Malawi. Lancet 361: 577-8.

Pullan R, Bukirwa H, Staedke S, Snow, R, and Brooker S (2010). Plasmodium infection and its risk factors in eastern Uganda. Malar J 9: 2.

World Health Organization (2007). Global Plan to Combat Neglected Tropical Diseases 2008-2015. WHO: Geneva.

World Health Organization (2014). Health for the World's Adolescents: a Second Chance in the Second Decade. WHO: Geneva.

第16章　青少年伤害

本章概述了10～19岁年龄段儿童的意外伤害,并简要介绍故意伤害。关于幼龄儿童伤害的具体内容将在第41章介绍。

 要点

> ☆ 伤害是10～19岁儿童死亡和残疾的主要原因,占该年龄组所有死亡人数的37%。
> ☆ 道路交通事故、溺水和烧伤是最常见的意外伤害类型,这3种主要原因分别占意外伤害造成的所有死亡人数的46%、20%和7%。
> ☆ 中低收入国家承担的伤害负担与其人口、车辆拥有量和经济活动不成比例。

背景

伤害可分为故意伤害或意外伤害。根据《国际疾病分类(第10版)》(*International Classi-fication of Disease* tenth edition, ICD-10),意外伤害包括道路交通伤害、溺水、跌落、火灾/烧伤、中毒、窒息、咬伤和自然灾害;故意伤害包括自残、人际间暴力和集体暴力。自残是一种常见的故意伤害,但由于全球范围内自杀事件的敏感性以及某些国家自杀的非法性,人们对自杀的实际负担知之甚少。据世界卫生组织(WHO)报道,由于自杀登记工作的复杂性,需要包括医疗和法律问题在内的多方协作,因此只能够获取60个WHO成员国关于自杀的有质量的生命登记数据。

伤害在传统意义上被称为"事故",这表明它们是随机的,甚至是不可避免的事件。近几十年的研究和干预极大提高了人们对伤害的性质、机制和决定因素的理解。已有大量证据证明,伤害不是"事故",而是可预测并可预防的事件。因此,该领域的许多学者现在专门使用术语"伤害"而非"事故"。

青少年对危险的理解或应对危险的能力与他们与日俱增的好奇心和对(尝试)新事物的渴望并不相匹配,因此,青少年对所有类型的伤害均面临着更高的风险。他们也更有可能成为故意伤害的受害者,例如性侵犯、忽视、遗弃、其他虐待和集体暴力。

2013年,全世界约有35万名10～19岁的儿童死于伤害。如图16.1所示,这些死亡中有72%是由意外伤害导致的;其中道路交通伤害所致死亡占比33%(115 065人);溺水排在第二位;其他主要原因包括火灾、跌落和中毒。

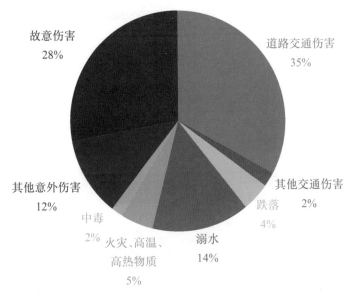

🔎 图16.1 2013年10～19岁儿童伤害死亡原因的总体分布

资料来源:Institute for Health Metrics and Evaluation. GBD 2013: Global Burden of Diseases, Injuries, and Risk Factors Study Protocol. ©2013 University of Washington.

不同地区的致命性伤害发生率差异较大,如图16.2所示。拉丁美洲和加勒比地区(LAC)的伤害死亡率最高,其次是南亚,这些地区的伤害死亡率是高收入国家的2倍以上,这可能是由于道路交通死亡人数与经济发展之间的倒U型关系所致。先前的研究已经在许多国家发现了这一关系,并提出一些解释,例如竞争风险、混合车辆交通、外部效应(即政策上的非预期和非补偿效应)以及医疗技术。比如,拉丁美洲和加勒比地区的经济往往比撒哈拉以南非洲地区更发达,但其发达程度却并不能逆转这一趋势。国家之间的巨大差异提示,高风险地区和国家有机会通过学习表现较好国家的最佳实践来进行追赶。

儿童伤害与贫困有关,贫困儿童往往生活在不安全的环境中,因而面临着更高的伤害风险。他们能够获得克服这些风险的资源有限,并且在伤害发生后无法获得能够负担得起的医疗,这使他们尤为容易遭受伤害。这种经济差距不仅在贫穷国家和富有国家之间存在,而且在同一个国家的贫富家庭之间也是如此。例如,根据《2015年道路安全全球现状报告》,中低收入国家仅拥有全世界注册车辆的54%和世界人口的82%,却占世界道路交通死亡人数的90%,交通弱势群体(例如行人、骑自行车和摩托车的人)占这些死亡人数的一半以上。事实上,在大多数国家,农村地区的儿童比城市儿童遭受道路交通伤害、农药中毒和溺水的风险更高。

死亡虽然是最值得注意的,但并不是伤害的唯一结局。一份来自南亚和东亚5个国家的报告显示,每发生1名18岁以下儿童死亡,就有12名儿童需要住院治疗或永久残疾,以及34名儿童因伤害而需要医治或失学或失业。非致命性伤害可能导致严重残疾或需要长期治

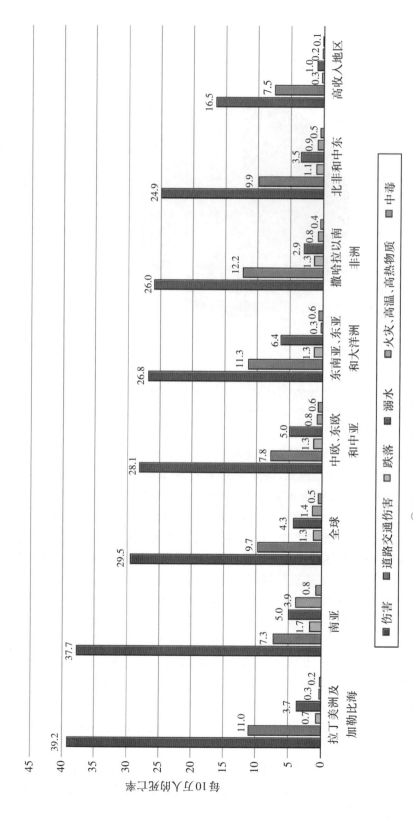

图 16.2　2013年各地域主要伤害死亡率

资料来源：Institute for Health Metrics and Evaluation. GBD 2013：Global Burden of Disease, Injuries, and Risk Factors Study Protocol. ©2013 University of Washington.

疗,这也造成经济生产力的巨大损失。对于制定任何伤害干预政策和规划,设计和评估计划应始终将致命和非致命伤害均考虑在内。

目标

可持续发展目标(SDGs)(2015年)

目标3(健康)

◇ 到2020年,全球道路交通伤害造成的死亡和伤害人数减半。

干预

目前有几种既切实可行,又具有成本效益的干预措施可用于预防儿童伤害。本章采用矩阵方法介绍与每种伤害原因相对应的各种儿童伤害预防策略。

第一个维度是时间维度上的预防类型:

◇ 一级预防:预防新伤害的发生。

◇ 二级预防:减轻已经发生的伤害的严重程度。

◇ 三级预防:降低伤害发生后残疾的发生频率和严重程度。

第二个维度是伤害事件发生的位置:

◇ 家庭环境。

◇ 学校和游乐场。

◇ 含道路的社区。

循证且执行良好的立法是一项预防伤害的高效工具。按环境类型分类,这些干预措施包括道路(儿童约束装置、安全带、自行车/摩托车头盔)、家庭(烟雾报警器、儿童安全容器)和休闲环境(游泳池隔离带)。然而,尽管有广泛可用的证据,但是在许多国家通过和执行立法仍然很困难。这就迫切需要更多证据来证明伤害干预规划的短期和长期的健康和经济效益,以说服政策制定者(尤其是在中低收入国家)采取行动。严谨的研究和向公众传达预防信息的创新性方法同样也是应对伤害负担的关键。

与传染病和疫苗可预防的疾病不同,伤害需要多部门共同解决。例如,道路交通伤害需要公安、交通、教育、车辆制造商和基础设施部门共同采取措施;溺水需要水域管理、教育和环境部门联合行动,如表16.1所示。卫生部门要在倡导跨政府机构采取行动方面发挥关键作用。此外,卫生部门须将伤害的预防和治疗以及对基于社区的干预措施的支持纳入其中,并且应特别注意针对社会经济差异的措施创新理论,如系统科学(例如使用计算机模拟来研究交通系统的动态),可用于规划和监管此类干预措施。

⚲ 表16.1　预防儿童伤害的干预方法

关键方法	交　　通	溺　　水	烧　　伤	跌　　落	中　　毒
立法、规章及其执行	速度限制、全面的酒后驾驶法、儿童约束装置	泳池四周围栏	热水水龙头温度立法、烟雾报警器	游乐场设备标准	需要安全包装的有害物质的制造、储存和分销
产品改良	车头改造、儿童约束装置	人漂浮装置	无头灯笼和烛台	学步车改造、安全玻璃	药品包装、儿童约束关闭装置
环境改进	对儿童友好型基础设施;更安全的上学路线;更安全的游乐空间	障碍物,例如覆盖物和围栏	烹饪区与生活区分开	高楼窗户护栏、非可攀爬的栏杆	潜在有害物质的安全储存
教育和技能培养	佩戴头盔;使用儿童约束装置	游泳训练和监督	急救、冷却烧伤	辅助性家访以识别跌落危害	立即急救
紧急医疗	儿童型号的设备;对儿童无害的环境	立即复苏	烧伤中心	适合的儿科急症护理	毒物控制中心

资料来源:Peden, M. et al (eds). World Report on Child Injury Prevention 2008. Geneva, Switzerland: World Health Organization. ©2008 World Health Organization.

挑战

　　一项主要挑战是缺乏有质量的数据来支持循证干预的设计,尤其是在儿童伤害发生最多的中低收入国家。尽管世界各地在收集数据方面取得了进展,但各国之间有关伤害发生率和结局数据的可用性和质量仍存在较大差异。即使在监管系统相对完善的发达国家,也经常缺少伤害的重要信息,例如伤害发生的地点、意图、伤害发生时的情况、治疗和结局。

未来工作重点

　　◇ 与伤害的沉重负担形成鲜明对比的是,很少有研究评估伤害的经济成本,特别是长期甚至永久需要卫生保健服务和生产力损失所造成的成本。该成本信息对于伤害预防策略评估和确定优先级至关重要。

　　◇ 伤害干预措施主要基于在高收入国家收集到的证据,因此,中低收入国家迫切需要对干预措施进行大规模和严格的评估。

◇认识到伤害需多部门共同解决,需要一个基于系统的框架来科学地解决问题。鉴于这些因素的复杂性和相互作用的关系,经典的线性方法可能不足以或有效地调查和消除伤害负担。

小结

伤害可导致儿童的高死亡率和高发生率,但又几乎完全可以预防。循证干预可以预防伤害的常见原因,包括道路交通伤害、溺水和烧伤。因此,任何针对儿童健康和发育的综合性措施都必须包括伤害预防,尤其是在中低收入国家。

案例

实施毕业驾驶执照可使16岁青少年的车祸发生率降低23%

随着全世界范围内机动化的快速增长,交通事故的风险也随之增加。尤其是年轻和新手司机缺少驾驶经验,缺乏识别可能存在的危险和处理意外情况的经验和技能。

一些高收入国家(如新西兰和美国)为保护年轻司机和其他道路使用者,开发了毕业驾驶执照(Graduated Driver Licensing,GDL),该计划将获得驾驶执照分为3个步骤:申请人首先作为学习驾驶员进入一段持证期,以增加有监督的驾驶经验;然后,申请人将获得临时或中级许可证,该许可证需要临时规定,限制无人监督驾驶、深夜驾驶以及与年轻乘客一起驾驶;最后,在成功完成前2个步骤后可签发完全许可的驾驶证。典型的GDL计划涵盖了驾驶速度、安全带使用、酒精限制、乘客限制和手机使用等方面。

美国的研究发现,近10年来GDL计划使16岁青少年的车祸发生率降低了23%。在其他地区,尽管由于计划本身、驾驶员年龄和评估方法之间存在差异导致对有效性的精准估算会有所不同,但相似计划亦被证实在减少车祸和死亡人数方面是行之有效的。

思考题

1. 为什么将"伤害"称为"事故"会产生误导?
2. 为什么来自中低收入国家与高收入国家中贫困家庭的儿童伤害发生的风险较高?
3. 预防儿童溺水的循证干预有哪些?

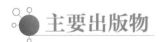

主要出版物

World Health Organization (2008). World Report on Child Injury Prevention. WHO: Geneva.

世界卫生组织和联合国儿童基金会的协作汇集五种主要儿童伤害类型(道路交通伤害、溺水、烧伤、跌落和中毒)的所有可用知识、其风险因素和经证实的预防策略。

World Health Organization (2015). Global Status Report on Road Safety. WHO: Geneva.

本报告基于180个成员国的意见,是全球、区域和国家级交通事故数据和"2011—2020年全球道路安全行动十年"措施的最新、最全面的来源。

World Health Organization (2014). Global Report on Drowning: Preventing a Leading Killer. WHO: Geneva.

世界卫生组织第一份专门针对溺水的全球报告,系统地罗列了全球溺水负担、危险因素和预防策略。

Li Q, Alonge O, and Hyder AA (2016). 'Children and road traffic injuries: can't the world do better?' Arch Dis Child 101(11): 1063-1070.

基于对多个数据源的三角剖分和大量文献回顾,本研究提供了对儿童伤害负担的最新评估以及改善儿童道路安全的战略路线图。

Hyder AA, Sugerman D, Puvanachandra P, et al. (2009). Global childhood unintentional injury surveillance in four cities in developing countries: a pilot study. Bull World Health Organ 87(5): 345-52.

发展中国家首批基于急诊科的多国儿童伤害监测系统之一。本研究阐明了记录儿童伤害对中低收入国家卫生系统的负担以及进行标准化儿童伤害监测的可行性。

(翻译:孙琦)

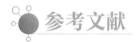 参考文献

Alonge O and Hyder AA (2014). Reducing the global burden of childhood unintentional injuries. Arch Dis Child 99(1): 62-9.

Alonge O, Khan U, and Hyder AA (2016). Our shrinking globe: implications for child unintentional injuries. Pediatric Clinics North Am 63(1): 167-81.

Arbogast K, Durbin D, Cornejo R, Kallan M, and Winston F (2004). An evaluation of the effectiveness of forward facing child restraint systems. Accident Analysis and Prevention 36(4): 585-9.

Bartlett S (2002). The problem of children's injuries in low-income countries: a review. Health Policy Plan 17(1): 1-13.

Bishai D, Quresh A, James P, and Ghaffar A (2006). National road casualties and economic development. Health Econ 15(1): 65-81.

Brussoni M, Brunelle S, Pike I, et al. (2015). Can child injury prevention include healthy risk promotion? Injury Prevention 21(5): 344-7.

Haddon W Jr (1980). Advances in the epidemiology of injuries as a basis for public policy. Public Health Rep 95(5): 411-21.

Harvey A, Towner E, Peden M, Soori H, and Bartolomeos K (2009). Injury prevention and the attainment of child and adolescent health. Bull World Health Organ 87(5): 390-4.

He S, Lunnen J, Puvanachandra P, Amar S, Zia N, and Hyder AA (2014). Global childhood unintentional injury study: multisite surveillance data. Am J Public Health 104(3): e79-84.

Hyder AA, Alonge O, He S, et al. (2014). Saving of children's lives from drowning project in Bangladesh. Am J Prev Med 47(6): 842-5.

Hyder AA, Tran N, Bachani A, Bishai D, and Peden M (2012). Saving 1000 children a day: the potential of child and adolescent injury prevention. International Journal of Child and Adolescent Health 5(3): 267.

Langley J, Wagenaar A, and Begg D (1996). An evaluation of the New Zealand graduated driver licensing system. Accid Anal Prev 28(2): 139-46.

Miller T, Romano E, and Spicer R (2000). The cost of childhood unintentional injuries and the value of prevention. Future Child 10(1): 137-63.

Runyan C (2003). Introduction: back to the future — revisiting Haddon's conceptualization of injury epidemiology and prevention. Epidemiol Rev 25: 60-64.

United Nations Children's Fund (2011). The State of the World's Children 2011 — Executive Summary: Adolescence an Age of Opportunity. UNICEF: New York, US.

第17章 青少年健康的改善策略

本章讨论改善全球青少年健康和福祉的关键优先事项和战略,从更广阔的视角审视影响青少年发展的各种生态水平,以及当前的挑战。

 要点

> ☆ 青少年曾在全球卫生议程上被忽视。最近取得的进展包括将青少年纳入WHO《妇女、儿童和青少年健康全球战略(2016—2030年)》,以及建立《柳叶刀》青少年健康和福祉常设委员会。
> ☆ 投资于青少年项目会产生3倍的回报,提高青少年当前、成年后及其子女的健康和福祉。
> ☆ 对青少年健康和福祉最有力的行动是跨部门的、多层次的和多组成部分的。
> ☆ 青少年必须参与制定和实施满足其特定健康相关需求的方案,以最大限度地提高成功的可能性。

 背景

近来,青春期被认为是生命历程中的关键时期,需要有针对性的干预,以实现妇女、儿童和青少年健康等目标。对青少年健康的投资有可能通过提高青少年当前、成年后及其子女的健康和福祉,产生3倍的回报。通过将青少年健康明确纳入WHO《妇女、儿童和青少年健康全球战略(2016—2030年)》,突出了青少年健康在全球议程上的重要性。全球青少年健康加速行动(Accelerated Action for the Health of Adolescents,AA-HA!)指导意见支持全球战略的实施,为各国提供技术指导,帮助它们决定采取哪些措施来改善青少年健康,以及如何做到这一点。

干预

图17.1总结了全球青少年健康加速行动中规定的与预防或治疗特定青少年疾病相关的关键循证干预措施，在考虑改善青少年健康的干预措施时，还必须牢记整个生命过程中的连续护理；改善孕前和孕期妇女的健康，从而改善新生儿和儿童的健康状况，进而改善青少年的健康状况，如图17.2所示。

由于青少年健康的主要决定因素不在卫生部门的具体职权范围内，因此干预措施必须由涉及教育、社会保护、道路和基础设施以及就业等方面的多个部门提供，并更广泛地针对包括个人和家庭、社区、学校、媒体和技术、环境以及法律和政策框架在内的不同级别。每一个级别都是针对发病率和死亡率的主要原因采取行动的重要平台，包括吸烟和酗酒、道路交通伤害、暴力、肥胖以及性健康和生殖健康。采取全面的跨部门方法需要各级卫生保健、公共和私营部门、政府、专业协会、发展伙伴、捐助者、民间社会和青少年自身之间的协调。

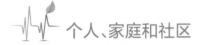 个人、家庭和社区

青少年参与计划的设计、实施、监测和评估有多重好处，使决策者能够了解他们的需求，提供更有效的解决方案，鼓励青少年参与服务，并通过增强他们的信心、社交和领导技能而使他们强大（赋予他们权力）。与家庭和社区合作很重要，因为它们对青少年的行为和价值观有潜在的积极影响，应该支持父母与子女建立稳定和积极的关系，例如鼓励他们花时间与青少年进行愉快的活动，使他们能够预见青春期等生活变化，并为规律的睡眠、健康的饮食和体育活动提供支持。鼓励女童参加体育活动等社区干预措施可以改善身体健康、体能和社交技能，并通过挑战传统性别规范而使女童变得强大。

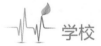 学校

学校是干预措施的关键环境，因为它提供了实施密集的长期大规模项目的机会，同时教育本身也是整个生命过程中健康和福祉的主要决定因素。为青少年，尤其是中低收入国家的女童提供免费且优质的中等教育，可以为他们的福祉带来最大的投资回报。应建立国家学校健康计划，所有学校都应"促进健康"。健康促进学校有能力促进健康行为和生活方式、心理健康、性健康和生殖健康、增强认知能力、降低晚年患非传染性疾病（NCDs）的风险，并提高未来劳动力的生产力。通过提供健康的膳食、零食和饮料，以及健康的饮食建议，可以促进良好的营养。

积极发展	意外伤害	暴力	性和生殖健康,包括艾滋病毒
<ul><li>青少年健康服务</li><li>健康促进学校</li><li>改善卫生和营养</li><li>儿童在线保护</li><li>e-health和m-health干预健康教育和青少年参与自身护理</li><li>育儿干预</li><li>青少年参与和干预,以提高能力、信心、联系、性格和关怀</li></ul>	<ul><li>关于饮酒年龄、血液酒精浓度、安全带和头盔佩戴、分级驾驶执照的法律</li><li>交通减噪与安全措施</li><li>院前和医院护理</li><li>促进与安全驾驶相关的行为改变的社区活动和个人干预,以及鼓励行为改变的良好法律</li><li>人口、社区和个人层面的溺水预防措施</li><li>对存在意外伤害(包括酒精相关伤害)的青少年的评估和管理</li><li>基础设施设计和改进</li><li>车辆安全标准</li></ul>	<ul><li>激发预防和应对一切形式暴力侵害儿童和青少年行为的战略</li><li>法律的实施和执行:禁止暴力惩罚,将性虐待和对儿童的剥削定为犯罪,防止酗酒,限制青少年获得枪支和其他武器</li><li>规范和价值观:改变对限制性和有害的性别和社会规范的遵守,社区动员计划,旁观者干预</li><li>安全环境:解决"热点"问题,阻止暴力蔓延,改善建筑环境</li><li>通过家访、社区方法和综合计划为父母和照顾者提供支持</li><li>收入和经济增长:现金转移、团体储蓄和贷款、小额信贷</li><li>应对和支持服务:筛查和干预、咨询和治疗方法、少年犯方案、寄养干预</li><li>教育和生活技能:提高入学率、安全和有利的学校环境、生活和社交技能培训</li></ul>	<ul><li>全面的性教育信息、咨询和服务,以促进全面的性健康和生殖健康,包括避孕</li><li>预防和应对割礼、早婚和逼婚等有害习俗</li><li>与青少年相关的孕前、产前、出生、产后、堕胎(如果合法)和堕胎后护理</li><li>预防、检测和治疗性传播和生殖道感染,包括HIV和梅毒</li><li>HIV流行国家的VMMC</li><li>对感染或接触HIV的儿童(包括青少年)的全面护理</li></ul>
传染病	非传染性疾病、营养和体育活动	精神健康、药物滥用和自我伤害	在人道主义和脆弱环境中具有特别高优先级的条件
<ul><li>包括肺结核在内的传染病的预防、检测和治疗</li><li>常规疫苗接种,如人乳头瘤病毒、乙型肝炎、白喉破伤风、风疹、麻疹</li><li>预防和管理儿童疾病,包括疟疾、肺炎、脑膜炎和腹泻</li><li>脑膜炎的病例处理</li></ul>	<ul><li>结构、环境、组织、社区、人际和个人层面的干预措施,以促进健康行为(如营养、体育活动、禁烟、禁酒或禁药)</li><li>非传染性疾病的预防、检测和治疗</li><li>贫血的预防、检测和管理,尤其是针对少女;适当补充铁</li><li>先天性畸形和残疾儿童的治疗和康复</li></ul>	<ul><li>发育迟缓儿童的护理</li><li>响应性护理和刺激</li><li>青少年心理健康和福祉的心理社会支持和相关服务</li><li>管理青少年行为障碍的家长技能培训(视情况而定)</li><li>结构环境、组织、社区、人际和个人层面的干预措施,以防止药物滥用</li><li>危险和有害物质使用的检测和管理</li><li>预防青少年自杀的结构、环境、组织、社区、人际和个人层面干预措施</li><li>自我伤害和自杀风险的管理</li></ul>	<ul><li>根据年龄、性别、体重、体力活动水平和其他关键因素评估条件,确保青少年群体获得充足的营养</li><li>确保核心卫生服务在紧急情况下为残疾青少年提供支持</li><li>对孩童士兵进行医学筛查,对性暴力和/或基于性别的暴力幸存者进行临床管理和社区心理社会支持</li><li>实施最低限度的初步性健康和生殖健康服务方案</li><li>确保安全进入、使用和维护厕所;月经卫生管理和其他干预措施的材料和设施,以改善水、卫生和个人卫生</li><li>通过青少年娱乐活动、正规或非正规教育,以及参与具体、有目的的活动,促进心理健康</li><li>对青少年的精神、神经和物质使用状况提供心理急救和一线管理</li></ul>

图 17.1　与预防或治疗特定青少年疾病相关的关键循证干预措施

资料来源:WHO, UNAIDS, UNESCO, UNFPA, UNICEF, UN Women, World Bank, PMNCH, EWEC. 2017. Global accelerated action for the health of adolescents（AA-HA！）: guidance to support country implementation. Summary. Geneva: World Health Organization. ©2017 World Health Organization.

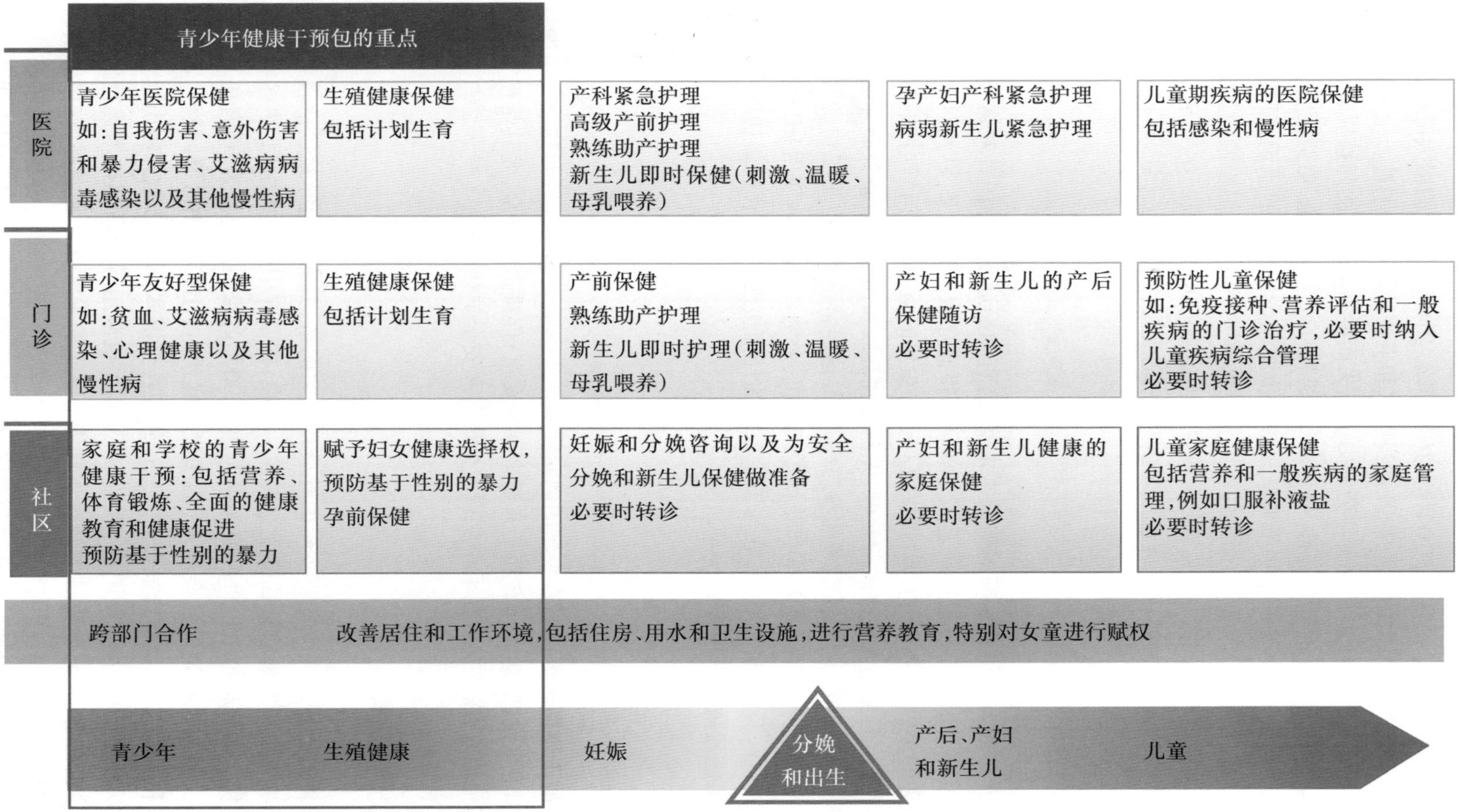

青少年健康干预包的重点

	青少年	妊娠	分娩和出生	产后、产妇和新生儿	儿童
医院	青少年医院保健 如：自我伤害、意外伤害和暴力侵害、艾滋病毒感染以及其他慢性病	产科紧急护理 高级产前护理 熟练助产护理 新生儿即时保健（刺激、温暖、母乳喂养）		孕产妇产科紧急护理 病弱新生儿紧急护理	儿童期疾病的医院保健 包括感染和慢性病
门诊	青少年友好型保健 如：贫血、艾滋病毒感染、心理健康以及其他慢性病 生殖健康保健 包括计划生育	产前保健 熟练助产护理 新生儿即时护理（刺激、温暖、母乳喂养）		产妇和新生儿的产后保健随访 必要时转诊	预防性儿童保健 如：免疫接种、营养评估和一般疾病的门诊治疗，必要时纳入儿童疾病综合管理 必要时转诊
社区	家庭和学校的青少年健康干预：包括营养、体育锻炼、全面的健康教育和健康促进 预防基于性别的暴力 赋予妇女健康选择权，预防基于性别的暴力 孕前保健	妊娠和分娩咨询以及为安全分娩和新生儿保健做准备 必要时转诊		产妇和新生儿健康的家庭保健 必要时转诊	儿童家庭健康保健 包括营养和一般疾病的家庭管理，例如口服补液盐 必要时转诊

跨部门合作：改善居住和工作环境，包括住房、用水和卫生设施，进行营养教育，特别对女童进行赋权

青少年	妊娠	分娩 和出生	产后、产妇 和新生儿	儿童
生殖健康				

图 17.2 贯穿整个生命周期和护理过程的一系列干预措施

资料来源：Kerber, KJ. et al. Continuum of care for maternal, newborn, and child health: from slogan to service delivery. The Lancet. 2007; 370: 1358-69.

减少入学障碍至关重要。联合国教育、科学及文化组织(United Nations Eductional Scientific and Cultural Organisation,UNESCO)称月经是影响入学率和成绩的最大障碍之一,所有女孩都应能获得适当的经期卫生材料,以及适当的水和卫生设施。成本是一个重大障碍,不仅是教育的直接成本,还包括由于青少年劳动力的流失而给家庭造成的间接成本,尤其是在农村地区。有条件和无条件的现金转移、奖学金、免费教育或学费减免、免费制服、设备和膳食都是有益的。早婚和早孕是许多中低收入国家中女童辍学率较高的原因,解决这一问题的战略包括改变社会规范的方案、全面的性教育和提供避孕手段。值得强调的是,弱势群体包括女童、受武装冲突影响的人、在家与在学校说不同语言的人以及残疾学生等。对于那些无法继续接受主流教育的人,如童工或已婚青少年,则需要灵活的学习计划。

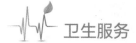 卫生服务

青少年有着与成人和幼儿不同的保健需求,然而直到最近才有专门针对这一人群需求的方案。满足他们需求的障碍包括缺乏关于如何获得医疗服务的知识,以及对于保密性的担忧。卫生服务的提供者应接受培训,提供有利于青少年的服务,以非评判性的方式回应青少年的需求,促进他们与他人和社区的接触,尤其是性健康和生殖健康服务必须是可接受和保密的。在许多保健服务中,上述服务的参与率很低,这通常是由于卫生工作者对青少年缺乏尊重。提供整合服务可以提高效率和获得护理的机会,例如,适时地使用HEADS评估(家庭、教育、活动/就业、药物、自杀、性),在与卫生系统的任何接触中,在管控最初展示的同时,都提供建议并实施预防性干预措施。

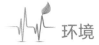 环境

针对环境的干预措施可以对青少年的健康和福祉产生重大影响。针对物质环境的目标包括:改善水和卫生设施,这尤其有利于月经来潮的女童;促进道路安全,尤其是在学校或青少年聚集的其他地方;以及支持在家中获得安全燃料和安全炉灶。

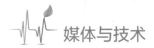 媒体与技术

技术和媒体的进步正在改变青少年的社会环境和网络,并有可能导致包括教育和保健在内的多个影响青少年发展的领域都受益匪浅。现在,即使在中低收入国家,大多数年轻人都可以使用手机。教育材料不仅可以增加个人知识,增加寻求护理的行为,而且还可以改变一些国家内有关挑战性话题的社会规范,如围绕家庭暴力、HIV和AIDS等问题。青少年可以超脱于父母和同龄人,而获得自强自立。通过管控社交媒体,可以接触并吸引更多边缘化群体,干预可以通过互联网、视频游戏、短信、广播和手机应用等一系列技术进行传播。然而,伤害的风险也在增加,例如通过大众媒体宣传不健康的生活方式和商品,这可能会对健康产生负面影响,以及增加包括网络欺凌在内的网络安全问题。有必要制定一项在线儿童保护的国家战略,包括报告机制、教育、提高认识资源和立法等方面。关于利用技术和媒体

的有效战略方面,则需要更多的证据。

政策和法律框架

政策和法律可以通过多种方式影响青少年的福祉,它们不仅可以保护青少年免受伤害(如防止童婚,或者对烟草等有害商品发出健康警告和征税),还可以促进健康(比如增加避孕的机会,提供上学的激励)。对于可能需要临时保护和照顾的青少年受害者等群体,支持社会保护战略显得至关重要。各国有关青少年健康的法律框架差别很大,在许多情况下,传统的法律或宗教法律优先。为了使法律修订对青少年产生积极影响,需要联合公安和司法系统,来支持这些法律的实施。

战略必须侧重于解决不平等问题,特别是针对少数民族、难民、年轻罪犯、残疾人或无家可归者等社会和经济边缘化的青少年,他们往往有最大的健康需求。需要加大努力,参与并了解他们的需求。世界卫生组织的Innov 8方法可以用于指导项目中权利和公平的维护,这也包括青少年健康规划项目在内。

非传染性疾病(NCDs)在世界各地和所有社会阶层中的影响日益突出,解决其危险因素,则需要对卫生系统进行重大投资、跨部门协调以及预防方法的创新。

需要更好地评估各项方案,以便评估成果并监测实现可持续发展目标(SDGs)的进展。《妇女、儿童和青少年健康全球战略(2016—2030年)》提出了60项指标,其中43项是针对青少年的,如青少年死亡率,或与青少年有关的性暴力措施。为了确保方案的有效性和可持续性,至少应监测16项关键指标(其中12项与青少年有关)。

未来工作重点

◇ 需要加强针对青少年干预措施的证据基础研究。然而与此相反,许多干预措施有研究证据且是由WHO推荐的,现已准备实施。

小结

当前,青少年的需求在全球议程中仍一直被忽视,因此,人们在了解青少年的健康需求、战略的证据基础、倡导的民间社会结构以及跨部门行动体系等方面存在着差距。政府领导及青少年自身的参与都至关重要。随着儿童健康和营养的改善、受教育的机会增加、婚姻和怀孕的延迟，以及新技术和社交媒体的出现，人类有一个前所未有的、极大地影响全世界青少年健康和福祉的机会。

 案例

AA-HA!支持国家实施的指南：创建一份改善青少年健康的国际参考文件

AA-HA!是一份具有里程碑意义的文件，该报告于2017年发布，以应对全球卫生议程上青少年健康的"成熟"。它被设计为一份参考文件，用以支持国家实施，并就方案的规划、实施、监测和评估提供详细指导，面向政策制定者、医疗专业人员、研究人员、捐助者和政府，旨在帮助各国将《妇女、儿童和青少年健康全球战略(2016—2030年)》转型为青少年行动。

本文件也有助于青少年健康观范式的转型：

1. 它将青少年视为对社会具有潜在影响力和自主性的资产，并展示了如何通过参与战略来利用这种潜力。指南本身的发展包括青少年和年轻人自己的重要贡献。

2. 它强调了青少年健康投资巨大的、潜在3倍的回报。从历史上看，青少年健康计划必须寻找"切入点"，如HIV预防计划创造的机会。该指导意见认为，有足够的证据表明应将青少年健康纳入所有政策和方案，并纳入教育、城市规划和刑事司法系统等多个部门。

3. 它认识到，在人道主义和脆弱环境中的青少年特别容易受到伤害，并针对这一亚群体提供了具体指导。与在更稳定的环境中相比，他们通常更难接触到，并面临更大的身心健康问题和暴力风险。

4. 它赞扬了世界各地在青少年健康计划方面已经取得的成就，超过75项个案研究表明，在各种环境和部门的实施都取得了成功。

本案例研究表明，尽管必须选择适合当地环境的策略，但国际指导文件可以帮助各国确定优先顺序，并支持其实施循证青少年健康干预措施。

 思考题

1. 为什么要在国家卫生方案中专门针对青少年？

2. 除了卫生部门，哪些部门对青少年健康有重要影响？

3. 什么是AA-HA!指南以及如何利用指南支持全球青少年卫生保健的转型？

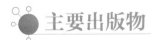 主要出版物

WHO, UNAIDS, UNESCO, UNFPA, UNICEF, UN Women, World Bank, PMNCH,

EWEC（2017）. Global Accelerated Action for the Health of Adolescents（AA-HA！）: Guidance to Support Country Implementation. World Health Organization: Geneva.

最近的出版物概述了如何在国家层面改善青少年健康的战略。

Patton G，Sawyer S，Santelli J，et al.（2016）. Our future: a Lancet commission on adolescent health and wellbeing. Lancet 387: 2423-78.

改善全球青少年健康的综合叙述和计划。

（翻译：高磊）

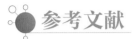 参考文献

Crone E and Dahl R（2012）. Understanding adolescence as a period of social-affective engagement and goal flexibility. Nat Rev Neuroscience 13(9): 636-50.

Dick B and Ferguson B（2015）. Health for the world's adolescents: a second chance in the second decade. J Adolesc Health 56: 3-6.

Sawyer S，Afifi R，Bearinger L，et al.（2012）. Adolescence: a foundation for future health. Lancet 379: 1630-40.

Viner R，Ozer E，Denny S，et al.（2012）. Adolescence and the social determinants of health. Lancet 379: 1641-52.

United Nations Children's Fund（2011）. State of the World's Children — Adolescence: an Age of Opportunity. http://www.unicef.org/sowc2011/pdfs/SOWC-2011-Main-Report_EN_02092011.pdf.

World Bank（2007）. World Development Report 2007: Development and the Next Generation. World Bank: Washington, DC.

World Health Organization（2015）. The Global Strategy for Women's, Children's, and Adolescents' Health（2016—2030）. Every Woman, Every Child. http://www. who. int/life-course/publications/global-strategy-2016-2030/en/.

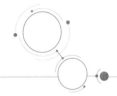

第5篇　妇女健康

149　/　第18章　妊娠与生殖健康概述

160　/　第19章　性与生殖健康

167　/　第20章　避孕和人工流产

175　/　第21章　孕产妇直接死亡

183　/　第22章　孕产妇间接死亡

191　/　第23章　孕产妇疾病

199　/　第24章　孕产妇营养

208　/　第25章　孕产妇心理保健

216　/　第26章　改善孕产妇和生殖健康的策略

第18章　妊娠与生殖健康概述

本章重点介绍孕产保健的公共卫生重要性,包括孕前、怀孕、分娩和产后阶段。

 要点

> ☆ 每天约有830名女性因可预防的、与怀孕、分娩有关的原因而死亡。
> ☆ 改善孕产妇及新生儿健康是一个重要的优先问题和一项基本人权,孕妇、新生儿和儿童健康之间有紧密的关联。
> ☆ 女性在怀孕、分娩期间发生死亡或致残的可能性与其社会经济地位、所处的文化环境和价值观,及居住地的地理偏远程度密切相关。
> ☆ 女性往往重视良好的沟通、高质量的信息、可控制感以及参与保健和做出选择的能力。优化女性在孕前及怀孕期间的健康是一个持续性的过程,需要可及的、充分参与的医疗保健系统,以及涵盖更广泛的健康决定性因素的支持性政策。

 背景

怀孕和分娩对女性及其家人的生理、心理、情感和社会经济健康都有巨大的影响。生理和心理上的问题很常见,并且可能对女性的健康和日常功能带来显著负面和长期的影响。"母亲安全"致力于确保所有女性在孕前、怀孕期间以及分娩后均可得到所需的保健服务,确保其安全和健康。

"母亲安全"始于孕前,包括良好的营养、健康的体重和生活方式以及备孕计划,还包括适当的产前保健以预防可能发生的健康问题。"母亲安全"的理想结果是女性在必要的干预措施下实现足月妊娠,生下健康的婴儿,并在保障母亲、儿童和家庭的生理和情感支持的积极环境中度过健康的产后期。

虽然生育是一种有益的经验,但对大多数女性而言,它意味着痛苦、健康受损甚至死亡。许多女性,包括青少年,死于本可以预防的、与怀孕和分娩有关的原因,越是贫穷、边缘化的女性,其死亡的风险越大。孕产妇的高死亡率比其他任何健康测量指标更能反映富裕与贫穷国家之间的差异,并且是健康服务的标志性指标。尽管女性比男性更加长寿,但她们不一定是健康的,女性的不良健康及其后果尚未得到很好的界定。

在很多社会环境中,妇女和女童因根植于社会文化和结构性因素的歧视而处于弱势地位,包括:(1)男女性之间不平等的权利关系;(2)社会风俗,如早婚或限制人口流动等,减少女性受教育和就业获取报酬的机会;(3)缺乏实现法律认可的权利的平等机会,如财产或土地所有权等;(4)对女性教育的重视程度较低;(5)过分关注于女性的生育角色;(6)潜在或真实经历的身体、性和情感暴力,包括割礼与荣誉谋杀(家庭或社区中,男性成员以给家庭或社区带来的耻辱或损害名誉为由杀害女性成员)等。

孕产保健和生殖健康的政策历史

1985年,Alan Rosenfield 和 Deborah Maine 发表了一篇题为《孕产妇健康——被忽视的悲剧:母婴健康中的母亲去哪了?》(*Where is the M in MCH?*)的警世论文,文章提出,虽然全球政策和规划对儿童健康的关注是十分必要和值得的,但在提供妇女、儿童和青少年的健康服务时,孕产妇的健康往往被忽略,并呼吁联合国应优先考虑孕产保健,以降低孕产发病率和死亡率。此前,孕产妇在怀孕和分娩期间的健康并不是政策制定、研究和规划的重点。

1987年,孕产妇死亡率(MMR)第一届国际母亲安全会议在肯尼亚召开,此次会议提高了全球对发展中国家高孕产妇死亡率的认识,并正式启动了"母亲安全"行动。该行动的目标是到2000年将孕产妇死亡率降低50%。最初降低孕产妇死亡率的努力主要集中于两项策略上:增加产前保健和培训传统接生员,到了2000年,这一目标尚未实现。2000年全球各国重申了对孕产妇健康的承诺,千年发展目标(MDGs)中的目标5提出2015年将孕产妇死亡率在1990年的基础上降低75%。直到2007年,生殖健康才作为一个单独目标纳入MDGs。虽然在孕产保健和生殖健康方面取得了重大的进展,但全球MDGs中的目标5尚未实现,人们需要做更多工作以维持已取得的成果,同时努力实现2015年后的可持续发展目标(SDGs)。如第1章所述,许多SDGs都与孕产妇健康有关,因为这些目标都聚焦于健康的决定性因素,如贫穷、营养和教育。下面列出了与孕产妇健康具体相关的SDGs:

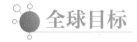 ## 全球目标

 ### 可持续发展目标(SDGs)(2015)

目标3(健康)

◇ 到2030年,确保性与生殖健康(SRH)服务的普遍可及,包括计划生育、信息和教育,

并将SRH纳入国家战略和规划中。

　　◇ 到2030年,将全球孕产妇死亡率降低到70/10万例活产以下。

目标5(性别平等)

　　◇ 根据国际人口与发展大会(International Conference on Population and Development,ICPD)的行动计划,确保世界范围内性与生殖健康和生育权利的普遍可及。

　　◇ 消除世界各地对妇女和女童一切形式的歧视。

　　◇ 消除对妇女和女童一切形式的暴力。

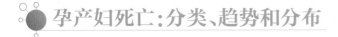

孕产妇死亡:分类、趋势和分布

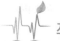

孕产妇死亡的分类

　　WHO对孕产妇死亡的定义是女性在妊娠期间或终止妊娠后42天内的死亡,无论妊娠时间长短或妊娠部位如何,任何与妊娠或妊娠管理有关或由此加重的原因导致的死亡,但不包括由于意外或偶然原因导致的死亡。孕产妇的死因分为直接和间接两种,直接原因指的是与怀孕、分娩和产后阶段的产科合并症有关的死因,如出血或感染;间接原因则是指与原已存在的健康问题有关的原因,这些医疗状况可能因为怀孕的生理变化而加重,如人类免疫缺陷性病毒(human immunodeficiency virus,HIV)感染、疟疾、心血管疾病、精神疾病和糖尿病等。截至目前,除了HIV,间接死亡在关键的政策和策略中都被忽略了。

　　产科过渡模型是一个建议性的理论框架,用以研究孕产妇死亡率变化的动态过程,如表18.1所示。随着国家经历产科转型,间接死亡变得更加重要,这一模型可以确定一个国家目前的产科阶段,也可以反过来表明一个国家可以使用哪些策略来进一步改善产科情况,为公共卫生决策者在全球、区域和国家层面实施适当的、动态的、有效的方案提供指导。

孕产妇死亡趋势

　　截至2015年,自1990年以来的全球孕产妇死亡数下降了将近一半(44%),从原来每年约53.2万的孕产妇死亡降至每年约30.3万,这相当于全球孕产妇死亡率大约为216/10万,低于1990年的385/10万。这一改善可能归因于增加的专业助产服务。在全球范围内,专业助产服务的覆盖率由2000年的62%增长到了2013年的73%,处于全球经济水平前25%的女性获得专业助产人员提供的分娩服务是处于全球经济水平后25%的女性的3倍,这种不平等在近15年间一直没有改变。

表18.1　产科转型的各个阶段

产科转型的阶段	生育水平	死　因	服务可及性
阶段1 孕产妇死亡率大于 1 000/10万	很高	直接原因,特别是传染性疾病,如疟疾	大多数人无法接受到专业的产科治疗,或负担得起的优质医疗设施不可及
阶段2 孕产妇死亡率为 300～999/10万	很高	类似阶段1	在卫生机构寻求和接受保健服务的比例增加
阶段3 孕产妇死亡率为 50～299/10万	高(变异大)	直接原因仍占主要地位,但间接原因也相应增加了	保健工作有所改善,但对大部分人群而言,可及性仍是一个问题
阶段4 孕产妇死亡率小于 50/10万	低	孕产妇死亡的间接原因愈发重要,特别是非传染性疾病	获得保健服务的可及性进一步改善,但在某些案例中妊娠期间的过度医疗会对保健质量和结果造成威胁
阶段5 所有可被避免的孕产妇死亡实际均被避免了;孕产妇死亡率小于5/10万	低/很低	间接原因成为主要因素	大多数人可以得到高质量的产科保健,并且意识到了妊娠相关的过度医疗问题

资料来源:Souza, JP. et al. Obstetric transition: the pathway towards ending preventable maternal deaths. BJOG: An International Journal of Obstetrics & Gynaecology. 121(s1), 1-4. ©2014 Wiley Online Library.

孕产妇死亡分布情况

　　孕产妇死亡在地区之间的分布并不平衡,据估计,2015年全球约有99%(302 000)的孕产妇死亡发生在发展中地区,其中66%(201 000)发生在撒哈拉以南非洲(sub-Saharan Africa, SSA),其次是南亚(66 000),如表18.2所示。全球孕产妇终生死亡的风险是1/180,而在撒哈拉以南非洲是1/36,与发达国家的1/4 900形成了鲜明的对比。

　　孕产妇死亡分布在国家内部同样是不平等的。富裕国家和贫穷国家之间,以及国家内部的不同社会阶层之间孕产妇死亡率的差异表明,如果有适当的保健服务,孕产妇死亡往往是可以预防的。造成这种差异的原因是在优质服务的可及性方面存在巨大差异,由于卫生保健基础设施落后、缺乏具备适宜专业技术的医疗保健工作者,以及女性及其家人对健康危险征兆缺乏了解,贫穷和受教育程度低的女性卫生服务可及性低得令人难以接受。

　　此外,孕产妇死亡的风险与年龄有关。15～19岁女童的死亡风险比20～24岁高1.5倍,同样与20～24岁女性相比,45～49岁女性的死亡风险高9.5倍。产次也是重要的影响因素,初产妇和多次经产妇发生不良孕产结局的风险都会增加。这也导致了重要的卫生政策考虑,特别是避孕服务,对青少年和育龄末期妇女都很重要。

® 表18.2 按千年发展目标(MDGs)区域划分的全球和区域孕产妇死亡率估计值

	孕 产 妇 死 亡 率				孕产妇死亡例数		孕产妇终生死亡的风险			
	1990年死亡率 (80%UI)	2015年死亡率 (80%UI)	1990—2015 年死亡率 变化(%)	年平均变化 百分比(%)	1990年	2015年	1990年	2015年	绝对变化	相对变化
世界	385(359~427)	216(207~249)	44	2.3(1.7~2.7)	532 000	303 000	73	180	107	2.47
高收入国家	23(22~25)	12(11~14)	48	2.6(2.1~3.0)	3 500	1 700	2 400	4 900	2 500	2.04
中低收入国家	430	239	44	2.4	—	302 000	—	150	—	—
撒哈拉以南非洲	987(898~1120)	546(511~652)	45	2.4(1.6~2.8)	223 000	201 000	16	36	20	2.25
北非	171(145~204)	70(56~92)	59	3.6(2.4~4.5)	6 400	3 100	130	450	320	3.46
东亚	95(79~114)	27(23~33)	72	5.0(4.0~6.0)	26 000	4800	370	2 300	1930	6.22
南亚	538(457~641)	176(153~216)	67	4.5(3.5~5.2)	210 000	66 000	40	210	170	5.25
东南亚	320(277~376)	110(95~142)	66	4.3(3.1~5.0)	39 000	13 000	87	380	93	2.07
西亚	160(132~199)	91(73~125)	43	2.2(0.8~3.4)	6 700	4 700	130	360	230	2.77
高加索和中亚	69(65~73)	33(27~45)	52	3(1.7~3.8)	1 300	610	360	1 100	740	3.06
拉美和加勒比地区	135	60	50	2.8	14 000	6 000	220	760	540	3.45
大洋洲	391(242~673)	187(95~381)	52	3.0(1.1~4.9)	780	500	54	150	96	2.78

资料来源：Graham, W. et al. Diversity and divergence：the dynamic burden of poor maternal health. The Lancet. 388(10056)，2164-2175. ©2016 Elsevier.

与妊娠相关的孕产妇死亡时间同样重要,因为了解死亡发生的时间对制定有针对性的干预措施十分重要。如图18.1所示,产后第1天和第2天的死亡率极高,这也为优化专业产时保健的策略提供了强有力的支持。

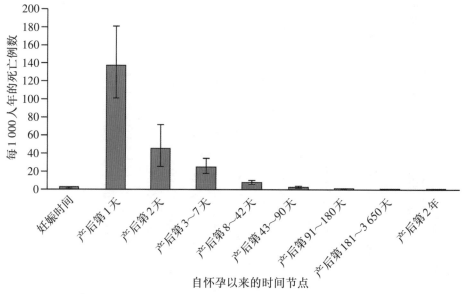

图18.1 孟加拉国某地区女性怀孕和产后不同时间的死亡率

资料来源:In Ronsman, C. et al. Maternal mortality: who, when, where, and why. The Lancet. 368 (9542), 1189-1200. ©2006 Elsevier Ltd.

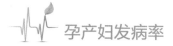

孕产妇发病率

现有的孕产妇健康文献和政策主要聚焦于孕产妇死亡,而忽视了日益重要的孕产妇发病率,如图18.2所示。患有如难产、产后败血症、流产感染、子痫前期和子痫或产后出血等非致命性直接产科合并症的妇女数量远远高于死亡数,但对其记录很少。估计全球孕产妇的发病率,约有15%的孕产妇患有孕产相关的合并症,即每年约有2 000万女性患病。专业助产被认为是最重要的干预措施,可以避免女性因孕产发病或可预防的死亡导致的不幸,如图18.3所示。

挑战

尽管已取得了部分进展,但整个社会和卫生体系仍不能为女性提供应有的服务,该现象在贫困国家和所有环境下最贫困的女性中尤为严重。卫生体系失灵的原因往往很复杂,并且与女性在社会上面临的偏见有关。女性健康受到社会对待女性的方式和女性社会地位的深刻影响,当女性继续受到歧视或遭受暴力时,她们的健康会受到不良影响。性别歧视

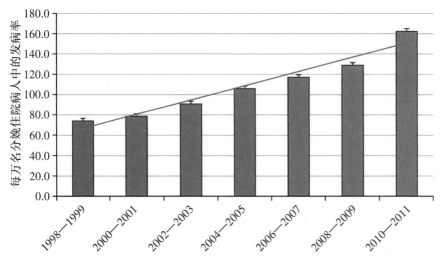

图18.2　1998—2011年美国孕产妇在分娩期间严重疾病的发病率

资料来源：Firoz，T et al. Measuring maternal health：focus on maternal morbidity. Bulletin of the World
　　　　Health Organization. 91：794-796. doi：http://dx. doi. org/10.2471/BLT. 13.117564. Geneva：
　　　　World Health Organization. ©2013 World Health Organization.

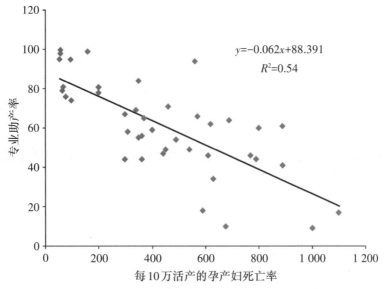

图18.3　基于41个非洲国家的调查数据的孕产妇死亡率与专业助产关系的线性回归分析
（皮尔逊相关系数$r=-0.7$，$P<0.0001$）

资料来源：Berhan，Y. Skilled Health Personnel Attended Delivery as a Proxy Indicator for Maternal
　　　　and Perinatal Mortality：A Systematic Review. Ethiopian Journal of Health Sciences. 2014
　　　　Sep；24(0 Suppl)：69-80. Open Access.

会导致女性在经济、社会和健康方面均处于不利地位，并且可以通过多种方式影响女性及其家人生命全程的福祉，并发生代际传递。性别平等对健康和发展至关重要，但它是由卫生体系之外的因素决定的。

对中低收入国家的女性而言，孕产服务的可及性仍是一个挑战。由于经济和文化方面的原因，加上居住地偏远和交通不便等不良因素，使服务的可及性问题变得更加复杂。

即使在整个生命过程中都有完好的公共卫生服务，也仍然不能保证女性在怀孕时的身体健康。考虑到女性的妊娠计划可能随着时间而改变，鼓励女性及其伴侣制定生殖健康计划需要不断评估她们的怀孕意愿，并提供有效的避孕服务或孕前保健建议。

当聚焦于孕产妇健康时，存在只考虑女性生殖能力并因此只从孕产保健的角度考虑女性保健需求的风险。然而，在除了性与生殖健康(SRH)以及妊娠外，女性还经历着其独有的健康问题，从包括子宫肌瘤和盆底功能失调在内的妇科疾病，到更年期以及宫颈癌、子宫内膜癌和卵巢癌等。乳腺癌和宫颈癌是最常见的影响女性健康的癌症，每年大约有50万女性死于宫颈癌，另有50万女性死于乳腺癌。这些死亡大多发生在中低收入国家，因为这些国家几乎不存在对于上述癌症的筛查、预防和治疗，而且尚未实施人乳头瘤病毒疫苗的接种。此外，女性比男性更易出现心理健康问题和超重、肥胖问题，2012年，约有470万女性在年满70岁之前死于非传染性疾病，其中大部分是在中低收入国家，解决这些非孕产方面的保健需求问题也十分重要。

未来工作重点

◇ 越来越多的女性寻求在医疗机构内分娩和专业助产服务，这往往是由于政府激励措施的影响，很多医疗机构没有资源来满足这一增长的需求，并且没有能力提供较高水平的产科保健。

◇ 医疗机构应至少能提供基本的产科保健，即处理一些合并症，稳定病情，并能转诊妇女使其接受适宜保健。

小结

每个孕妇都希望拥有简单轻松的怀孕过程并分娩健康的婴儿，尽管大部分妊娠都能获得良好的母婴结局，但对于许多女性来说，生育与痛苦、健康受损甚至死亡相关联。全球孕产妇死亡和发病的规模和病因都是不平等的，因为女童和妇女没有平等的机会获取教育、卫生服务和法律赋予的其他权利。

生命的多个阶段都有预防和控制疾病的机会。确定哪些女性群体的身心健康状况较差，了解哪些因素最有可能影响妊娠结局，对于实现最佳实践至关重要，并且可使助产士和其他卫生人员能在孕前、孕中和产后阶段更好地照护女性。因此,需要制定强有力的公共卫生计划,采用从婴儿期到儿童期、青少年期和成年期的生命历程观点,以全面改善女性的健康状况,支持她们满足生殖和孕产保健需求。

 案例

一项2015年倒计时的国家案例研究:在阿富汗实现母婴健康

阿富汗是世界上最贫穷的国家之一,近30年来一直受到各方势力之间的长期冲突和战争的影响,其卫生系统处于混乱状态。尽管如此,阿富汗在一些孕产妇和新生儿健康的指标方面仍取得了显著的进展,为在阿富汗和其他国家推广服务时判断哪些措施有效、哪些无效提供了依据。2003—2015年期间,阿富汗在生殖、孕产妇、新生儿和儿童健康服务的覆盖率和利用率方面取得了进步。例如,在2003—2013年期间,阿富汗的产前检查率从16%上升至53%,专业助产服务从14%上升至46%,在医疗机构出生的婴儿从13%上升至39%。2005—2013年期间增加了医疗保健专业人员的数量,包括助产士的数量从211人增加到3 333人,社区卫生工作者从2 682人增加到28 837人。这些孕产妇保健利用的改善与卫生部门内外的因素均有关,包括女性识字率、社区助产士的部署以及邻近医疗机构的设置。这些改善可能使其孕产妇死亡率从2000年的1 100/10万下降到了2015年的396/10万。然而,孕产妇死亡率的数据质量并不高,因此对死亡数的估计具有一定的不确定性。

 思考题

1. 为何孕产妇无法获得她们需要的保健服务?
2. 确定影响孕产妇和新生儿健康结局的孕产保健模式。
3. 未来20年,有哪些社会、政治、环境和人口因素可能改变孕产妇的健康?

主要出版物

World Health Organization (2015). The Global Strategy for Women's, Children's, and Adolescent's Health (2016—2030). Every Woman Every Child. http:// www.who.int/ life-course/ publications/ global-strategy-2016-2030/ en/.

这是一份推进2030年可持续发展目标议程的重要文件,通过指导变革,使每种环境下的每一名妇女、儿童和青少年都能充分发挥其潜力,并实现和享有可达到的最高标准的健康人权。

Miller S, Abalos E, Chamillard M, et al. (2016). Beyond too little, too late and too much, too soon: a pathway towards evidence-based, respectful maternity care worldwide. Lancet Maternal Health Series 388（10056）：2176-92.

该文献强调，不良的保健质量限制了孕产和围产期结局的改善。它强调，推进在人员、培训、基础设施和物资不足以及循证临床实践不足的机构中分娩，往往会导致不良的保健质量。这种保健被称为"太少，太迟（too little，too late，TLTL）"。另一方面，该文献传达了医疗机构使用迅速增加的问题，伴随着广泛的过度医疗化，这被称为"太多，太快（too much，too soon，TMTS）"。

Say L，Chou D，Gemmill A，et al.（2014）. Global causes of maternal death：a WHO systematic analysis. Lancet Global Health 2：e323-33.

该文献强调，在减少孕产妇死亡方面取得进一步进展的一个关键要求是了解死因，以便做出有效的卫生决策。

（翻译：蒋泓）

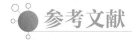 参考文献

Akseer N，Salehi A，Hossain S，et al.（2016）. Achieving maternal and child health gains in Afghanistan：a countdown to 2015 country case study. Lancet Global Health 4(6)：e395-e413.

Alkema L，Chou D，Hogan D，et al.（2015）. Global，regional and national levels and trends in maternal mortality between 1990 and 2015，with scenario-based projections to 2013：a systematic analysis by the UN Maternal Mortality Estimation Inter-Agency Group. Lancet（387）：1-13.

Campbell O，Calvet C，Testa A，et al.（2016）. The scale，scope，coverage，and capability of childbirth care. Lancet Maternal Health Series 3：36-51.

Countdown to 2030 for reproductive，maternal，newborn，child，and adolescent health and nutrition. Lancet Global Health 2016.

Equejo J，Bryce J，Victora C，and the Countdown to 2015 writing team（2015）. A Decade of Tracking Progress for Maternal，Newborn，and Child Survival：the 2015 Report. UNICEF and WHO：New York and Geneva.

Graham W，Woodd S，Byass P，et al.（2016）. Diversity and divergence：the dynamic burden of poor maternal health. Lancet Maternal Health Series 1：7-35.

Kassebaum N，Bertozzi-Villa A，Coggeshall M，et al.（2014）. Global，regional，and national levels and causes of maternal mortality during 1990-2013：a systematic analysis for the Global Burden of Disease Study 2013. Lancet 384(9947)：980-1004.

Partners in Population and Development（PPD）（2013）. Promoting women's empowerment for better health outcomes for women and children. Strategy Brief for the Inter Ministerial Conference on 'South-South Cooperation in Post ICDP and MDGs'，Beijing，China. http://www.who.int/pmnch/knowledge/publications/strategybriefs/sb_gender.pdf.

Renfrew M，McFadden A，Bastos M，et al.（2014）. Midwifery and quality care：findings from a new evidence informed framework for maternal and newborn care. Lancet Series：Midwifery 384：1129-45.

Ronsmans C and Graham W（2006）. Maternal mortality：who，when，where，and why. Lancet Maternal Survival Series 368(9542)：1189-200.

Shaw D，Guise M，and Sha N，et al.（2016）. Drivers of maternity care in high-income countries：can health systems support woman centred care？ Lancet Maternal Health Series 4：52-65.

Say L，Chou D，Gemmill A，et al. (2014). Global causes of maternal death：a WHO systematic analysis. Lancet Global Health 2：e323-33.

World Health Organization (2004). Making Pregnancy Safer — The Critical Role of the Skilled Attendant. A joint statement by WHO，ICM and FIGO.

World Health Organization (2009). Women and Health. Today's Evidence，Tomorrow's Agenda http：//apps.who. int/iris/bitstream/10665/70119/1/WHO_IER_MHI_STM.09.1_eng.pdf.

World Health Organization (2010). Countdown to 2015 Decade Report (2000—2010). Geneva：WHO.

第19章　性与生殖健康

本章重点介绍当前妇女的性与生殖健康(SRH)及性与生殖健康权利(sexual and reproductive health rights,SRHR)方面所面临的问题与挑战,可结合第12章"青少年性与生殖健康"和第20章"避孕和人工流产"一起阅读。

 要点

☆ 性与生殖健康权利是妇女健康的核心,受社会文化和政治因素的影响较大。
☆ 性传播感染(sexually transmitted infections,STIs)是重大的卫生负担之一。全球约有2亿妇女至少携带4种主要的可治愈性传播感染中的1种,但大多数人未接受任何治疗。对SRHR的威胁存在于个人、家庭和社会层面。
☆ 投资SRHR对赋予女性权利,创造一个公正、公平和包容的世界至关重要。

 背景

自1994年国际人口与发展大会(International Conference on Population and Development,ICPD)召开以来,SRH普遍可及的重要性已获得全球认可。此次会议中,生殖健康被视为一项人权,性健康被列为生殖健康的一个组成部分,会议呼吁到2015年实现SRH的普遍可及。尽管全球在SRH领域取得了很大进展,但对妇女SRHR的威胁仍然存在,比如人类免疫缺陷病毒(HIV)及其他STIs、意外怀孕、宫颈癌、性别暴力和亲密伴侣的暴力(intimate partner violence,IPV)以及女性割礼(female genital mutilation/cutting,FGM/C)。在大多数情况下,这些威胁是相互关联的,并且与性别不平等、性别歧视和性别脆弱性有关。获得教育、信息和服务的不平等、性别歧视、女性贫困和卫生系统的薄弱导致许多地区的女性健康状况较差。改善妇女SRHR,促进妇女SRH的保健及其权利,对于在全球范围内改善个人和群体层面的健康结局以及实现可持续发展目标(SDGs)至关重要。

SRH包括5个主要组成部分:

1. 确保可获得避孕选择权和不孕症防治服务。
2. 改善孕产妇和新生儿健康。
3. 减少 STIs、HIV 以及包括宫颈癌在内的其他性与生殖健康疾病。
4. 消除不安全流产并提供足够的流产后保健。
5. 促进健康的性行为,减少有害的性行为。

 全球目标

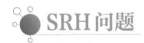 可持续发展目标(SDGs)(2015年)

目标 3(健康)

◇ 至 2030 年,确保 SRH 普遍可及,包括计划生育、信息和教育,并将 SRH 纳入国家战略和方案。

目标 5(性别平等)

◇ 依据国际人口与发展大会的行动计划,确保 SRH 和生育权利的普遍可及。

◇ 消除世界各地对妇女和女童一切形式的歧视。

◇ 消除对妇女和女童一切形式的暴力。

 SRH 问题

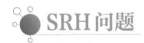 HIV 和性传播感染(STIs)

　　纵观全球,尽管 2015 年 15~24 岁的女性仅占总人口的 11%,但该人群却占成人新发 HIV 总数的 20%。妇女的生殖角色和从属的社会地位增加了她们对 HIV 的易感性,因为难以获得信息和教育、过早结婚及缺乏决策权等因素限制了她们拒绝危险性行为、坚持安全性行为的能力。与 HIV 相关的污名化和歧视是妇女面临的更深层障碍。并且,SRH 的组成部分也是相互关联的(例如宫颈癌和 HIV、性别暴力和 HIV、意外怀孕以及 STIs)。因此,人们呼吁将 SRH 与 HIV 公共服务系统整合起来。

　　治疗防控 STIs 对预防 HIV/获得性免疫缺陷综合征(AIDS)和不孕症至关重要。全球每年约有 2 亿育龄妇女会感染 4 种可治愈的 STIs(衣原体、淋病、梅毒或滴虫病)中的 1 种,其中 83% 的妇女没有得到治疗。由于感染无症状而容易被忽视且无法及时得到治疗,妇女长期遭受生殖疾病、羞辱和虐待,所以妇女更有可能因 STIs 患上相关并发症。怀孕期间感染 HIV

和其他STIs可导致不良的妊娠结局,并将感染传播给胎儿或新生儿。

人类乳头状瘤病毒(human papilloma virus,HPV)是最常见的STIs。HPV可导致宫颈癌,这是全球妇女主要癌症死因。2013年的数据显示,宫颈癌是妇女中最常见的癌症之一,几乎90%的宫颈癌死亡发生在中低收入国家,撒哈拉以南的非洲地区每年每10万妇女中有34.8例新发宫颈癌病例,而北美地区则仅2.5～6.6例。由于癌前病变的身体损伤需要多年的积累,WHO推荐30岁以上的女性每5～10年定期筛查一次,30～49岁年龄段至少定期筛查一次。定期筛查配以适当治疗可有效降低宫颈癌相关疾病的发病率和死亡率。筛查方案包括常规细胞学检查("子宫颈涂片检查")、宫颈醋酸镜检或人乳头瘤DNA检测。中低收入国家宫颈癌发病率和死亡率较高是由于这些地区缺乏足够的宫颈癌筛查和HPV疫苗的接种规划。

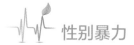

性别暴力

性别暴力是一个重大的公共卫生问题,影响着全社会各经济阶层的人,主要是妇女。在世界范围内,35%的妇女一生中经历过性暴力。受过虐待的妇女患抑郁症、出现酒精滥用和意外怀孕的可能性是其他女性的2倍。与未受过虐待的妇女相比,她们感染HIV或STIs的可能性高出50%。割礼(FGM/C)是一直留存在许多文化中的有害习俗,在非洲、中东和亚洲,有超过1.25亿妇女和女童实施了割礼,面临着SRH的身心双重风险。

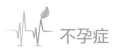

不孕症

不孕症的常规定义是指经过12个月或更长时间的无保护性交后未能怀孕。据估计,全球有15%～25%的育龄夫妇受此影响。在撒哈拉以南的非洲地区,25～49岁的女性中有30%以上患有继发性不孕症(首次怀孕后未能再次怀孕),并且近30年来这一比例没有下降。尽管男性不育症是近半数的夫妻无法怀孕的真实原因,但不育的"社会负担"还是更多地强加在女性身上,并常常造成可怕的后果。在许多情况下,无子女的妇女遭受暴力、歧视、污名化和边缘化,并且这种羞辱往往会扩展到更大的家庭范围。虽然不孕症预防和保健十分重要,但它仍然是被忽视的公共卫生和临床问题,尤其在中低收入国家中。

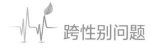

跨性别问题

由于法律限制、污名化、歧视和暴力,跨性别者很难获得卫生和SRH服务。据WHO报道,跨性别妇女感染HIV的可能性是其他育龄人群的49倍,在某些地区,HIV感染率甚至高出一般成年人群80倍。针对跨性别者的暴力行为很常见(如遭受警察、性工作者顾客的虐待等),跨性别者可能会更多遭遇家庭排斥以及受教育、就业和社会保护等权利侵犯。在大多数国家,跨性别者缺乏法律认可,这导致他们被排斥和边缘化。建议提供解决跨性别者的SRH或SRHR问题的综合服务包,包括特定卫生干预和结构性干预。

干预

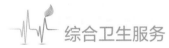 解决性别不平等问题

一项知名 HIV 和性别平等小额信贷计划（Microfinance for AIDS and Gender Equity, IM-AGE）在南非林波波省利用小额信贷、性别和 HIV 等相关培训开展女性赋权，以期减少 HPV 感染。该计划包含关于性别角色、文化信仰、人际关系、社会沟通、家庭暴力、HIV 和社区动员等内容的参与式培训。妇女们每 2 周开会讨论商业计划，并就性别平等、HPV 和 HIV 感染等内容对青年人和男性进行教育。同对照组相比，干预组在计划实施 2 年后 HPV 报告数减少了 55%。

 综合卫生服务

在肯尼亚和斯威士兰的 42 个卫生中心开展的整合行动探讨了不同的 SRH 和 HIV 服务整合模式的可行性、有效性、成本和影响，结果表明，虽然综合卫生服务可能会提高保健质量，但未必会减少意外怀孕、成本和污名化。个体偏好至关重要，一些妇女喜欢专科服务，而另一些则喜欢综合服务。

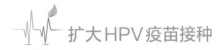 扩大 HPV 疫苗接种

HPV 疫苗接种是减少宫颈癌的关键策略。至 2015 年底，超过 65 个国家已将该疫苗纳入国家免疫规划，包括越来越多的中低收入国家，但全球宫颈癌负担高的非洲和亚洲国家却很少位列其中。

 挑战

卫生部门资金和人力资源不足以及社会政治环境等的限制阻碍了 SRH 及 SRHR 的服务提供。此外，SRH 还面临着一些具体的挑战。

在全球范围内，与男性和男童相比，女性和女童的社会地位较低，受教育以及经济发展机会较少，可支配资源也较少。此外，重点人群（例如性工作者、青年、男男性行为者、HIV 单阳配偶、性别和性少数群体）和不依从社会主流的人经常遭受污名化和歧视，限制了他们获

得SRHR的机会。

纵观历史,由于不同的SRH的组成部分已被列入其他卫生问题中,例如妇幼卫生或儿童卫生,导致SRH一直被忽视。SRHR范围宽泛,使其很难在应用层面上定义整合范围。卫生工作者缺乏、基础设施不足、培训不足、设备缺乏和管理系统不成熟限制了综合服务的提供和扩展。此外,由于政治、文化敏感性和污名化,SRH从未公开讨论,SRH项目面临的挑战也将持续存在。

未来工作重点

◇ 鉴于HIV/STIs和怀孕是动态相关的(不安全性行为会同时导致HIV/STIs感染和意外怀孕),因此,有必要对意外怀孕和HIV/STIs采用双重保护的方法。目前,男用和女用避孕套是唯一可用的多用途预防产品,未来还需要开发新的相关产品,特别是方便女性主导使用的产品。目前正在开发的产品包括阴道环、片剂、注射剂、隔膜、薄膜和凝胶等。

◇ 其他工作重点包括解决男性对SRH的参与率低的问题,同时增强女性赋权;开展支持怀孕计划的服务,包括为HIV/AIDS感染者及其配偶提供更安全的助孕服务,以解决不孕症。

小结

全球范围内,妇女SRH及SRHR的威胁存在于多个层面,从个人自身到人与他人之间,再到家庭和社区层面,不仅存在卫生系统里而且根植于社会结构中。促进妇女的SRH及SRHR需要多层次和多部门的承诺以及政治和财政投资。目前,威胁SRH及SRHR的因素是错综复杂的,如果不能充分获得SRH及SRHR,妇女的健康和生活以及在经济、社会和政治上做出贡献的能力就会受到严重限制。

案例

挑战非洲和亚洲的性别规范和态度——垫脚石计划
(Stepping Stones Programme)

"垫脚石计划"是一项生活技能培训干预措施,旨在通过在不同性别之间建立更牢固、更平等的关系来改善性健康,已在非洲和亚洲部分国家实施。采用反思个人的态度和行为、角色扮演和戏剧等多种方法,应对比如,性别和同伴对行为的影响、性与爱、受孕和避孕、STIs和HIV、更安全的性行为和避孕套、性别暴力、行为动机(包括酒精和贫困的影响)以及沟通技巧等一系列问题。虽然该项目并没有降低HIV这一主要结局的发病率,但它降低了二型单纯疱疹病毒的发病率(OR=0.67,95%CI:0.46~0.97),并且该项目改善了许多男性中报告的危险行为,包括性别暴力、酗酒和性交易。此案例说明基于性别规范的垫脚石计划即使没有实现主要结局,仍然取得了非常有价值的收益,并可支持其进一步推广。

 思考题

1. SRH的主要组成部分是什么?
2. SRH普遍可及的含义及其重要意义是什么?
3. 讨论实现SRH及SRHR的障碍与挑战。

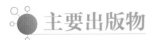 主要出版物

Barot S. (2015). Sexual and reproductive health and rights are key to global development: the case for ramping up investment. Guttmacher Policy Review 18(1).

记录了SRH投资的好处。关于在全球发展背景下优先考虑性健康和生殖健康/权利的重要性的系统概述。

Jewkes R, Nduna M, Levin J, et al. (2008). Impact of Stepping Stones on incidence of HIV and HSV-2 and sexual behaviour in rural South Africa: cluster randomised controlled trial. BMJ 337: a506.

这项研究很关键,因为它是第一个在非洲得以最严格评估的艾滋病病毒预防行为干预措施之一,并提供了一些成功减少女性性传播感染和改变男性性危险行为和减少暴力使用的证据。

(翻译:胡翼飞)

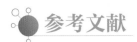 参考文献

Boldosser-Boesch A, Byrnes D, Carr C, et al. (2015). Briefing cards: sexual and reproductive health and rights (SRHR) and the post-2015 development agenda. Universal Access Project. Available from: http://www.unfoundation.org/what-we-do/campaigns-and-initiatives/universal-access-project/briefing-cards-srhr.pdf.

Garland S, Kjaer S, Muñoz N, et al. (2016). Impact and effectiveness of the quadrivalent human papillomavirus vaccine: a systematic review of 10 years of real-world experience. Clin Infect Dis. 63(4): 519-27.

Integra (2013). Strengthening the evidence base for integrating HIV and sexual and reproductive health (SRH) services. Newsletter, Issue 6. Available from: www.integrainitiative.org.

International Planned Parenthood Federation (2014). Sexual and reproductive health and rights— a crucial agenda for the post-2015 framework. Available from: http://www.ippf.org/sites/default/files/report_for_web.pdf.

Singh S, Darroch J, Ashford L, and Vlassoff M (2009). Adding it up: the costs and benefits of investing in family planning and maternal and newborn health. Guttmacher Institute and United Nations Population Fund: New York. Available from: https://www.guttmacher.org/sites/default/files/report_pdf/AddingItUp2009.pdf.

United Nations (2015). Transforming our World: the 2030 Agenda for Sustainable Development. United Nations. Available from: https://sustainabledevelopment.un.org/post2015/transformingourworld.

United Nations (2015). The World's Women 2015: Trends and Statistics. United Nations, Department of Economic and Social Affairs, Statistics Division: New York. Available from: https://unstats.un.org/unsd/gender/worlds-women.html.

United Nations Children's Fund (2016). Female Genital Mutilation/Cutting: a Global Concern. UNICEF: UNICEF. Available from: https://www.unicef.org/media/files/FGMC_2016_brochure_final_UNICEF_SPREAD.pdf.

United Nations Educational, Scientific and Cultural Organisation (2015). Emerging Evidence, Lessons and Practice in Comprehensive Sexuality Education: a Global Review. UNESCO: UNESCO. Available from: http://www.unfpa.org/publications/emerging-evidence-lessonsand-practice-comprehensive-sexuality-education-global-review.

United Nations Population Fund (2010). How Universal is Access to Reproductive Health? A Review of the Evidence. UNFPA. Available from: https://www.unfpa.org/sites/default/files/pub-pdf/universal_rh.pdf.

United Nations Population Fund (2010). Sexual and Reproductive Health for All. Reducing Poverty and Advancing Development and Protecting Human Rights. UNFPA. Available from: https://www.unfpa.org/sites/default/files/pub-pdf/uarh_report_2010.pdf.

World Health Organization (2011). Quality of Care in the Provision of Sexual and Reproductive Health Services: Evidence from a World Health Organization Research Initiative. WHO: Geneva. Available from: http://apps.who.int/iris/bitstream/10665/44343/1/9789241501897_eng.pdf.

World Health Organization (2015). The Global Strategy for Women's, Children's, and Adolescents' Health (2016-2030). Every Woman Every Child. Available from: http://www.who.int/pmnch/media/events/2015/gs_2016_30.pdf.

World Health Organization (2017). HIV/AIDS. Transgender People. Available from: http://www.who.int/hiv/topics/transgender/about/en/.

World Health Organization Human Reproduction Programme (2018). Sexual and Reproductive Health. Infertility is a global public health issue. Available from: http://www.who.int/reproductivehealth/topics/infertility/perspective/en/.

第20章 避孕和人工流产

本章介绍了计划生育领域的重要概念,讲解了不同类型的避孕药具的适用性及其有效性,并阐述了关于如何优化计划生育服务以更好地满足需求的思考。本章可结合第12章"青少年性与生殖健康"和第19章"性与生殖健康"一起阅读。

 要点

☆ 计划生育是享有性与生殖健康权利(SRHR)以及维持可持续发展的关键。在个人、国家和全球层面对健康、经济和发展有重大益处。

☆ 避孕是一种可以经济有效地防止意外怀孕,减少不安全人工流产和孕产妇及新生儿死亡的方法。全世界仍有2.14亿妇女的计划生育需求尚未得到满足。

☆ 不安全的人工流产是导致可预防性死亡的一个主要原因,特别是在人工流产违法的地区,这些地区同时还存在人工流产后保健资源短缺情况,导致每年大约47 000名孕产妇因人工流产死亡。

☆ 如何使计划生育奏效已被人们所熟知,但干预措施的推行必须因地制宜。为最大限度地提高计划生育有效性,重点应放在增加长效可逆避孕药具(long-acting reversible contraceptives,LARCs)的使用上。

背景

"避孕药"已经被大家所熟知,它彻底改变了数百万妇女的生活,近150年来一直被认为是最重要的医学和社会里程碑之一。如表20.1所示,避孕药现在只是现代避孕方法中的一种,与母乳喂养和自然计划生育等传统方法并列。每种避孕方法都有各自的优缺点和副作用,提供避孕措施前对夫妇的需求进行评估十分重要。在无保护措施的性行为后3~5天采取紧急避孕措施也可以有效避孕。

表20.1　现代计划生育方法及其效果

使用频率	避孕方式	类　　型	避孕机制	功效	有效性
每次性交时	男用避孕套	适合男子勃起阴茎的保护套	阻止卵子与精子结合的屏障，同时防止性传播感染	98%	85%
	女用避孕套	适合阴道的乳胶保护套		90%	79%
	避孕膜/子宫帽	装有乳胶/硅胶圆顶以覆盖子宫颈	阻止卵子与精子结合的屏障	92%～96%	86%～94%
日常使用	复方口服避孕药（片剂）	含有雌激素和孕激素	抑制排卵	>99%	92%
	仅含有孕激素的避孕药	含有孕激素	改变子宫颈黏液，抑制排卵	99%	90%～97%
每周1次到每月3次	雌孕激素复方避孕贴	每周贴1片，持续3周后，需停用1周；通过皮肤释放孕激素和雌激素	抑制排卵	证据有限，可能比口服避孕药更有效	
	雌孕激素复方避孕针	每月进行肌内注射，含有雌激素和孕激素		>99%	97%
	雌孕激素复方阴道环	从环中持续释放孕激素和雌激素；使用3周，然后停止1周	抑制排卵	证据有限，可能比口服避孕药更有效	
	孕激素注射剂	每2～3个月肌内注射一次		>99%	97%
3～10年	皮下埋植避孕剂	放置在皮肤下的小棒，只含有孕激素，有效期3～5年	改变子宫颈黏液，抑制排卵	>99%	
	铜制宫内节育器	植入子宫的含有铜的塑料装置	铜会损害精子，阻止受精	>99%	
	含左炔诺孕酮的宫内节育器	植入子宫的T形塑料装置，能够持续释放左炔诺孕酮	抑制子宫内膜的生长	>99%	
永久性避孕措施	男性绝育（输精管切除术）	切断/堵塞从睾丸输送精子的管道	阻止精子进入射出的精液中	>97%～99%	
	女性绝育（输卵管结扎）	切断/堵塞输卵管	阻止卵子与精子结合	>99%	

　　计划生育可带来许多好处。在个人层面上，它允许夫妇自主选择生育而不是凭借运气，满足了他们的SRHR，同时，将身体掌控权交还给女性有助于女性赋权。推迟生育时间意味着女性可以完成教育，从而改善长期就业前景，增加收入，摆脱贫困。更少的子女意味着更长的生育间隔，因此计划生育也有利于女性身体健康，同时也有助于预防人类免疫缺陷病毒（HIV）的母婴传播。

当一对夫妻可以控制生育时,他们通常倾向于少生孩子。在家庭层面,资源不再紧缺,有利于每个儿童的健康、成长、发展和教育,并能改善他们的长期健康、就业和经济前景。在国家层面,随着时间的推移,人口增长放缓将减轻卫生和教育等政府部门的压力。如图 20.1 所示,随着总和生育率(total fertility rate, TFR)下降,女性受教育程度和国内生产总值等衡量国家发展的指标趋于改善。在全球层面,目前的人口增长是难以维持可持续性的,而计划生育则是可持续发展的关键。

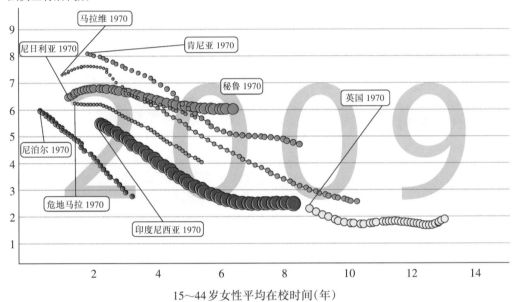

🔍 图 20.1　1970—2009 年,15~44 岁女性总和生育率与平均在校时间(年)之间的关系

资料来源:www.gapminder.org.

尽管计划生育有诸多好处,全球仍有约 2.14 亿妇女的计划生育需求尚未得到满足。这导致了每年 860 万次(占怀孕人次的 43%)意外怀孕,平均每年 4 200 万次流产,因此意外怀孕可能对母亲和儿童造成更大的风险。在许多国家,限制人工流产的法律迫使妇女进行不安全的人工流产,造成每年约 4.7 万人死亡,使人工流产成为全球孕产妇死亡的主要原因。2003 年至 2009 年间,不安全人工流产造成了撒哈拉以南非洲和南美洲近 10% 的孕产妇死亡,致使它被称为一种"无声的"又是"可预防的"流行病(如要查看最新的世界人工流产相关法律地图,可访问以下链接:http://worldabortionlaws.com/map/)。

避孕是防止意外怀孕、减少人工流产、降低母婴死亡率和不安全人工流产并发症发生率的一种有效且高成本效益的方法。据估计,充分满足计划生育需求将使意外怀孕减少到 2 200 万次/年,不安全人工流产减少到 510 万次,从而可避免数十万妇女和数百万婴儿死亡。此外,在避孕服务上每花 1 美元能节省 2.2 美元孕产妇和新生儿医疗费用。

计划生育并非一直是政策议程上的重点,直到 2007 年千年发展目标(MDGs)才新增了具体目标 5B"使所有人享受生殖健康"。2015 年,全球避孕普及率(contraceptive-prevalence rate, CPR)已从 1990 年的 55% 上升至 64%,但撒哈拉以南非洲只达到了 28%。1990 年至 2015 年间,世界范围内尚未满足计划生育需求的比例从 15% 降至 12%,但在撒哈拉以南非洲这一比例为24%。要实现MDGs中的5B,仍然任重而道远。

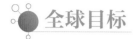

全球目标

可持续发展目标(SDGs)(2015年)

目标3(健康福祉)

◇ 到2030年,确保性保健和生殖保健服务得到普及,包括计划生育,相关资讯和教育,并将生殖健康纳入国家战略和计划。

目标5(性别平等)

◇ 确保普遍享有SRH及SRHR。

干预

现如今已有高效的避孕方式,多项国际调查发现人们对计划生育有了较好的认知。目前的挑战是如何提供满足人们需求的服务。根据经验,本章总结出了有效方案的基本原则:

1. 推广小家庭模式和将现代避孕药具的使用合法化,并通过各种渠道进行宣传。利用大众媒体,例如广播和电视剧进行宣传,有效且成本效益高。

2. 澄清误解和纠正错误信息,特别关注男性群体,并纠正女性对她们伴侣观点的误解。以社区为单位实施干预措施,与宗教和其他群体领袖以及"男性激励者"合作来解决问题。"男性激励者"项目是指由受过培训的当地男子向同龄人提供计划生育信息咨询。

3. 提供一系列可行且价格合理(最好是免费)的避孕方法:

(1)好的避孕措施组合能够提高避孕药具的使用量,并通过满足偏好或及时提供替代方案来降低停用率。

(2)某些/全部避孕药具的短期供应或库存短缺,会导致停用避孕措施并且增加意外怀孕的风险。

(3)重点放在尽量增加使用长效可逆避孕药具和提高对可逆避孕措施的依从性上。全世界大约三分之一的意外妊娠以及部分国家超过一半的人工流产都是由避孕失败导致的。使用长效可逆避孕药具能取得更好的避孕效果。但在许多情况下,医护人员没有接受过使用长效可逆避孕药具的培训,限制了这类药物的使用。

4. 最大限度地发挥每次医疗服务的价值:

在怀孕、分娩和产后,妇女经常接触医疗服务,这就有了充分的条件去讨论未来的怀孕计划和避孕需求。超过90%的女性希望在产后至少两年内避孕。宫内节育器可以在分娩后立即植入,以减少女性再次寻求医疗服务的需求。

5. 提供高质量的医疗服务:

(1) 包括提供良好的避孕措施组合,可靠的产品储备,称职且及时出诊的医护人员,并且他们能够尊重患者,维护患者尊严并保护患者隐私。

(2) 通过培训医护人员,确保他们能提供尽可能多的避孕措施,并且及时获取最新的相关信息,以避免他们不了解特定避孕措施的使用时间(尤其是在产后)和使用方法,或不恰当地拒绝有计划生育需求的女性。

6. 组合多种信息的传递机制来拓展获取信息的渠道:

(1) 联合公共卫生系统、私营企业、社区或外联项目以及非临床医生。

(2) 为青少年及未婚男女提供青少年友好型服务。

7. 根据当地情况,与其他性与生殖健康(SRH)服务结合,例如HIV检测和治疗服务:防止HIV妇女意外怀孕是预防母婴传播最具成本效益的方法。

挑战

人工流产仍然是全球实现SRHR的主要挑战。在一些国家,妇女获得安全人工流产服务的机会更加受限。随着美国前总统特朗普推行墨西哥城政策(也被称为"全球禁令"),这种情况将会更加恶化。该政策阻止任何接受美国政府资助的非政府组织(non-governmental organisations,NGOs)出售、提及、倡导或提供人工流产服务。

无论是在国家之间还是在国家内部,提高避孕普及率方面取得的进展都不平衡,最贫穷地区的少女意外怀孕的风险仍然非常高。如何惠及最贫穷、最边缘化的人群仍然是一个重大挑战。

未来工作重点

◇ 提高避孕依从性将减少避孕失败,但这仍具有挑战性。移动医疗(m-health)为计划生育提供了一些有吸引力的研究机会;此外,信息技术也可以用于避孕药具的供应链管理。

◇ 获得更多安全人工流产服务需转变公众态度,尽管这一过程需要时间,但仍然应当不断强化安全人工流产的观念。与此同时,进一步普及避孕措施(包括紧急避孕)和人工流产后的护理必须成为优先事项。

◇ 抓住每次与育龄人群接触进行卫生服务的机会,与他们讨论目前是否正在尝试避孕或备孕,以提供适当的避孕或孕前建议。

小结

计划生育具有很高的成本效益,而且在个人、家庭、国家和全球各层面都具有独一无二的益处。全球总和生育率(TFR)在近50年从6%下降到3%左右,这主要得益于避孕普及率(CPR)从不足10%上升至64%,但国家内部和国家之间仍然存在严重的不平等,特别是在南亚地区,仍存在大量计划生育需求无法满足的情况。如果不解决这些不平等问题,不仅可能无法取得进一步的进展,甚至可能前功尽弃。

虽然大多数国家都有了适当的政策,但纵观历史,无论是内部资金还是外部捐助,计划生育方面都没有得到足够的经费资助。一些证据表明,自2012年伦敦自主计划生育首脑会议(London 2012 Family Planning Summit)以来,这种情况正在发生变化,人们认识到计划生育将在可持续发展中发挥重要作用。只有持续的政策和资金支持,每个人才能拥有自主选择是否生育孩子、何时生育孩子、生育多少孩子的权利。

 案例

马拉维,从国家层面展开计划生育支持活动

2012年伦敦自主计划生育首脑会议上,马拉维承诺将在2020年把全国避孕普及率提高至60%,重点关注15~24岁的人群,并声明将消除未成年生育现象。马拉维的生殖健康部门被升级为理事会,赋予其独立的资源和更大的权力来影响政策。此外,马拉维政府增设了计划生育相关项目预算,从而使该国医疗保健机构中避孕药具的供应情况得到改善。2015年,议会将最低法定结婚年龄提高至18岁,并通过了一项新的青年友好型保健服务战略。同样在2015年,90%的医疗机构向马拉维国家物流管理信息系统提交了数据,这意味着避孕药具的用量预测、采购和供应链问题可以得到更好的管理。此外,政府一直致力于将计划生育纳入主流卫生保健服务,并提高社区参与度。

此案例证实了多方参与、联合开展的干预是成功的。然而,在促进计划生育上,人们能做的还有很多,新的法律仍然存在需要填补的漏洞,例如该法律允许18岁以下的女孩在获得父母同意的情况下结婚;此外,人工流产仍然是非法的。尽管有跨部门的联合支持,马拉维政府仍然在2014—2019届议会上拒绝审议人工流产法案。

 思考题

1.千年发展目标(MDGs)最初没有包括性与生殖健康(SRH)的原因是什么?

2.人们在不想生育更多孩子的情况下仍然拒绝计划生育的理由是什么?

3.计划生育降低孕产妇和儿童死亡率的机制是什么?

4. 选择一个国家/地区，阐述其现有的避孕措施。采取哪些措施可使避孕方法多样化?

主要出版物

United Nations（2014）. International Conference On Population And Development（ICPD）Programme of Action（PoA）. UNFPA：New York.

1994年在开罗举行的国际人口与发展大会（International Conference On Population And Development，ICPD）第一次在全球层面阐明了人口总量、发展和个人福祉之间的关系。本次大会通过的《行动纲领》一直以来都是以人为本的综合指南。它超前于时代认识到生殖健康和权利、妇女赋权以及两性平等是人口与发展方案的基石。

Lancet Series on Family Planning（2012）. Lancet 380：77-180.

《柳叶刀》杂志的这一系列文章回顾了人口和计划生育对人类福祉和环境影响的证据。

The Guttmacher Institute（2017）. Adding it Up：the Costs and Benefits of Investing in Sexual and Reproductive Health. Guttmacher Institute：New York.

从全球层面估计了性健康和生殖健康干预措施的需求、成本和效益。

UNFPA（2013）. Choices not Chance. UNFPA Family Planning Strategy 2012—2020. UNFPA：New York.

联合国人口基金（UNFPA）是负责计划生育的联合国组织。该策略确定了联合国人口基金对妇女和青年性健康和生殖健康的核心承诺，并且与ICPD会议的《行动纲领》精神一致。

（翻译：林苑）

参考文献

Bradley S, Croft T, and Rutstein S（2011）. The Impact of Contraceptive Failure on Unintended Births and Induced Abortions：Estimates and Strategies for Reduction. DHS Analytical Studies No. 22. ICF Macro：Calverton, Maryland, USA.

Cleland J, Bernstein S, Ezeh A, et al.（2006）. Family planning：the unfinished agenda. Lancet 368（9549）：1810-27.

Gipson J, et al.（2008）. The effects of unintended pregnancy on infant, child, and parental health：a review of the literature. Stud Fam Plann 39（1）：18-38.

Hall J, et al.（2015）. Conceptual framework for pregnancy planning and prevention（P3）. J Fam Plann Reprod Health Care.

Halpern V, et al.（2013）. Strategies to improve adherence and acceptability of hormonal methods of contraception. Cochrane Database Systematic Reviews 10：CD004317.

Lopez L, et al.（2014）. Strategies for improving postpartum contraceptive use：evidence from non-randomized studies. Cochrane Database Systematic Reviews 11: CD011298.

Ross J and Stover J (2013). Use of modern contraception increases when more methods become available: analysis of evidence from 1982-2009. Glob Health Sci Pract 1(2): 203-12.

Smith C., et al. (2015). Mobile phone-based interventions for improving contraception use. Cochrane Database Systematic Reviews 6: CD011159.

Tsui A, et al. (2010). Family planning and the burden of unintended pregnancies. Epidemiologic Reviews 32(1): 152-74.

United Nations, Department of Economic and Social Affairs, Population Division (2013). Trends in Contraceptive Methods Used Worldwide. Available from: http://www.un.org/en/development/desa/population/publications/pdf/popfacts/PopFacts_2013-9_new.pd.

第21章　孕产妇直接死亡

本章介绍了孕产妇直接死亡及其原因,以及应着重做出哪些方面的努力以防止孕产妇直接死亡。本章可结合第22章"孕产妇间接死亡"一起阅读。

 要点

☆ 99%的孕产妇死亡发生在资源匮乏地区,并且其中绝大多数的死亡是直接的、可预防的。在生育率高且孕产期保健较差的地区,这一比例往往最高。

☆ 约75%的孕产妇直接死亡是由与产科合并症/并发症相关的5种原因造成的,包括产科出血、流产、妊娠期高血压疾病、感染和难产。

☆ 造成孕产妇直接死亡的原因是多方面的,包括对怀孕的文化态度、医疗保健质量和卫生体系等问题,因此需要采取综合全面的方法以取得实质性的成果。

☆ 分娩前后高质量的保健可大幅降低孕产妇直接死亡率。

背景

每年孕产妇直接死亡占全球孕产妇死亡的近四分之三(258 000),这可归因于产科并发症,而这些并发症大多发生在分娩时或分娩前后。这些死亡几乎都可以通过已知的、常见的基本干预措施来避免,例如积极处理第三产程以防止产后出血。

全球目标

 可持续发展目标(SDGs)(2015年)

目标3(健康目标)

◇ 到2030年,将全球孕产妇死亡率(MMR)降至70/10万例以下。

WHO 终止可预防的孕产妇死亡策略(2015年)2030年目标

◇ 到2030年,所有国家的孕产妇死亡率在2010年的基础上降低三分之二。

◇ 所有国家的孕产妇死亡率均低于140/10万,这意味着到2030年,孕产妇死亡率高于420/10万的国家需要更快的下降速度。

◇ 孕产妇死亡率基准较低的国家,在国家以下层级的行政区划内孕产妇死亡率区域平等取得进展。

◇ 对于2010年孕产妇死亡率低于420/10万的国家(全球大多数国家),到2030年,孕产妇死亡率应在2010年基础上至少降低三分之二。

 孕产妇直接死亡

约75%的孕产妇直接死亡是由5种原因(即产科出血、流产、妊娠期高血压疾病、感染和难产)造成的,如图21.1所示。"其他直接"原因导致的直接死亡亦占很大比例,且由于针对上述5种死亡原因的防治已得到显著改善,从而使"其他直接"原因成为目前引起全球孕产妇直接死亡的最大诱因。"其他直接"死亡原因包括肺栓塞(血块进入肺部血管中)、羊水栓塞(胎儿组织进入母亲肺部血管,从而导致严重过敏反应),以及异位妊娠(受精卵在子宫外着床,导致不能正常妊娠)。自2012年以来,WHO认为自杀也是孕产妇死亡的直接原因之一,但目前自杀并未在全球数据中进行统计。由于缺乏对这一问题的调查研究,特别是缺乏在中低收入国家中的调查研究,使得自杀作为孕产妇直接死亡的真正负担尚不清楚。

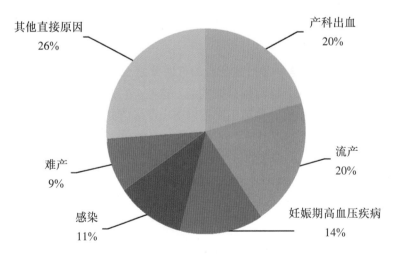

图21.1 孕产妇直接死亡原因

资料来源:Say, L. et al, 2014. Global causes of maternal death: a WHO systematic analysis. The Lancet Global Health. 2(6), 323-e333. ©2014 World Health Organization. Published by Elsevier Ltd.

为什么孕产妇会死于可预防的直接死亡？

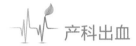 产科出血

产科出血可以发生在妊娠期间或之后，但最常发生在产时。只有大约2%的女性会出现产后出血（postpartum haemorrhage，PPH）。虽然一些女性具有较高的发病风险，但很大程度上也是不可预测的。如果妇女在分娩后使用子宫收缩剂，PPH的发生率可降低约60%。在持续大量出血的情况下，如果有一名技术娴熟的医务人员能够进行进一步的处理并获得足够的资源，如进行输血，大多数情况下都可以挽救孕产妇的生命。多次怀孕以及患有贫血的孕产妇发生产科出血的风险会更高。

 与流产相关的死亡

据估计，全球每年有2 200万例流产。在2010—2014年期间，流产导致超过47 000人死亡。在一些堕胎是不合法的或受到严格限制的国家，妇女特别是较贫穷的妇女，不得不向非正规医疗服务方寻求流产，这意味着流产具有不安全性。与流产相关的死亡通常由大出血或感染引起。然而，由于有一些具体的政策问题需要对不安全流产进行处理，因此，与流产相关的大出血或感染的死亡数据需要与其他大出血或感染的死亡数据分别进行统计，并归入流产相关的特定类别中。除孕产妇死亡外，据估计仍有500万妇女因流产并发症入院，另有300万妇女无法获得治疗。获得安全、合法的流产保健，同时获得一系列性健康教育和计划生育，可以避免几乎所有与流产相关的孕产妇死亡。

 妊娠期高血压疾病

大约10%的孕妇患有高血压疾病。高质量的产前保健可以对高血压进行识别，并在并发症发生之前对孕妇进行转诊和治疗。如果妇女由于缺乏产前保健或医疗机构的保健质量较差（例如缺乏血压监测），而未被诊断出患有这些疾病，那么对她和她的孩子来说，后果可能是灾难性的。子痫前期和子痫可导致妇女发生严重疾病（例如卒中或器官衰竭）或死亡。子痫前期也会影响胎儿的生长，并且如果不进行治疗，胎儿也可能会死亡。对妊娠期高血压疾病的适当处理包括：对血压进行监测、服用抗高血压药物、使用硫酸镁来预防和治疗子痫发作，以及适时终止妊娠和进行重症监护。

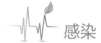 感染

在低收入国家,尽管感染的真正流行状况很难确定,但仍有高达10%的妇女患有某种形式的感染性疾病,包括妊娠特异性感染(如绒毛膜羊膜炎、宫内感染)和非妊娠特异性感染(如尿路感染),后者可能更常见并且会因孕期的生理变化而往往变得更为严重。

感染有许多危险因素,包括分娩地点的清洁性差、孕产妇营养状况差、人类免疫缺陷病毒(HIV)感染和贫血,最重要的危险因素是剖宫产。因此,要降低感染需要采取一整套综合干预措施,包括从以社区为基础的营养和贫血干预,到转诊、获得适当资源,再到高质量的临床保健。而识别感染和早期使用适当抗生素的措施也可以降低感染。但针对感染有一个特殊的挑战,那就是由于许多感染发生在产后,而此时产妇已经回到社区,从而使得她们很难被发现并难以得到恰当的治疗。

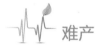 难产

由于难产可能导致子宫破裂,同时也可诱发感染,因此难产一直是孕产妇死亡的一个重要因素。妇女如果在儿童期出现营养不良,可能导致其成年后骨盆变小,因此,孕妇儿童期营养不良为难产的一个早期危险因素。当女性在身体完全成熟之前结婚和/或生育时,这种情况就会变得复杂。产程图是一种简单的决策支持工具,可帮助识别分娩时间过长的情况并及时给予处理。由于产程图以图例概况的形式对分娩过程进行了展示,并在分娩延迟时能够促进保健转诊,因此受到了WHO的大力推荐。难产时需要进行剖宫产,因此需要有适当技能的医生进行手术,同时也需要有卫生基础设施和资源的保障。

三个延误模型

三个延误模型是一种被广泛接受的方法,它考虑到了孕产期保健和孕产妇死亡原因,如图21.2所示。第一个延误发生在妇女和她的家人决定寻求医疗保健时,需要通过健康教育、政策和文化的转型来解决。第二个延误是到达医疗机构的延迟,需要完善基础设施方面的政策来解决,例如道路和交通连接,以及通过社区层面的项目对妇女及其家庭成员开展分娩准备的健康教育。第三个延误的重点是在抵达医疗机构后获得适当的医疗救治。

由于解决第三个延误对于确保妇女得到高质量的保健至关重要,因此这一问题正受到越来越多的关注。高质量保健的基础是在分娩时配备一名有经验的助产士。降低大量孕产妇死亡取决于有经验的医务人员面对不断恶化的孕产妇状况所采取的紧急措施。此外,医务人员还需要利用一些工具,如产程图等一些决策支持性工具来对上述紧急措施做出决策。

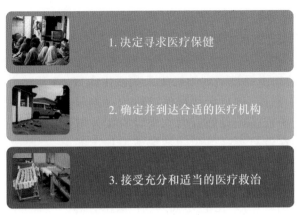

1. 决定寻求医疗保健

2. 确定并到达合适的医疗机构

3. 接受充分和适当的医疗救治

图21.2 三个延误模型

资料来源:Thaddeus, S. et al. Too far to walk: maternal mortality in context. Social Science & Medicine. 38 (8) , 1091-1110. ©1994 Elsevier Science Ltd; and photographs reproduced courtesy of Abi Merriel.

除了获得认证和资质外,医疗服务机构还必须具有必要的设备和系统,包括产科急救的转运和转诊设施,这些均包含在世界卫生组织对熟练助产的定义中。以尊重的方式提供医疗保健服务也变得越来越重要,例如为产房配备窗帘。

为解决孕产妇直接死亡采取了哪些措施?

近30年来,随着安全分娩宣传的加强,许多干预措施已经得到发展和完善。事实证明,妇女团体是一种有用的社区干预措施,可以赋予妇女权利,鼓励其寻求健康行为,并鼓励生育准备方面。Audrey Prost等研究结果显示,通过采取这项措施,使得孕产妇死亡率(MMR)降低了37%。为提高保健工作者对产科急救管理的认知水平和反应能力,目前,已在全球范围内开展了医疗保健机构对保健工作者的技能培训。为鼓励妇女住院分娩,卫生政策也已经得到了改变,例如,尼泊尔有一项孕产妇奖励计划,为住院分娩的妇女提供交通费。

2012年,WHO在《数字背后》(*Beyond the Numbers*)这本书中提到的方法的基础上,启动了孕产妇死亡监测和应对工作。这项工作旨在通过持续和周期性的行动和监测,在地方和国家层面确定、量化、通报和评审孕产妇死亡情况,从而降低可预防的孕产妇死亡。然后对这些信息进行汇总和解释,以便针对预防孕产妇死亡提出方法建议。

挑战

像在衡量任何资源匮乏环境下的指标一样,在衡量孕产妇死亡方面也存在很多挑战。

例如,尽管社区中有许多利益相关事件,但数据的收集仍严重依赖于医疗机构。即使是在医疗机构中发生的死亡,也很难确定每位妇女的真正死亡原因。当采用社区方法时,可能很难收集到准确数据,因为数据收集通常是回顾性的,是基于人们对情况的回忆,容易出现回忆偏倚。为了增加由经过培训的接生人员接生人数,各方做出了齐心协力的努力以鼓励妇女住院分娩。然而,这也导致到医疗机构寻求服务的妇女人数迅速增加,而同时医疗机构的人员、资源或基础设施方面几乎没有额外增加,这给卫生系统及其工作人员带来了巨大压力,并在没有提高供应的情况下增加了需求,对保健服务质量产生了负面影响。

传统接生人员(Traditional birth attendants,TBAs)一直是争议的来源。传统接生人员尽管没有接受过正规培训,但历来在基层/社区提供大部分的助产服务。当新法接生运动发起后,传统接生人员开始不再被人们所接受,并且在一些国家至少被暂时禁止了。但是,他们仍然继续提供助产服务。有证据表明,在医疗机构工作人员太少或孕妇难以住院分娩的情况下,受过培训的传统接生人员可以成为住院分娩的得力接生助手。

未来工作重点

◇ 进一步减少孕产妇死亡是一项重大挑战。在千年发展目标(MDGs)时代,最容易预防的死亡很可能已经得以避免。目前,必须要重点关注可及性差的女性,同时致力于全生命周期中更难可及的服务,例如孕前和产后保健。

◇ 方法要综合全面。除了注重提高医疗机构中妇女的保健质量外,还必须在政策层面关注更广泛的健康决定因素,包括性别、贫穷和文化。

◇ 通过增加受教育机会和采用适当的社区动员策略,赋予妇女权利,使她们能够决定自己的生殖健康。

◇ 研究人员要着重解决"混乱"的卫生系统问题,使妇女能够寻求和接受她们应得的医疗保健服务。

小结

大幅减少孕产妇直接死亡是可能的,但要最有效地做到这一点,就需要采取跨越社区、卫生和政治界限的综合全面的方法。同时还需要对妇女和医务工作者进行教育,强化卫生系统职能以提供熟练的助产服务,并采取前瞻性的跨部门的政策,以解决孕产妇直接死亡的核心问题。

案例

孕产妇死亡与孕产妇保健不可及有关的典型案例

奇芬杜在马拉维的一个农村卫生中心就诊,助产士最终诊断她为产程延长并判定她需要剖宫产,于是呼叫了救护车,几小时后,她在深夜到达医院。一位临床医生(非内科临床医师)被叫来;并在一个多小时后同意做剖宫产手术,且已准备好手术室,但那里没有电,而为发动机寻找燃料需要时间。一个健康的婴儿已经出生,然而,临床医生却在努力为奇芬杜止血,并且他没有任何人可以求助,他们试图寻找一品脱(相当于 568 ml)血,但血库里一点儿血都没有。他们试图继续抢救奇芬杜,但她还是在手术台上去世了。而这起死亡本来是可以通过更快速地评估、转诊和转运以及更好地管理血液等供应品避免的。

 思考题

1. 孕产妇直接死亡最重要的原因是什么?
2. 除了医疗问题之外,还有什么因素导致了孕产妇直接死亡?
3. 可以制定哪些潜在的策略措施来减少孕产妇死亡?

主要出版物

Say L, Chou D, Gemmill A, et al. (2014). Global causes of maternal death: a WHO systematic analysis. Lancet Global Health 2(6): e323-33.

提供对全世界孕产妇死亡原因的估计。

World Health Organization (2015). Trends in Maternal Mortality: 1990 to 2015. World Health Organization: Geneva.

介绍千年发展目标期间孕产妇死亡率的趋势。

Temmerman M, Khosla R, Laslki L, et al. (2015). Women's health priorities and interventions. BMJ h4147-6.

提供产妇保健问题的总体概述。

Thaddeus S and Maine D (1994). Too far to walk: maternal mortality in context. Social Science & Medicine 38(8): 1091-110.

一篇开创性的论文,回顾了导致发展中国家孕产妇死亡的因素,并概述了"三个延迟模型"。

(翻译:狄江丽)

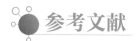

参考文献

Ana J (2011). Are traditional birth attendants good for improving maternal and perinatal health? Yes. BMJ 342: d3310.

Bailey P, Paxton A, Lobis S, and Fry D (2006). The availability of life-saving obstetric services in developing countries: an in-depth look at the signal functions for emergency obstetric care. International Journal of Gynecology & Obstetrics 93(3): 285-91.

Draycott T, Sibanda T, Owen L, et al. (2006). Does training in obstetric emergencies improve neonatal outcome? BJOG 113(2): 177-82.

Graham W and Campbell O (1992). Maternal health and the measurement trap. Social Science & Medicine 35 (8): 967-77.

Liang J, Dai L, Zhu J, et al. (2011). Preventable maternal mortality: geographic/rural-urban differences and associated factors from the population-based Maternal Mortality Surveillance System in China. BMC Public Health 11(1): 243.

Prost A, Colbourn T, Seward N, et al. (2013). Women's groups practising participatory learning and action to improve maternal and newborn health in low-resource settings: a systematic review and meta-analysis. Lancet 381 (9879): 1736-46.

Say L and Chou D (2011). Better understanding of maternal deaths — the new WHO cause classification system. BJOG: An International Journal of Obstetrics & Gynaecology 118: 15-17.

World Health Organization (2004). Beyond the Numbers: Reviewing Maternal Deaths and Complications to Make Pregnancy Safer. World Health Organization: Geneva.

World Health Organization (2004). Making Pregnancy Safer: the Critical Role of the Skilled Attendant. A Joint Statement by WHO, ICM and FIGO. World Health Organization: Geneva.

World Health Organization (2011). WHO Recommendations for Prevention and Ttreatment of Pre-eclampsia and Eclampsia. World Health Organization: Geneva.

World Health Organization (2012). The WHO Application of ICD-10 to Deaths During Pregnancy, Childbirth and the Puerperium: ICD-MM. World Health Organization: Geneva.

World Health Organization (2012). Safe Abortion: Technical and Policy Guidance for Health Systems. World Health Organization: Geneva.

第22章　孕产妇间接死亡

本章介绍了孕产妇间接死亡,并简要论述了孕产妇的晚期死亡和意外死亡。本章可结合第21章"孕产妇直接死亡"和第23章"孕产妇疾病"一起阅读。

要点

> ☆ 孕产妇间接死亡在孕产妇死亡中所占比例越来越大,特别是在孕产妇总死亡率较低的国家。
> ☆ 间接死亡的根本原因在于慢性病和传染性疾病。这种影响在高收入国家最为严重,这些国家中90%以上的间接死亡是由于已存在的健康问题造成的。
> ☆ 由于历来关注的重点是孕产妇直接死亡的原因,预防间接死亡可能有难度,因此需要一个健全的卫生体系来识别和治疗高危孕产妇,还需要进一步进行有针对性的研究和采取干预措施来应对这些间接死亡。

背景

孕产妇间接死亡问题日益严重,占全球孕产妇死亡的四分之一以上。迄今为止,大多数预防孕产妇死亡的干预措施都侧重于解决直接死亡原因且主要围绕围产期。但在降低孕产妇死亡率的同时,间接死亡所占比例也相对有所增加。此外,孕产妇的健康状况和风险状况也在发生变化。由于更多的孕产妇伴有合并症,因此孕产妇间接死亡人数正在上升。HIV的流行也是导致孕产妇间接死亡的主要原因。

孕产状况转型的作用

在孕产期保健少、生育率高的国家,由于直接和间接死亡导致孕产妇死亡率很高,其中大多数间接死亡是由于传染病造成的。随着医疗基础设施的改善,以及生殖健康服务和孕产期保健的普及,生育率和孕产妇死亡率开始下降,特别是传染病造成的直接死亡和间接死亡都有所减少。并且,随着国家经济的发展,儿童期慢性病的治疗能力得以提高。此外,由于妇女能够接受教育和计划生育,她们可能会推迟生育,在怀孕时更有可能已存在健康问题,从而导致非传染性疾病造成的孕产妇间接死亡人数上升。因此,从现在起,旨在预防非传染性疾病造成的间接死亡策略在减少全球孕产妇死亡方面将发挥更大的作用。

全球目标

 可持续发展目标(SDGs)(2015年)

目标3(健康目标)

◇ 到2030年,将全球孕产妇死亡率降至每10万活产70例以下。

为什么妊娠期是一个危险时期?

在妊娠期,母亲的生理机能是独特的,如图22.1所示。健康女性通常能很好地耐受胎盘或胎儿来源激素刺激所引发的妊娠期正常生理变化,如多发性硬化症或类风湿性关节炎等自身免疫性疾病及其他一些健康问题可以在怀孕期间得到改善。然而,妊娠期的生理变化也会使一些已存在的健康问题恶化,并影响妇女对妊娠期新患疾病的耐受能力。例如,妊娠期孕妇血容量增加,这意味着心脏必须泵出更多的血液,从而增加先天性心脏畸形、风湿性心脏病或心血管疾病的死亡风险。癫痫、镰状细胞贫血、哮喘和糖尿病等其他慢性疾病也可因妊娠而加剧,从而增加孕妇的死亡风险。

孕产妇间接死亡的分布情况

总的来说,间接死亡占总孕产妇死亡的27.5%。如图22.2所示,全球趋势是由中低收入国家推动的,世界上大多数孕产妇死亡发生在这些国家,但间接死亡对中低收入国家和高收入国家都有重大影响。

代谢率增加10%～20%，因此需要摄入额外的食物和营养来支持胎儿生长。

肾脏的大小和过滤率均增加。结构性变化会增加妊娠期肾脏感染的风险。

由于子宫生长，肺部空间受限，同时由于怀孕期间对氧气的需求增加，孕妇不得不加快呼吸，导致呼吸急促。

激素和生活方式的改变会导致产后抑郁症。

脉搏和心脏输出量增加，增加了心脏的工作量，会加重妊娠期心脏病。

肌肉骨骼系统的变化会影响姿势、步态和重心。

胆囊收缩力降低，患胆结石风险增加。

凝血功能的变化会增加血液凝块的风险。

子宫增大会使其他器官移位或受压，并可能改变腿部的血液和淋巴引流。血管松弛导致血压下降。人体内的血容量增加约40%～45%。

胃肠道反应变慢，导致女性便秘和胃灼烧。

水分增加。水分滞留可导致水肿或肿胀加重。

对免疫系统某些方面的抑制使一些传染病对孕妇的影响更加严重。

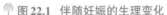

图22.1 伴随妊娠的生理变化

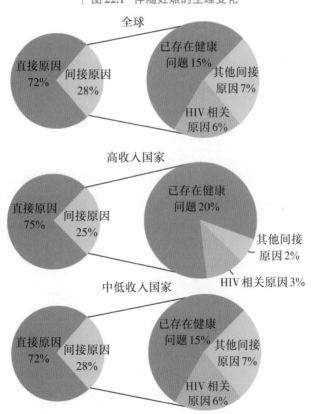

全球

直接原因 72%
间接原因 28%

已存在健康问题 15%
其他间接原因 7%
HIV 相关原因 6%

高收入国家

直接原因 75%
间接原因 25%

已存在健康问题 20%
其他间接原因 2%
HIV 相关原因 3%

中低收入国家

直接原因 72%
间接原因 28%

已存在健康问题 15%
其他间接原因 7%
HIV 相关原因 6%

图22.2 世界各地孕产妇间接死亡原因的分布情况

资料来源：Say, L. et al. Global causes of maternal death: a WHO systematic analysis. The Lancet Global Health. 2(6), 323-333. ©2014 World Health Organization. Published by Elsevier Ltd.

导致孕产妇间接死亡的原因是什么？

关于孕产妇间接死亡具体原因的数据比较缺乏,意味着人们在全球范围内对导致间接死亡的许多独特疾病的影响了解十分有限。间接原因可能因地理区域、国家内部和国家之间而存在差异。

在全球范围内,53.8%的间接死亡是由已经存在的健康问题造成的,另外20%与人类免疫缺陷病毒(HIV)有关,其余26.2%是由其他原因造成的,如妊娠期新患的传染病。换言之,全世界70%以上的孕产妇间接死亡是因怀孕前的慢性疾病造成的,包括HIV。这一影响在高收入国家最为严重,在这些国家,90%以上的间接死亡是由于孕前已存在的健康问题造成的。相比之下,在撒哈拉以南非洲,近三分之一的间接死亡是由于妊娠期新出现的健康问题造成的。

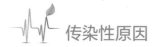 传染性原因

由于妊娠引起的对感染的免疫反应发生变化,孕产妇死于各种感染性疾病的风险增加。那些通常非危及生命的疾病也可能导致孕产妇死亡。在传染性疾病较为流行的中低收入国家,其对孕产妇死亡率的影响最大。流感、HIV/获得性免疫缺陷综合征(AIDS)和疟疾这三种传染性疾病证实,一个地区的孕产妇死亡率受到流行病、疫情和季节性的影响有多大。

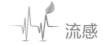 流感

流感是一种由病毒感染引发咳嗽、发烧和全身症状的疾病。健康成年人的流感死亡率通常较低。然而,孕产妇患流感后更易发生严重的肺部并发症和死亡。例如,孕产妇占美国人口的1%,但却占2009年甲型H1N1流感死亡人数的5%。在此期间,这些死亡还导致与感染有关的孕产妇死亡总数增加,这表明疾病暴发可能对孕产妇死亡率的趋势产生影响。现在许多国家建议孕产妇接种流感疫苗。

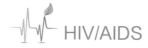 HIV/AIDS

HIV是孕产妇传染性死亡的主要原因,占2015年全球孕产妇死亡总数的1.6%。在撒哈拉以南非洲,与HIV有关的孕产妇死亡人数从1990年的约1 500例上升到2015年的4 000例,再到2005年达到峰值12 000例。1990年至2013年期间,虽然其他中低收入国家的孕产妇死亡率有所下降,但撒哈拉以南非洲许多国家的孕产妇死亡率却因HIV/AIDS而上升。全球约85%的与HIV相关的孕产妇死亡发生在撒哈拉以南非洲。在南非、斯威士兰、博茨瓦纳、莱索托和莫桑比克这5个国家,因HIV死亡的孕产妇占孕产妇总死亡人数的10%以上。

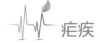 疟疾

疟疾是由疟原虫感染红细胞引起的,每年有2 500多万孕产妇面临疟疾感染的风险。疟疾通常可能是无症状或有轻度症状,但孕产妇患严重症状的可能性是非孕妇的3倍。疟疾对孕产妇的严重影响,使其成为孕产妇间接死亡的重要因素。疟疾的传播率会随季节或年份发生变化,这些变化会影响孕产妇死亡率。例如,在卢旺达,孕产妇间接死亡的最常见原因是疟疾(7.5%),但疟疾发病率每年在0.5%至11.2%之间波动,这与一般人群的疟疾发病率趋势一致。

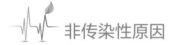 非传染性原因

在慢性病导致的孕产妇间接死亡率高的地区,孕产妇死亡率可能更能预示育龄妇女的潜在风险和健康状况,而非产科医疗保健质量。下文讨论的心血管疾病和镰状细胞病例证了孕妇的基本健康状况如何影响孕产妇死亡。随着育龄妇女风险状况的变化,为增进患有慢性病的孕产妇的健康状况和全面医疗保健而进行的孕前咨询变得越来越重要。

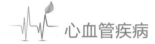 心血管疾病

在高收入国家中,心血管疾病是孕产妇死亡的首要原因。例如,在美国,超过1%的孕产妇患有心脏病,14.6%的孕产妇死亡与心血管疾病有关。心血管疾病危险因素(如肥胖、高血压、糖尿病和高龄)在孕产妇中日益普遍,以及患先天性心脏病妇女的存活率和生育力的提高均是心血管疾病成为孕产妇死亡首要原因的重要因素。

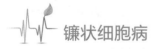 镰状细胞病

镰状细胞病是一种影响红细胞的遗传性疾病,如果不进行治疗,可能会致命。然而,通过优质的支持性医疗保健服务,患病女性可以存活到成年并可以怀孕。在牙买加,医疗保健的改善导致了更多的受镰状细胞病影响的高危妊娠,同时伴随有更高的孕产妇死亡率。Monika R Asnani等人发现,在牙买加,患镰状细胞病妇女的孕产妇死亡率是一般人群的7～11倍,41%的死亡是由镰状细胞病直接造成的。

晚期孕产妇死亡

晚期孕产妇死亡发生在妊娠结束后43～365天之间,往往被排除在孕产妇死亡的传统定

义之外。然而,晚期孕产妇死亡是由于恶性肿瘤、心脏病、糖尿病和中风等一些疾病因妊娠而病情加重,从而导致死亡,这可能导致低估孕产妇间接死亡的重要性。

巧合死亡

巧合死亡被认为是意外或偶然的孕产妇死亡,如因事故、凶杀和癌症引起的死亡。根据传统定义,巧合死亡没有被视为孕产妇死亡,因此在大多数孕产妇死亡率中也没有报告,但在一些地区,巧合死亡是重要的死亡原因。Jeani Chang 等人在美国对妊娠期或产后一年内的妇女死亡情况进行了调查,结果发现超过四分之一(27.1%)的死亡与创伤有关,其中机动车事故、凶杀和其他意外伤害是主要的创伤事件。

挑战

人们对孕产妇死亡率的关注日益增加,促进了相关数据的收集,但目前仍有很多事情是未知的,准确了解这些死亡(特别是间接死亡)的性质和规模仍然是个问题。如果没有准确诊断,且无法识别潜在医疗条件,那么就意味着无法正确判定死亡原因。在其他情况下,妇女的怀孕状况可能并不会被提及,原因可能为并不知道死亡妇女已经怀孕或者认为她的死亡与怀孕毫无关系。即使在高收入国家,低估孕产妇死亡的情况也很常见,部分原因是由于国家报告机制中未能准确判定孕产妇死亡原因。一项在美国和欧洲的研究结果显示,如果将这些传统孕产妇死亡定义之外的死亡也纳入孕产妇死亡中,那么孕产妇死亡率将会增加22%～93%。

在与HIV/AIDS有关的死亡方面,一个重要考虑因素是难以确定应归类为孕产妇常规死亡还是偶然死亡。有些妇女可能因与怀孕无关的事件而死亡,而有些妇女则因怀孕导致她们死于HIV/AIDS。此外,如果将HIV列为死因,那么HIV阳性孕产妇的直接死亡可能被错误地归类为间接死亡。例如,如果一名HIV阳性的孕产妇死于感染,则细菌感染是致命原因(直接死亡),而不是HIV(间接死亡)。

未来工作重点

◇ 目前,降低孕产妇死亡的策略主要侧重于预防孕产妇直接死亡。为了继续在实现可持续发展目标(SDGs)方面取得进展,需要制定更多的创新性策略来解决孕产妇间接死亡问题。

◇ 更深入地了解孕产妇间接死亡的个别原因。

◇ 由于间接死亡反映出育龄妇女潜在的医疗状况,因此需加强初级保健和完善卫生体系。

◇ 将重点放在孕前保健上,以便识别和帮助具有高危因素的妇女,避免其怀孕或在怀孕前提高其健康状况。

◇ 实现全民健康覆盖,以确保在改善孕产妇健康方面取得进展,并普及到每一个孕产妇。

小结

孕产妇间接死亡占孕产妇死亡人数的四分之一以上,并且变得越来越重要。与孕产妇死亡的直接原因相比,人们对孕产妇间接死亡的具体情况知之甚少。政策和项目方案制定者必须对其进行及时研究并多加关注,才能有效预防孕产妇间接死亡。

案例

一名孕产妇死于可预防的心脏病发作

42岁的Maria是一名来自墨西哥的非法移民,体型较为肥胖,在美国工作时意外怀孕。由于没有医疗保险,她自10年前到达美国后就没有看过医生,她的高血压、心脏病和糖尿病未得到诊断和治疗。她几乎没有休息时间,也不会说英语,并且也未到任何一家诊所接受孕期保健。她的移民身份是一个急迫需要解决的问题。在她怀孕7个月时,开始出现胸痛、腿部肿胀和呼吸急促,但她犹豫是否要去看急诊,姐姐告诉她胃灼烧和肿胀在怀孕期间很常见,因此她仅服用了一些抗酸药而忽视了这些问题。后来,在某天晚上,她的疼痛加剧,开始大汗淋漓,随后瘫倒在地。她的家人叫了救护车,并试图对她进行心肺复苏,但于事无补,她最终去世了。尸检显示,Maria未被诊断的慢性健康问题因怀孕而恶化,导致心力衰竭并最终死亡。这是一起本来可以预防的死亡,但却因对医疗保健和基本移民政策的参与不足,以及缺乏对孕产妇间接死亡风险因素的管理而发生。

思考题

1. 减少孕产妇间接死亡的策略与侧重于减少孕产妇直接死亡的策略有何不同?

2. 当一个国家经历"孕产状况转型"时,孕产妇死亡原因预计将出现哪些趋势?

3. 研究人员在收集有关孕产妇间接死亡人数及其原因的附加数据时面临怎样的挑战?

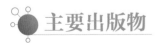

主要出版物

Say L, Chou D, Gemmill A, et al. (2014). Global causes of maternal death: a WHO systematic analysis. Lancet Global Health（World Health Organization）2（6）：e323-33.

世界卫生组织最近对2003—2009年孕产妇死亡原因进行的系统审查指出，目前间接孕产妇死亡占全球孕产妇死亡的四分之一以上。

Souza J，TunçalpÖ，Vogel J，et al.（2014）. Obstetric transition：the pathway towards ending preventable maternal deaths. BJOG，An International Journal of Obstetrics & Gynaecology 18（121）：1-4.

这篇评论向读者介绍了"孕产状况转型"的概念框架。

（翻译：狄江丽）

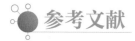 参考文献

Asnani M, McCaw-Binns A, and Reid M（2011）. Excess risk of maternal death from sickle cell disease in Jamaica：1998-2007. D Covas（ed.）. PLoS ONE 6（10）：e26281-9.

Chang J, Berg C, Saltzman L, et al.（2005）. Homicide：a leading cause of injury deaths among pregnant and postpartum women in the United States，1991-1999. Am J Public Health 95（3）：471-7.

Creanga A, Berg C, Syverson C, et al.（2015）. Pregnancy-related mortality in the United States，2006-2010. Obstetrics and Gynecology 125（1）：5-12.

Deneux-Tharaux C, Berg C, Bouvier-Colle M, et al.（2005）. Underreporting of pregnancy-related mortality in the United States and Europe. Obstetrics & Gynaecology 106（4）：684-92.

Desai M, ter Kuile F, Nosten F, et al.（2007）. Epidemiology and burden of malaria in pregnancy. Lancet Infect Dis 7（2）：93-104.

Graham W, Woodd S, Byass P, et al.（2016）. Diversity and divergence：the dynamic burden of poor maternal health. Lancet 388（10056）：2164-75.

Kaaja R（2005）. Manifestations of chronic disease during pregnancy. JAMA 294（21）：2751.

Kassebaum N, Bertozzi-Villa A, Coggeshall M, et al.（2014）. Global, regional, and national levels and causes of maternal mortality during 1990-2013：a systematic analysis for the Global Burden of Disease Study 2013. Lancet 384（9947）：980-1004.

Sayinzoga F, Bijlmakers L, van Dillen J, et al.（2016）. Maternal death audit in Rwanda 2009-2013：a nationwide facility-based retrospective cohort study. BMJ Open 6（1）：e009734-9.

Simpson L（2012）. Maternal cardiac disease. Obstetrics and Gynecology 119（2, Part 1）：345-59.

Siston A, Rasmussen S, Honein M, et al.（2010）. Pandemic 2009 influenza A（H1N1）virus illness among pregnant women in the United States. JAMA 303（15）：1517-25.

World Health Organization（2012）. The WHO Application of ICD-10 to Deaths During Pregnancy, Childbirth and the Puerperium：ICD-MM. World Health Organizsation：Geneva.

World Health Organization（2010）. Trends in Maternal Mortality：1990—2010. World Health Organization：Geneva.

Zaba B, Calvert C, Marston M,et al.（2013）. Effect of HIV infection on pregnancy-related mortality in sub-Saharan Africa：secondary analyses of pooled community-based data from the network for analysing longitudinal population-based HIV/ AIDS data on Africa（ALPHA）. Lancet，381（9879），1763-71.

第23章 孕产妇疾病

本章介绍了孕产妇疾病的概念,描述如何定义和衡量孕产妇疾病,并总结了全球已知的孕产妇疾病负担。本章可结合第21章"孕产妇直接死亡"、第22章"孕产妇间接死亡"和第25章"孕产妇心理保健"一起阅读。

 要点

> ☆ 大多数孕产妇和婴儿都有良好的结局。然而,全球每年有多达2 000万妇女因为怀孕出现健康问题,这些状况可从轻度贫血到严重的危及生命的难产等。
> ☆ 针对急性重度或危及生命(急重危)的孕产妇疾病,如子痫,目前已经有统一标准来诊断和识别。相比之下,对于那些不会立即危及生命的疾病,如瘘管,现有的诊断标准和对患者的支持在很大程度上仍未被重视。
> ☆ 确定一种综合且深入的方法去识别、理解和评估产妇非危及生命的疾病是全球性的任务,以便为筛查和实施有针对性且有效的护理提供信息。

背景

在孕期或产后死亡的产妇人数通常被认为只是"冰山一角",因为它并不能代表产妇整体的健康状况。目前尚不清楚孕产妇疾病的实际程度和数量,但据估计,全球每年有高达10%的产妇(2 000万)患上与妊娠和/或分娩有关的疾病。从健康产妇到患病产妇,再到病症发展到极其严重或危及生命的程度,最后因缺乏诊断救治而导致死亡,这一系列过程被广泛认为是具有持续性的,如图23.1所示。然而,目前尚不明确轻度孕产妇疾病和危急重孕产妇疾病(Severe Acute Maternal Morbidity,SAMM)的比例,并且这些比例会根据不同疾病种类而变化。有学者提出了可能的比例:假设有1个女性在孕期或分娩之后死亡,那么同时有20~30名女性正面临合并症、残疾和健康问题。

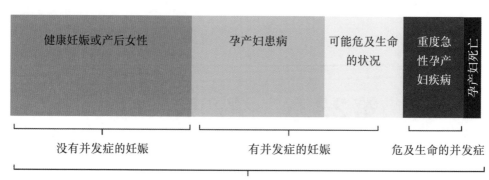

图 23.1　显示了从产妇健康到产妇死亡的连续过程

注：比例未知。

资料来源：Say. L, et al. on behalf of the WHO Working Group on Maternal Mortality and Morbidity Classifica-
tions. Maternal near miss-towards a standard tool for monitoring quality of maternal health care. Best
Practice & Research Clinical Obstetrics & Gynaecology. 23 (3)，287-296. doi：10.1016/jbpob-
gyn.2009.01.007.©2009 World Health Organization.

　　孕产妇疾病是指："任何因妊娠或分娩而产生或加重的、对妇女健康和/或功能有负面影响的状况"，这一定义是不准确的。因此，如果没有更明确的划分，是不适用于客观科学研究的。这一定义也过于广泛，世界卫生组织（WHO）孕产妇疾病工作组列出了 180 多种诊断标准，并从分娩、心肺到风湿病等不同情况中划分了 14 个器官功能障碍类别。

　　非危及生命的孕产妇疾病是一个被忽视的研究领域，特别是在中低收入国家，这方面需要得到全球范围的关注。目前，如漏尿、异常阴道出血等非危及生命的孕产妇疾病的记录很少，这类疾病在初级保健护理水平就可辨别，这些是医疗保健提供者或女性自己就能识别的疾病。目前还没有全面的、标准化的或在不同国家可类比的国际标准来衡量非危及生命的孕产妇疾病。

　　相反，濒死产妇（Maternal Near Miss, MNM）已经被明确定义为："女性在妊娠、分娩或产后 42 天内因合并症濒临死亡但最终存活"。通常这种情况由二级或三级医疗护理使用国际公认标准进行评估，如表 23.1 所示。最近关于产妇发病的研究集中在急性重度孕产妇疾病人群，并且已开展产妇护理的不足的探究，并被作为产妇死因的补充评估。

　　妊娠和分娩期间的合并症被公认为是育龄妇女死亡、残疾和健康不佳的主要原因。而现在，妊娠期间和产后的心理和社交健康方面的问题也逐渐开始得到重视，其中包括抑郁、自杀想法、家庭暴力和药物误用等问题。在产妇病情恶化之前从各个方面认识、解决疾病，并改善产妇总体健康状况应是全球的当务之急，这样既可以提高母亲及其婴儿的存活率，还能改善产妇在怀孕期间和怀孕后的整体健康和福祉。

　　最近，全球产妇健康目标的范围有所扩大，从注重预防死亡转向强调健康和福祉，《妇女、儿童和青少年健康全球战略（2016—2030 年）》就体现了这一点。目前国际统一的目标是确保不同环境中的每一位女性都有平等的机会生存、良好发展，并为可持续发展目标（SDGs）中变革性的改变做出贡献。只有当所有女性在妊娠期间和产后均可获得高质量的医疗保健（如筛查所有可预防疾病），在发现疾病后接受基于循证医学的治疗，并及时防止病情恶化时，才可能实现这一国际目标。

表 23.1　重度急性孕产妇疾病（SAMM）标准

器官系统功能障碍	临 床 标 准
心血管	休克 心脏骤停（无心跳和意识丧失）
呼吸系统	呼吸非常快或非常慢 变蓝
肾脏	对液体或药物无反应的低尿量
血液	未能形成血凝块
肝脏	先兆子痫时发生黄疸
神经	任何持续12小时以上的意识丧失 昏迷 卒中 无法控制的痉挛 完全瘫痪
子宫	子宫出血或导致子宫切除的感染

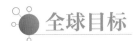

全球目标

可持续发展目标（SDGs）（2015年）

目标3（健康）

◇ 确保健康的生活，促进全人群健康。

妇女、儿童和青少年健康全球战略（2016—2030年）

◇ 所有妇女都有权享受包括身体、精神和社会方面最高标准的健康和福祉。

孕产妇疾病的负担

2016年全球疾病负担研究报告称，非致死性的疾病和损伤变得前所未有的重要。然而，关于孕产妇疾病方面的信息却很有限。据估计，生殖健康疾病占全球育龄妇女疾病问题的22%。由于评估孕产妇疾病的多数研究只针对高级护理和/或高收入国家开展，而且通常这类研究只针对分娩前后的时间,而不是整个产前和产后阶段,因此这个数据很可能低估了实际情况。在中低收入国家开展的一些基于社区的研究中显示,自我报告的产妇患病率范围为12%~78%,表明很大比例的女性在妊娠期间和产后出现了显著的健康问题。虽然自我报告有局限性,但这些产妇自己发现的迹象或症状很可能与某些疾病或不良妊娠结局相关。

孕产妇疾病的原因

孕产妇疾病的原因可借鉴WHO在《国际疾病分类—产妇死亡》(*International Classification of Disease — Maternal Mortality*, ICD-MM)中的分类,如表23.2所示。目前尚不清楚这些疾病的常见程度,以及这些疾病如何影响女性在妊娠期间和产后的健康和福祉。

表23.2 妊娠期间和产后非危及生命的孕产妇疾病的病因

孕产妇疾病类型	产妇死因分类	可能相关的疾病
直接	妊娠伴流产结局	人工流产、自然流产、异位妊娠合并症
直接	妊娠期和产后高血压疾病	妊娠高血压、先兆子痫、子痫的合并症
直接	分娩大出血	产前和/或产后出血
直接	妊娠相关感染	妊娠期间或产后子宫感染、乳腺感染
直接	其他分娩相关合并症	难产、早产、臀位合并症
直接	应对非预期合并症	内外科护理合并症、药物副作用、剖宫产伤口感染
间接	非分娩相关合并症	◆ 心脏疾病 ◆ 内分泌疾病 ◆ 胃肠道疾病 ◆ 中枢神经系统疾病 ◆ 呼吸系统疾病 ◆ 泌尿生殖系统疾病 ◆ 自身免疫性疾病 ◆ 骨骼疾病 ◆ 精神疾病 ◆ 肿瘤 ◆ 感染(HIV、疟疾、梅毒、结核病)
间接	心理社会合并症	◆ 抑郁、焦虑、自我伤害想法 ◆ 家庭暴力 ◆ 物质滥用
不详	未知/不确定	基础病因不明的疾病

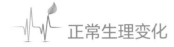 正常生理变化

有些产妇患病是由于妊娠的正常生理变化所致,其中包括恶心、呕吐、烧心、便秘、乳房胀痛或腰酸等。恶心和呕吐是很常见的情况,大概有50%的妇女会出现这种情况(称为"晨吐"),比较严重的情况被称为妊娠剧吐,仅发生在0.1%～1.0%的妊娠中。

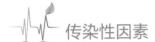 传染性因素

尿路感染、绒毛膜羊膜炎、子宫内膜炎和乳房炎是与妊娠相关的常见感染。妊娠无症状菌尿和尿路感染是最常见的感染性疾病,估计发生率为3%～35%。其他感染性疾病包括:人类免疫缺陷病毒(HIV)、疟疾、结核病、梅毒、登革热和埃博拉病毒,这些疾病的流行率在不同地方差异很大,以撒哈拉以南的非洲国家患病率最高。

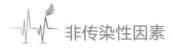 非传染性因素

妊娠并发疾病包括:贫血、哮喘、糖尿病、静脉血栓形成疾病、心脏疾病、肝脏疾病、癫痫、营养不良和肥胖。妊娠期间贫血非常常见,全球患病率为41.8%(每年影响约5 640万妊娠女性)。既存高血压影响约10%～15%的妊娠女性,哮喘影响全球约10%的妊娠女性。静脉血栓形成疾病的风险在妊娠期间增加5倍,在产后6周增加高达20倍。据估计,1型糖尿病影响约0.5%的孕妇,而2型糖尿病则影响约2%的孕妇。妊娠糖尿病则更常见,估计每7个妊娠中就有1个出现该合并症。癫痫影响约0.5%的育龄妇女,是妊娠中最常见的慢性神经系统疾病。既存疾病(如糖尿病和癫痫)可增加母亲和胎儿合并症的风险,其中包括药物致畸性风险。孕前保健对于稳定病情、药物的合理使用以及降低母亲和孩子的健康风险至关重要。

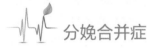 分娩合并症

分娩合并症包括:高血压、大出血、羊水过多、宫内生长受限、胎膜早破、先兆流产、早产、胎位不正、多胎妊娠、难产、胎盘滞留、剖宫产合并症、阴道裂伤、伤口感染、尿失禁、瘘管、产后抑郁和精神疾病。

目前存在的最大挑战是对患病率的评估,因为对于许多影响孕期和产后的健康、福祉和/或功能的疾病的患病率评估只针对高收入国家。目前已知的分娩合并症全球患病率是:先兆子痫4.6%、败血症2.7%～5.2%、产程延长和/或难产8.7%、剖宫产18.6%、产后出血10.8%、重度出血2.8%、产后抑郁15%和尿失禁29%～33%。然而,这些患病率估计并不能代表中低收入国家的情况。例如,Shimelis Fantu等人在埃塞俄比亚进行的一项研究发现,难产的患病率高达12.2%。梗阻病例中最常见的母体合并症为子宫破裂、败血症、出血和瘘管,而且仅45%的婴儿出生时存活。难产是导致瘘管的最常见原因,影响全球约200万女性(见

案例）。

许多产妇在产前或产后护理期间都未进行常规的孕产妇疾病筛查，因此疾病既未被诊断也未被治疗，这样有可能导致更严重的健康问题甚至造成残疾。

挑战

在探究产妇发病的方面存在许多挑战，尤其是在中低收入国家。主要面临的问题是卫生系统基础设施差、有限的病例记录以及缺乏常规的数据收集。这些困难对于非危及生命的身体和心理疾病影响很大，在农村地区的影响最为显著，这是由于病人可能不曾到访保健服务机构，虽然不曾被诊断和记录，但却一直影响着妇女的生活质量。另一个关于记录和了解非危及生命的孕产妇疾病的主要困难是缺乏标准测量方法，其中涉及主观和客观两方面。此外，虽然产妇的发病始于妊娠，但其后果可能需要几个月才显现，这对数据的收集造成了更多挑战。当然，正在进行的新研究将在未来提供更好的数据。

未来工作重点

◇ 收集妊娠期间和产后女性健康和疾病相关的良好数据至关重要。应利用这些数据有针对性地、有效地为产前和产后护理系列提供更多信息，同时能有效监测对于贫血、糖尿病、高血压、感染、计划外妊娠、抑郁、家庭暴力和产前产后药物误用等情况，并能促进常规筛查等政策的实施。

◇ 关于孕产妇疾病的具体定义需要达成一致，可以参照产妇死亡的相关应对情况。例如，尽管产妇可能在生育数月或数年后才发病，但可以将第 1 次检查的时间限制在妊娠结束后 42 天。此外，进行定性研究非常必要，以便更好地了解妇女及其家庭和她们的医疗保健服务者对孕产妇疾病的观点。告知这些疾病定义，并去了解不同文化背景下的妇女如何报告和描述不良健康状况也同样重要。

◇ 此外，还需要一种国际通用的方便的数据收集工具，以便全面深入地衡量孕产妇疾病。假如对孕产妇疾病进行评估，那么之后就可以通过数据建模来确定孕产妇疾病状态的综合评分。这种评分可被用于产前预约时的基线数据测量，并能监测妇女健康随时间的变化情况。后续仍需开展进一步的研究验证该评分能否作为临床结局指标，以及考虑其能否在临床和研究方面作为重要表现指标，用于制定不同卫生系统和不同人群的应对策略和相关项目。

小结

据估计,每4名妇女中就有3名因怀孕而出现不良健康结局。这对女性的健康和身体功能有极其不利的影响,然而目前孕产妇疾病方面尚未得到应有的认识、记录或治疗。事实上,在可持续发展目标中并未设定孕产妇疾病的具体目标。

尽管现在针对危急重孕产妇疾病或濒死产妇情况的监测和相关护理的质量取得了重大进展,但是对非危重孕产妇疾病的标准化测量仍然比较匮乏。更好地测量、记录和监测孕产妇疾病将为制定政策和方针决策以及合理地分配资源提供更多信息,这样才能最终改善产妇健康(尤其是在中低收入国家)。更好地了解妇女在孕期和产后的健康和疾病,才能更好规划有针对性且有效的产前和产后护理和教育,以保证所有妇女的良好生存,以及在孕期和产后的良好发展。

案例

难产、无辅助分娩导致的瘘管带来的生理、心理和社会疾病

Tigist是一名18岁的农妇,长期在埃塞俄比亚的一家地区综合医院门诊问诊,主诉是漏尿、下体持续恶臭和持续发热。Tigist已经在这条路上艰难前行并精疲力尽,她不得不向亲戚借钱去医院。Tigist告诉医生,她死产了1个男婴,并于2个月前在家分娩,分娩3天后失血仍然很多。在她分娩死婴后不久就出现了漏尿,她试图将草药和布插入阴道以防止漏尿,但没有效果。Tigist崩溃了,开始哭泣,并告诉医生,由于她下体有持续的恶臭,她的丈夫希望结束这段婚姻。她已经失去了希望,不知道自己是否会再好起来。幸运的是,医生认识一位很擅长瘘管手术的外科医生,并安排她到医院进行专业护理。

思考题

1. 产妇不良健康结局的定义是什么?
2. 目前的孕产妇临床指标能否反映中低收入国家女性妊娠和产后的健康需求?
3. 如何调整目前中低收入国家的孕产护理服务来满足女性的健康需求?

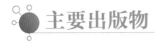

主要出版物

Say L, Souza J, Pattinson R, and the WHO working group on Maternal Mortality and Morbidity classifications. (2009). Maternal near miss — towards a standard tool for monitoring quality of maternal health care. Best Pract Res Clin Obstet Gynaecol 23：287-96.

第一篇描述严重急性产妇发病率的论文。

Firoz T, Chou D, von Dadelszen P, et al. and Maternal Morbidity Working Group (2013). Measuring maternal health：focus on maternal morbidity. Bull World Health Organ 91 (10)：794-6.

第一篇定义产妇发病率的论文。

Zafar S, Jean-Baptiste R, Rahman A, et al. (2015). Non-life threatening maternal morbidity：cross sectional surveys from Malawi and Pakistan. PLoS ONE 10(9)：e0138026.

第一项试图以主观方式衡量低资源环境下孕产妇发病率的研究。

（翻译：项密）

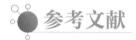

参考文献

Bang R, Bang A, Reddy M, Deshmukh M, Baitule S, and Filippi V (2004). Maternal morbidity during labour and the puerperium in rural homes and the need for medical attention：a prospective observational study in Gadchiroli, India. BJOG111(3)：231-8.

Bhatia J (1995) Levels and determinants of maternal morbidity：results from a community-based study in southern India. International Journal of Gynecology and Obstetrics 50(2)：S153.

Datta K, Sharma R, Razack P, Ghosh T, and Arora R (1980) Morbidity pattern among rural women in Alwar-Rajasthan— a cohort study. Health and Population — Perspectives & Issues 3(4)：282-92.

Fantu S, Segni F, and Alemseged F (2010). Incidence, causes and outcome of obstructed labor in Jimma University Specialized Hospital. Ethiop J Health Sci 20(3)：145-51.

Fortney J and Smith J (eds) (1997). The Base of the Iceberg：Prevalence and Perceptions of Maternal Morbidity in Four Developing Countries：the Maternal Morbidity Network. Family Health International, Maternal and Neonatal Health Center：Research Triangle Park, NC. Available at：http://pdf.usaid.gov/pdf_docs/Pnacg698.pdf.

Nelson-Piercy C (2015). Handbook of Obstetric Medicine. Fifth edition. CRC Press：Boca Raton.

Osman-Hassan E (1995). Study of the Prevalence and Perception of Maternal Morbidity in Menoufeya Governmate, Egypt. The Egyptian Fertility Care Society：Cairo.

Vos T, Barber R, Bell B, et al. (2015). Global, regional, and national incidence, prevalence, and years lived with disability for 301 acute and chronic diseases and injuries in 188 countries, 1990-2013：a systematic analysis for the Global Burden of Disease Study 2013. Lancet 386：743-800.

World Health Organization (2005). The World Health Report 2005：Make Every Mother and Child Count. World Health Organization：Geneva.

World Health Organization (2011). Evaluating the Quality of Care for Severe Pregnancy Complications：the WHO Near-miss Approach for Maternal Health. Available at：http://apps. who. int/iris/bitstream/10665/44692/1/9789241502221_eng.pdf.

World Health Organization (2016). Health Statistics and Information Systems. Available at：http://www.who.int/healthinfo/statistics/indmaternalmortality/en/.

第24章　孕产妇营养

本章将讨论改善孕产妇营养对母婴短期和长期健康影响的公共卫生意义。本章可结合第7章"健康和疾病的发育起源"和第37章"儿童营养"一起阅读。

 要点

> ☆ 减少孕期营养不足和营养过剩对促进母亲和胎儿健康至关重要。
>
> ☆ 胎儿从孕早期开始即快速生长，改变此时的生长轨迹不仅影响胎儿健康，而且这种影响将持续到其成长为儿童、成人和为人父母。表观遗传和激素变化是介导长远影响的重要机制。
>
> ☆ 提高孕产妇整体膳食质量（包括数量、多样性和可获得性）非常重要，但如何实现仍有待阐明。

背景

改善孕产妇营养状况对母亲及子代均至关重要，不仅可改善母亲健康状况，而且对胎儿生长发育及其成年后的健康状况产生深远影响，如图24.1所示。从受孕到出生后6月龄，胎儿/婴儿依赖母亲提供营养，孕期营养不良会影响胎儿的生长发育，增加早产和出生缺陷的风险，还会影响其儿童期生长和认知发展。

母亲营养通过调节新陈代谢和激素水平来改变营养物质在体内的使用和储存方式，进而对胎儿营养产生影响。妇女在孕期对能量和微量营养素的需求更高，对于大多数营养状况良好的妇女，不需要额外补充食物，但在营养不良较常见的地区，则需要在孕期改善饮食。在资源匮乏的环境中，妇女的饮食可能在数量和质量上都无法保障。即使在女性能获得足够的食物的发达国家，如果食物不能提供足够的微量营养素来满足其日常营养需求，她们也可能发生营养不良。对于孕前已经发生营养不良或营养储备不足的女性来说，怀孕则可能会导致其发生营养缺乏相关疾病。

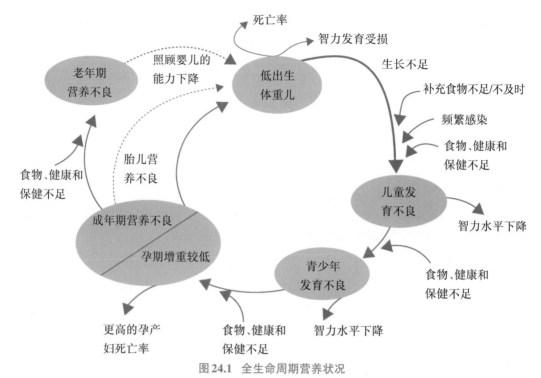

图24.1　全生命周期营养状况

资料来源：ACC/SCN（2000）Fourth Report on the World Nutrition Situation. Geneva：ACC/ SCN in collaboration with IFPRI, https://www.unscn.org/web/archives_resources/files/rwns4.pdf.

　　孕产妇营养是导致其后代表观遗传改变最重要的环境因素之一。孕妇营养可能会在短期内改变胎儿的营养状况，但不太可能导致胎儿营养素储备发生持久变化。因此，孕妇营养对子代造成的长期影响，可能是子代表观遗传、激素变化、生长轨迹改变的结果。如第7章所述，健康和疾病的发育起源假说提出了早期发育的关键期/敏感期，在此期间，环境因素可能对胎儿生理和生长产生持久影响。母亲孕期营养不良会导致其子代成年后发育迟缓和身材矮小，亦与其学习表现欠佳有关。营养不良也是孕妇发生分娩并发症和剖宫产的重要危险因素。

　　孕期营养改善应在怀孕前开始。孕妇营养不仅应满足孕妇和胎儿的不同生理需求，并且能够应对孕妇在发生感染及其他特殊状况时对营养需求的增加，孕期营养还依赖于孕妇孕前的营养状况甚至其儿童期的生长发育情况，如表24.1所示。如果由于膳食不能满足需要，如能量摄入不均衡（不足或过剩）或膳食质量差，则可能导致营养不良及其后续后果，如表24.2所示。对于许多地区，尤其是受冲突影响的地区，提高食品安全（如食物可获得性）和饮食多样性是最重要的，但知之非难，行之不易，如图24.2所示。而在高收入国家，重要的是提高食物的质量而非数量。

表24.1 孕期营养需要

种 类	需要量
能量(千卡)	2 200~2 900
蛋白质(克)	71
赖氨酸(毫克/千克)	51
n-3脂肪酸(克)	1.4
叶酸(微克)	600
铁(毫克)	27
碘(微克)	200

表24.2 孕产妇营养不良的后果

母 亲	胎儿和儿童
分娩并发症,导致疾病和死亡 贫血 感染 嗜睡和虚弱	流产、死产、新生儿死亡 宫内生长受限 感染 先天畸形 脑损伤

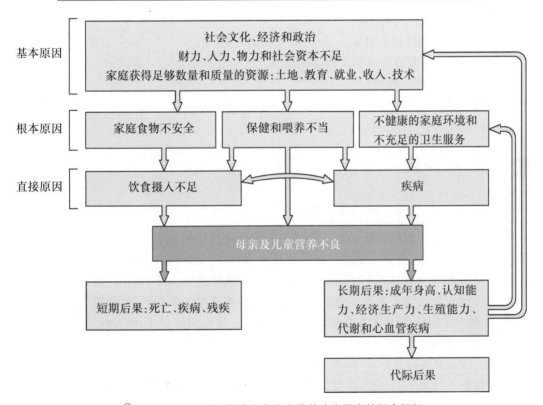

图24.2 联合国儿童基金会儿童营养决定因素的概念框架

资料来源:UNICEF. Improving child nutrition;The achievable imperative for global progress. UNICEF, April 2013. ©2013 UNICEF.

全球目标

 ## 可持续发展目标(SDGs)(2015年)

目标2(饥饿与食品安全)

◇ 到2030年,消除一切形式的营养不良,包括到2025年实现国际议定目标即解决5岁以下儿童发育迟缓和消瘦的全球目标,并解决少女、孕妇和哺乳期妇女以及老年人的营养需求。

 ## WHO2025年全球营养目标(2014年)

与孕产妇营养直接相关目标:

◇ 育龄妇女贫血减少50%。

◇ 低出生体重减少30%。

与孕产妇营养间接相关目标:

◇ 5岁以下儿童发育不良的人数减少40%。

◇ 确保儿童超重不增加。

◇ 降低儿童消瘦率并保持在5%以下。

宏量营养素

宏量营养素是构成细胞所必需的物质。在构成蛋白质的20种氨基酸中,有9种是促进胎儿生长所必需的,这些必需氨基酸必须从饮食中获得。脂肪提供的能量占每日能量摄入的15%～30%,其中n-6和n-3脂肪酸是饮食不可或缺的成分。怀孕期间,胎儿生长以及胎盘和子宫等组织生长需要额外能量。但是不同组织推荐量各不相同,例如联合国粮食及农业组织/世界卫生组织/联合国大学建议在孕早期应较孕前增加85千卡/天的能量摄入,孕中期和孕晚期则分别增加285千卡/天和475千卡/天。每名孕妇的确切推荐量可能有所不同,这取决于其孕前身体质量指数(Body Mass Index,BMI)。

对于营养不良的孕妇,建议接受营养教育,均衡能量摄入并补充蛋白质。在不同蛋白质和能量干预方法中,最有效的为蛋白质/能量均衡补充,其中总能量的25%由蛋白质供给。Erika Ota等发现,这种干预方式可以显著降低死胎风险(RR=0.60,95%CI:0.39～0.94)、增加婴儿出生体重(+40.96 g,95%CI:4.65～77.26),并降低小于胎龄儿发生率(RR=0.79,95%CI:

0.69~0.90）。在怀孕期间接受营养教育可能会增加蛋白质摄入,降低早产风险,在营养不良妇女中可增加胎儿出生体重。

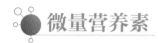

微量营养素

全世界约有20亿人可能存在微量营养素缺乏,而孕妇因其高代谢需求导致微量营养素缺乏风险更高。可通过生物标志物检测对微量营养素状况进行评估,但这些标志物稳定性又可能会受到如炎症、感染等因素的影响,且部分标志物正常界值尚不明确。在个体水平,患有微量营养素缺乏相关疾病的女性补充微量营养素是有益的;在群体水平,补充或强化是改善微量营养素营养状况的常用方式。WHO建议在微量营养素缺乏人群中应补充叶酸、铁、钙和维生素A,表24.3描述了主要的微量营养素。关于补充复合微量营养素的益处一直存在争议,有研究表明小剂量的复合微量营养素(约50 g)可增加出生体重并带来许多好处,但证据并不充分。

表24.3　微量营养素

微量营养素	生理功能	与缺乏相关的疾病	干预(补充)
叶酸 (维生素B$_9$)	作为许多基本细胞反应(包括DNA和核酸合成)的辅助因子,是一种强效的DNA甲基化供体	胎儿神经管畸形	◆ 怀孕前和妊娠早期补充,可减少神经管缺损和相关死亡率 ◆ 强化主食,如面粉、谷物
铁	氧气运输和细胞呼吸所必需的营养素,存在于血红蛋白、肌红蛋白、酶和细胞色素中	◆ 38%的孕妇患有缺铁性贫血,据Zulfiqar A Bhutta等人估计,20%的孕产妇死亡由缺铁性贫血导致 ◆ 妊娠早期缺乏会增加发生早产和低出生体重的风险	◆ Pena-Rosas J等人发现补充铁剂后,出生体重平均增加57.7 g(95%CI:7.7~107.8 g) ◆ 同时需要治疗其他贫血原因,如钩虫感染
维生素A	具有多种作用,参与细胞分化、免疫功能、器官和骨形成,同时对视觉、生殖和生长有非常重要的作用	在15%的孕妇中发现缺乏维生素A,可导致夜盲症并增加感染的风险	世界不同地区的建议有所差异:高收入国家通常不推荐补服维生素A,因为有导致胎儿致畸的危险,但在低收入国家总体上被认为是有利的,补服维生素A可以减少孕产妇贫血、夜盲症和感染,但不能改善新生儿结局
碘	生长、发育和代谢所必需的微量营养素,特别是对于神经细胞生长和突触的形成	胎儿甲状腺功能减退可导致智力损害,碘缺乏是大脑发育和精神功能受损最常见的可预防的原因	海产品中含有碘,但大多数食物中碘含量都很低,在世界范围内,食盐等食物的碘强化是很普遍的

续表

微量营养素	生理功能	与缺乏相关的疾病	干预(补充)
钙	作用于神经和肌肉细胞,并维持细胞膜稳定,是骨矿化所必需的	对胎儿发育和骨骼形成至关重要	Pranom Buppasiri 等人发现孕期补钙可以使平均出生体重增加(+56 g),并有证据表明补钙可以使早产比例降低
维生素D	骨骼健康和钙稳态所必需的,越来越多的其他功能正在被发现,如它对免疫状态的影响	维生素D缺乏与胎儿骨骼发育异常、子痫前期和可能的早产相关	◆ 补充维生素D可能会降低出生时低体重的比例,增加出生身长和头围 ◆ 当与钙联合使用时可降低发生子痫前期的风险

超重和肥胖

2014年,全球超过13亿成年人超重,6亿人肥胖。脂肪并不是仅储存能量的惰性组织,其代谢十分活跃。例如,过多脂肪积聚会增加胰岛素抵抗的风险,孕期超重或肥胖是母亲和孩子的健康危险因素。对孕妇来讲,超重和肥胖可显著增加孕期葡萄糖不耐受和子痫前期的风险,并在晚年更易罹患糖尿病和高血压。在分娩期,又会增加剖宫产和产后出血的风险。对于胎儿或者婴儿来说,会增加绒毛膜羊膜炎、早产、流产、神经管畸形、先天性心脏缺陷和胃肠道畸形等风险。孕期高糖暴露会导致胎儿出生体重增加,从而导致分娩创伤如肩难产。长期来讲,儿童期肥胖的风险也会增加。

肥胖的干预措施包括:

◇ 控制能量:根据孕前BMI调整能量摄入,并保障质量。

◇ 适量运动:许多试验表明,饮食结合运动可降低妊娠期过度增重的风险,但并未发现运动所造成的孕产妇或新生儿其他结局的差异。

食品安全

孕妇的饮食需要避免细菌和毒素污染,如汞、砷、铅和镉等重金属会对胎儿的生长和发育产生有害影响,因此,孕妇应避免食用某些食物,例如含有汞的鱼(如鲨鱼或马林鱼)、可能含有李斯特菌的软奶酪以及可能含有沙门氏菌的生鸡蛋,水果和蔬菜需要清洗以去除弓形虫等寄生虫。

父亲营养

虽然本章重点关注孕产妇营养,但通过改善父亲营养以促进子代健康也很重要。母亲的卵细胞在她出生前就形成了,但父亲的精子细胞每天都在产生。通过表观遗传修饰,精子细胞可以对环境的即时变化做出反应。精子和精液中的营养物质和毒素会改变子代的生理功能。

挑战

保障处于资源匮乏环境中的妇女能够获得均衡饮食是主要挑战之一。造成饮食不良的原因有很多,从缺乏农业生产到政策层面对某种食物的偏好都可能引起。虽然改善孕产妇营养的有利作用证据确凿,但迄今仍未找到最佳干预措施。人们普遍认为,改善粮食安全,使人们能够以低成本获得多样化的饮食是最好途径,然而要做到这一点非常艰难。另有人提出微量营养素补充是最好的方式,因为可以确保准确剂量。但也有人认为大规模营养素补充效果不佳,而是对已有临床表现的营养缺乏人群效果会更好。为了克服补充剂使用的可能弊端,有人建议实行食品营养强化。食品营养强化既可以由生产厂家集中完成,也可以向家庭提供散装的营养包。但目前缺乏有力证据证实这种方法的有效性,也不清楚坚持使用营养包是否比营养补充剂的效果更好。无论如何,无限期地维持大规模的营养剂补充和强化项目是十分困难的。营养教育需要与这些营养项目相结合,以提高妇女身心健康并赋予妇女应有的权利。

未来工作重点

◇ 开展更加详细的有关营养素对母亲和子代影响的研究将有助于更好地了解孕产妇营养需求。此外,除了个体营养素,还应更加关注整体营养需求的评估和满足。

◇ 确定改善食品安全的方法,以便为所有人提供多样化、可获得和可持续的食物。

◇ 了解营养过剩的影响及其干预方法亦十分重要。

小结

在孕前和孕期改善营养状况可以打破营养不良的代际循环。对于母亲,可以减少营养缺乏相关的疾病,降低长期健康风险。对于胎儿/新生儿,改善营养可以优化短期生长,并带来长期健康益处。

第二次世界大战期间(1944—1945年)发生的荷兰饥荒持续影响两代人

第二次世界大战期间,德国对荷兰的食物封锁以及紧接而来的严酷寒冬,导致荷兰国内食品供应急剧下降(每人每天食物降至400千卡)。直至1945年5月解放后,食品供应才迅速改善。在此期间,母亲营养状况对胎儿的长期影响取决于怀孕的时间点。研究发现在妊娠早期受影响的胎儿患冠心病的风险增加,而在妊娠中期或晚期受影响的胎儿糖耐量减低。围孕期营养不良与母亲胰岛素样生长因子Ⅱ基因去甲基化有关,而后者在调节胎盘生长和营养物质转运等过程中起着重要作用。荷兰饥荒引起的健康危害可传递到下一代,如在饥荒中出生的女性其后代出生体重偏低。

思考题

1. 与生命历程中其他时期相比,关注孕期营养有哪些优势和局限?
2. 在孕期采取哪些干预措施对改善孕产妇和新生儿的结局是有益的?
3. 请列举营养素补充和微量营养素强化这2项措施的优缺点。

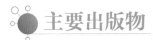

Abu-Saad K and Fraser D (2010). Maternal nutrition and birth outcomes. Epidemiologic Reviews 32: 5-25.

Black R, Victora C, Walker S, et al. (2013). Maternal and child undernutrition and overweight in low-income and middle-income countries. Lancet 382: 427-51.

孕产妇营养综述,涵盖流行病学和不良健康状态的危险因素。

Hanson M, Bardsley A, De-Regil L, et al. (2015). The International Federation of Gynecology and Obstetrics (FIGO) recommendations on adolescent, preconception, and maternal nutrition: 'Think Nutrition First'. International Journal of Gynaecology and Obstetrics 131(Suppl 4): S213-53.

系统综述了孕产妇营养和可能的干预措施。

Mason J, Shrimpton R, Saldanha L, et al. (2014). The first 500 days of life: policies to support maternal nutrition. Global Health Action 7: 23623.

论述了改善孕产妇营养的政策影响。

(翻译:张喆庆)

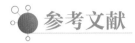 参考文献

Bailey R, West K, Black R, et al. (2015). The epidemiology of global micronutrient deficiencies. Ann Nutr Metab 66(Suppl 2): 22-33.

Bhutta Z, Das J, Rizvi A, al. (2013). Evidence-based interventions for improvement of maternal and child nutrition: what can be done and at what cost? Lancet 382: 452-77.

Blencowe H, Cousens S, Modell B, and Lawn J (2010). Folic acid to reduce neonatal mortality from neural tube disorders. Int J Epidemiol 39(Suppl 1): i110-21.

Buppasiri P, Lumbiganon P, Thinkhamrop J, et al. (2015). Calcium supplementation (other than for preventing or treating hypertension) for improving pregnancy and infant outcomes. Cochrane Database Systematic Reviews 2: CD007079.

Curley J, Mashoodh R, and Champagne F (2011). Epigenetics and the origins of paternal effects. Horm Behav 59: 306-14.

De-Regil L, Fernandez-Gaxiola A, Dowswell T, and Pena-Rosas J (2010). Effects and safety of periconceptional folate supplementation for preventing birth defects. Cochrane Database Systematic Reviews CD007950.

De-Regil L, Palacios C, Lombardo L, and Pena-Rosas J (2016). Vitamin D supplementation for women during pregnancy. Cochrane Database Systematic Reviews 1: CD008873.

Fleming T, Watkins A, Velazquez M, Mathers J, Prentice A, Stephenson J, et al. (2018). Origins of lifetime health around the time of conception: causes and consequences. Lancet 391: 1842-52.

McCauley M, Van Den Broek N, Dou L, and Othman M (2015). Vitamin A supplementation during pregnancy for maternal and newborn outcomes. Cochrane Database Systematic Reviews 10: CD008666.

Muktabhant B, Lawrie T, Lumbiganon P, and Laopaiboon M (2015). Diet or exercise, or both, for preventing excessive weight gain in pregnancy. Cochrane Database Systematic Reviews 6: CD007145.

Ota E, Hori H, Mori R, Tobe-Gai R, and Farrar D (2015). Antenatal dietary education and supplementation to increase energy and protein intake. Cochrane Database Systematic Reviews 6: CD000032.

Pena-Rosas J, De-Regil L, Dowswell T, and Viteri F (2012). Daily oral iron supplementation during pregnancy. Cochrane Database Systematic Reviews 12: CD004736.

Stevens G, Finucane M, De-Regil L, et al. (2013). Global, regional, and national trends in haemoglobin concentration and prevalence of total and severe anaemia in children and pregnant and nonpregnant women for 1995-2011: a systematic analysis of populationrepresentative data. Lancet Global Health 1: e16-25.

United Nations Children's Fund (2013). Improving Child Nutrition: the Achievable Imperative for Global Progress. UNICEF: New York, US.

Waller D, Shaw G, Rasmussen S, et al. (2007). Prepregnancy obesity as a risk factor for structural birth defects. Arch Pediatrics & Adol Med 161: 745-50.

World Health Organization (2016). WHO Recommendations on Antenatal Care for a Positive Pregnancy Experience. WHO: Geneva.

World Health Organization (2018). WHO global database on vitamin A deficiency. WHO: Geneva.

第25章 孕产妇心理保健

本章将强调孕产妇精神卫生的重要性,概述主要的临床状况及其对母亲和儿童的影响,并描述生物—心理—社会干预方法。本章可结合第14章"青少年精神卫生"和第23章"孕产妇疾病"一起阅读。

 要点

> ☆ 心理健康不良影响着五分之一的围产期女性,自杀是目前高收入国家孕产妇死亡的主要原因。
>
> ☆ 孕产妇精神卫生与孕产妇和婴儿的不良结局有关,特别是在不提供干预措施的情况下。据估计,在英国,仅围产期精神卫生负担的长期成本每年高达81亿英镑。
>
> ☆ 社会心理和药物干预具有成本效益,也能被接受。即使在资源匮乏的情况下,也应该提供这些服务。

 背景

只有重视母亲的精神卫生,改善全球妇女、儿童和青少年健康的举措才会取得成功。有五分之一的女性会在孕期和/或产后经历抑郁症、焦虑症、创伤后应激障碍(post-traumatic stress disorder,PTSD)、产后精神障碍等心理健康问题,或遭遇双相情感障碍等原有心理障碍的恶化。中低收入国家的围产期心理健康问题的患病率高于高收入国家,这可能是因为中低收入国家的妇女更容易面临贫困、暴力、营养不良和产科并发症等危险因素。病耻感和歧视会加剧孕产妇遭受的痛苦和损害。

未经治疗的围产期精神障碍会给母婴带来灾难性的后果。在高收入国家,自杀是孕产妇死亡的一个主要原因,例如,在英国,怀孕后6周至1年内死亡的女性中,有七分之一死于自杀。心理障碍在孕产妇中的发病率与死亡率研究在中低收入国家还没有得到足够的重视,因此导致这方面证据十分有限,但孕产妇自杀很可能也是中低收入国家的重要健康问题。孕产妇的心理疾病会影响胎儿和婴儿的生长发育,在极少数情况下,严重的围产期精神障碍甚至会导致杀婴行为。

在中低收入国家精神障碍负担沉重,高达90%的精神障碍患者无法获得适当的治疗。目前已有针对围产期心理障碍的有效循证干预,但要使其规模化,仍需要相当大的努力。世界卫生组织(WHO)建议将孕产妇精神卫生"整合到一般保健,包括女性保健、妇幼保健、生殖保健和其他相关服务中"。虽然联合国可持续发展目标(SDGs)中只有一项明确提及了精神卫生,但以贫困、教育、两性平等、儿童死亡率和孕产妇健康为重点的发展目标均与孕产妇精神卫生有关。

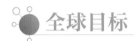

全球目标

可持续发展目标(SDGs)(2015年)

目标3(健康)

◇ 到2030年,通过预防和治疗,将非传染性疾病导致的过早死亡率降低三分之一,并促进心理健康和福祉。

影响围产期女性的精神障碍

围产期精神障碍的流行病学和临床特征,如表25.1所示。世界范围内有10%~20%的女性受到围产期抑郁的影响,而且往往始于产前。母亲患有严重的抑郁症,可能会导致其排斥、遗弃和忽视婴儿。怀孕本身就是一个高度焦虑的时期,一些女性在这期间会发展成焦虑障碍或强迫症。有童年创伤史的女性患PTSD的风险增加,对分娩的恐惧可能导致女性逃避产前检查。若患产后精神障碍,产妇的妄想可能会集中在腹中胎儿或婴儿身上(例如,婴儿被魔鬼附身)。出现在分娩前后的一些合并症临床表现容易与精神障碍混淆,应予以鉴别和排除,以预防恶性结局发生。

表25.1 孕产妇精神障碍的流行病学和临床特征

	患病率	典型起病时间	临床特征
产后忧郁	50%	产后3~5天	自限性的情绪忧虑
产前抑郁	11%~15%	孕前抑郁的持续发作或在怀孕期间发病	内疚感,"想得太多",消极想法,无望,自杀意念
产后抑郁	10%~20%	产后6~8周	同上,母婴关系可能受到损害
焦虑障碍	13%	产前或产后发病	灾难化、冗思、紧张、心悸、烦躁不安,明显的回避

续表

	患病率	典型起病时间	临床特征
强迫症	2%~4%的初产妇	产前或产后发病	使之痛苦的强迫(想法和想象),例如对疾病、沾染的恐惧,强迫行为,如过度检查、洗手,回避潜在的威胁
PTSD	4%~6%	产后或孕前就存在	创伤性事件的侵入性想象和想法
分娩恐惧症	高达8%	原发性分娩恐惧症可能导致避免怀孕,继发性分娩恐惧症出现在创伤性分娩后	因想到和/或被提醒分娩而产生强烈恐惧和焦虑
产后精神障碍	0.2%	发病高峰在产后3个月	症状波动,易怒,情绪高涨或抑郁,产生幻觉和妄想(可能集中在婴儿身上)
谵妄和器质性病因导致的心理健康症状	由感染(包括人类免疫缺陷病毒)、大出血、贫血、肺栓塞等患病率决定	产前或产后	意识模糊,精神状态突然改变,与其他身体疾病的症状相关
孕前已存在的严重心理障碍	双相情感障碍(1%~2%的终身患病风险),精神分裂症(0.5%~1%的终身患病风险)	在围产期的任何时候都可能复发,其中双相情感障碍在产后复发的风险很高	可能突然复发并迅速恶化

围产期心理障碍的病因学

生物、心理和社会因素相互作用,共同决定围产期精神障碍发病和持续的风险。遗传因素在产后精神障碍中起着特殊的作用,若孕产妇存在产后精神障碍或双相情感障碍的个人史或家族史,其围产期精神障碍的风险会显著增加。其他生物学因素包括分娩后生殖相关激素的快速变化和孕产妇营养不良,但目前这些调查研究的结论并不一致。比较确定的是,社会心理压力是围产期抑郁和焦虑的重要风险因素,这些压力包括缺乏社会支持、社会经济劣势、意外怀孕、经历亲密伴侣的暴力、生殖问题以及儿童健康问题。

围产期心理障碍和儿童健康结局

产后抑郁与儿童的认知、行为和社会情感发育迟缓有关。抑郁母亲情感的敏感性和协调性可能较差,导致婴儿的淡漠和退缩。也有证据表明,产前抑郁症和焦虑会增加后代患精神障碍的风险。产前抑郁与早产和宫内生长受限有关,这种关联在社会经济贫困的人群中更有可能出现。对中低收入国家的婴儿生长情况进行了荟萃分析,结果显示,母亲患有抑郁症的儿童更有可能出现体重不足(OR=1.5,95%CI:1.2~1.8)或较同龄人矮小(OR=1.4,95%CI:1.2~1.7)(Pamela J Surkan,2011)。与围产期抑郁/焦虑相关的其他不良结局包括产程延长、开始母乳喂养的时间延迟和婴儿腹泻疾病增加。产前抑郁和焦虑可能通过生理途径(如皮质醇释放的改变)和表观遗传效应,或通过相关的生活方式行为(如吸烟)对胎儿产生影响。抑郁症状可能导致母亲出现功能障碍,影响其求医、母乳喂养行为,导致断奶和卫生习惯较差。婴儿健康与围产期抑郁之间的影响可能是双向的,照顾生病的儿童是产后抑郁的一个显著压力源。

 干预

需要进行多层次的干预,以改善母婴心理健康,减轻疾病对母亲、婴儿和整个家庭的影响。干预措施的例子,如表25.2所示。

表25.2 孕产妇心理健康的人群干预措施

干预类型		目 标	案 例
全球		公众认识运动	反污名化运动,促进女性及其家庭对疾病认知的在线资源
社区		减少围产期精神障碍的危险因素,基于社区的治疗干预	基于社区的人际关系改善咨询,为弱势妇女提供同伴支持,融合心理健康支持内容的积极育儿项目,参与女性团体组织
基层卫生保健	筛查	促进围产期精神障碍的早期识别和评估	由基层卫生保健工作者、助产士或保健访视员开展的识别焦虑和抑郁的筛查计划
	管理	优化精神障碍的早期干预和治疗	培训基层卫生保健工作者开展基于访谈的认知行为干预疗法
次级卫生保健		提供地区或国家层面的专科心理健康服务	为患有产后精神障碍的女性提供亲子病房

病耻感仍然是阻碍医疗服务获取的显著因素,提高对此的认识将有益于女性及其家人寻求帮助。基于社区的干预可以影响亲密伴侣暴力等疾病危险因素。一些常见精神障碍筛查工具的有效性已经在不同国家中得到了验证,如《爱丁堡产后抑郁量表》(Edinburgh Postnatal Depression Scale,EPDS)。

一旦孕产妇疑似出现心理健康问题,对于孕产妇自身及其家人而言,至关重要的一点就是得到可及、非评判性的评估和治疗。有证据表明围产期进行社会心理和药物干预的有效性,例如,提供产前咨询可以改善抑郁/焦虑的症状,减少产后抑郁的风险;参与女性团体组织已被证明可以改善焦虑和抑郁的症状,同时改善其他母婴健康的指标;使用认知行为、问题解决或人际关系疗法的心理教育小组可以促进参与者的康复;另外,基层卫生保健工作人员可以为围产期抑郁提供有效的治疗(见案例)。

患有严重精神障碍(如产后精神障碍)的女性,需要在专科医生的监督下进行治疗,并且能够进入精神科亲子病房以获得母婴关系的支持。既往患有严重精神障碍(特别是双相情感障碍)的女性若有需要,应能及时获得孕前咨询和预防性治疗。

挑战

改善孕产妇心理健康最大的挑战是政府和其他政策制定者对其重视程度不够。在许多国家,精神卫生服务只得到了不到1%的卫生预算支持。这反映了人们长期以来对精神障碍根深蒂固的污名化印象。还有观点认为实施干预措施可能不具成本效益,然而,据估计英国每年围产期精神障碍给社会带来的长期成本是81亿英镑,很容易证明对其治疗进行投资是合理的。

未来工作重点

◇ 研究孕产妇精神障碍对后代在宫内和产后的影响过程(包括表观遗传效应)。

◇ 改善孕产妇情绪的干预措施并没有对儿童的健康结局产生预期的效果,因此有必要改进这些干预措施,包括更多地关注功能和母婴互动。

◇ 全球面临的一大挑战是,如何使孕产妇精神卫生干预措施规模化,以惠及90%无法获得所需治疗的女性,从而减少这些严重症状带来的痛苦和代际影响。

小结

孕产妇的心理健康问题很普遍,会造成严重的疾病甚至死亡,并对其子代的发育产生长期影响。虽然已经有循证的干预措施,但没有得到有效实施,这一情况在中低收入国家更甚。目前迫切需要将心理保健整合到妇幼健康研究和服务中。

案例

在资源匮乏的环境中通过认知行为疗法管理孕产妇心理健康

"健康思维项目(Thinking Healthy Programme)"是一项针对围产期抑郁的手册化心理干预方案,可由非专业的社区保健工作者在资源匮乏的环境下实施。该方案基于认知行为疗法、问题解决和促进家庭支持原则。巴基斯坦农村应用该方案进行了大规模的随机对照试验,其干预措施是由女性保健工作者提供的,结果发现,接受干预的妇女康复的可能性是对照组的2倍(Atif Rahman,2008)。她们更有可能使用避孕措施以及与婴儿玩耍。干预组的婴儿更有可能完成免疫接种,腹泻的发生率更低。该方案因此被世界卫生组织采纳,推荐为适用于中低收入国家的围产期抑郁干预措施。该案例最终发现,可能由于情绪改善以及对医疗保健服务有了更多的认识,巴基斯坦的农村居民不仅参与了计划内的抑郁干预,而且更广泛地参与了医疗保健。

 思考题

1. 主要的围产期精神障碍有哪些,其社区患病率受哪些因素的影响?

2. 围产期精神障碍对母亲及其子代和社会有哪些潜在的负面影响?

3. 哪些围产期抑郁症干预措施是有效的,国家需要有哪些资源来确保女性获得恰当的围产期心理保健?

主要出版物

Perinatal mental health Lancet (2014) 384

Howard L, Molyneaux E, Dennis C, Rochat T, Stein A, and Milgrom J (2014). Non-psychotic mental disorders in the perinatal period. Lancet 384(9956): 1775-88.

Jones I, Chandra P, Dazzan P, and Howard L (2014). Bipolar disorder, affective psychosis, and schizophrenia in pregnancy and the postpartum period. Lancet 384(9956): 1789-99.

Stein A, Pearson R, Goodman S, et al. (2014). Effects of perinatal mental disorders on the foetus and child. Lancet 384(9956): 1800-19.

此系列文章总结了关于围产期精神障碍负担的相关证据,并主张若无围产期精神卫生,便无法实现全面健康。

National Institute for Health and Care Excellence (2014). Clinical Guideline (CG192) Antenatal and Postnatal Mental Health: Clinical Management and Service Guidance. NICE: London, UK.

关于围产期精神障碍的识别、评估、护理和治疗的循证建议。

Surkan P, Kennedy C, Hurley K, and Black M (2011). Maternal depression and early childhood growth in developing countries: systematic review and meta-analysis. Bull World Health Organ 89(8): 608-15.

本文综述了中低收入国家中母亲抑郁与儿童生长之间关联的证据。

Chowdhary N, Sikander S, Atif N, et al. (2014). Psychosocial interventions for perinatal depression by non-specialist health workers in LMIC: a systematic review. Best Practice & Research Clinical Obstetrics & Gynaecology 28(1): 113-33.

本文综述了可在中低收入国家中实施的基于社区的心理社会干预证据。

（翻译：龚雯洁）

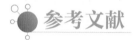 参考文献

Cantwell R, Knight M, Oates M, and Shakespeare J on behalf of the MBRRACE-UK mental health chapter writing group. (2015). Lessons on maternal mental health. In Knight M, Tuffnell D, Kenyon S, Shakespeare J, Gray R, and Kurinczuk J (eds) on behalf of MBRRACE-UK. Saving Lives, Improving Mothers' Care — Surveillance of Maternal Deaths in the UK 2011-13 and Lessons Learned to Inform Maternity Care from the UK and Ireland Confidential Enquiries into Maternal Deaths and Morbidity 2009-13. National Perinatal Epidemiology Unit, University of Oxford: Oxford, UK. pp. 22-41.

Centre for Mental Health and London School of Economics (2014). The Costs of Perinatal Mental Health Problems. Centre for Mental Health: London.

Fisher J, Cabral de Mello M, Patel V, et al. (2012). Prevalence and determinants of common perinatal mental disorders in women in lowand lower-middle-income countries: a systematic review. Bull World Health Organ 90 (2): 139G-149G.

Glover V (2014). Maternal depression, anxiety and stress during pregnancy and child outcome; what needs to be done. Best Practice & Research. Clinical Obstetrics & Gynaecology 28(1): 25-35.

Grote N, Bridge J, Gavin A, Melville J, Iyengar S, and Katon W (2010). A meta-analysis of depression during pregnancy and the risk of preterm birth, low birth weight, and intrauterine growth restriction. Archives of General Psychiatry 67(10): 1012-24.

Honikman S, van Heyningen T, Field S, Baron E, and Tomlinson M (2012). Stepped care for maternal mental health: a case study of the perinatal mental health project in South Africa. PLoS Med 9(5): e1001222.

Murray L, Halligan S, and Cooper P (2010). Effects of postnatal depression on mother-infant interactions and child development. In Wachs T and Bremner G (eds). Handbook of Infant Development. Wiley-Blackwell: Oxford, UK. pp. 192-220.

Rahman A, Malik A, Sikander S, Roberts C, and Creed F (2008). Cognitive behaviour therapy-based intervention by community health workers for mothers with depression and their infants in rural Pakistan: a cluster-randomised controlled trial. Lancet 372(9642): 902-9.

Rahman A, Fisher J, Bower P, et al. (2013). Interventions for common perinatal mental disorders in women in low-and middle-income countries: a systematic review and meta-analysis. Bull World Health Organ 91:

593-601.

Rojas G, Fritsch R, Solis J, et al. (2007). Treatment of postnatal depression in low-income mothers in primary care clinics in Santiago, Chile: a randomised controlled trial. Lancet 370: 1629-37.

Seng J, Sperlich M, Low L, Ronis D, Muzik M, and Liberzon I (2013). Childhood abuse history, posttraumatic stress disorder, postpartum mental health, and bonding: a prospective cohort study. Journal of Midwifery & Women's Health 58: 57-68.

Tripathy P, Nair N, Barnett S, et al. (2010). Effect of a participatory intervention with women's groups on birth outcomes and maternal depression in Jharkhand and Orissa, India: a cluster-randomised controlled trial. Lancet 375(9721): 1182-92.

World Health Organization. Maternal Mental Health. Available at: http://www.who.int/mental_health/maternal-child/maternal_mental_health/en/.

World Health Organization (2008). MHGAP: Mental Health Gap Action Programme: Scaling Up Care for Mental, Neurological and Substance Use Disorders. WHO: Geneva.

第26章　改善孕产妇和生殖健康的策略

本章概述了改善孕产妇和生殖健康以及降低孕产妇死亡率的重要优先事项和策略。虽然已有许多干预措施可提高孕产妇和生殖健康服务的可获得性及质量,但为创造促进孕产妇健康结局的支持环境,在保健服务过程及社会环境中仍需应对一些挑战。

 要点

☆ 单一的干预措施目前有很多,但没有任何一项单一措施可有效降低孕产妇死亡率(MMR),因此需要将不同干预措施整合,覆盖广且质量高地贯穿于整个保健服务过程中。

☆ 要想赋予妇女生育和保健的权利,就需确保她们不仅具有决策权,而且能够获得可负担的选项,使她们能够行使自己的选择。

☆ 保障妇女能够获得优质的孕前和产前保健,并在分娩时能顺利获得产科急诊服务和产后保健,可预防大多数孕产妇死亡和不良围产结局,这些措施也应成为推动普遍医疗保健服务可及性的核心。

背景

尽管世界各地的产妇医疗保健已取得显著进步,但进展速度还不够快,尚无法达到孕产妇死亡率的可持续发展目标。孕产妇死亡率的可持续发展目标非常宏大,实现这一目标需要达到比1990—2015年期间更快的下降速度,并与其他可持续发展目标相辅相成,以解决孕产妇和儿童健康的许多影响因素。

改善孕产妇和生殖健康的策略是确保每位妇女和新生儿存活的目标,例如《妇女、儿童和青少年健康全球战略(2016—2030年)》,但国家背景、妇女健康决定因素以及妇女健康改善需求等的巨大差异,使得寻找有效干预措施变得复杂。世界卫生组织(WHO)提出的关于终结可预防孕产妇死亡的战略目标,应涵盖所有提高生殖、孕产妇和新生儿健康的措施,具体包括：

1. 解决性行为、生殖、孕产妇和新生儿保健服务可及性的不平等和质量问题。
2. 确保覆盖所有性别、生殖、孕产妇和新生儿的全民保健。
3. 解决造成孕产妇死亡、生殖疾病和孕产妇疾病以及相关残疾的所有原因。
4. 加强卫生系统对妇女和女孩需求的应对及优先权。
5. 明确责任以提高护理质量和公平性。

该策略还具有指导意义，如赋予妇女、女童和社区权利、国家所有权和人权，以及不同领域的互相合作，包括保障充足的资源、资金和健全的评估系统，以支持上述目标的实现。

干预

全程保健干预措施

为了提高母亲健康水平，全生命周期保健及从社区到三级医疗机构的各级保健都至关重要，如图26.1所示。这些干预措施针对青少年健康、生殖健康、妊娠和分娩保健、产后和新生儿保健以及儿童保健。此外，Darmstadt Gl等人于2013年提出的变革理论识别了影响产妇和新生儿生存的路径，该理论强调家庭与一线工作人员之间的沟通是实施有效干预措施以挽救生命的关键，还强调贯穿全程保健的主动行动，包括工具和技术的开发和完善，以及促进高效、公平、具有成本效益且覆盖广泛的干预措施的实施，如图26.2所示。解决供需问题十分重要，营造一个支持政策环境也很重要。

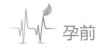

孕前

人们越来越认识到孕前干预对促进孕产妇、围产期、新生儿和儿童健康的重要性。计划怀孕的夫妇应改善孕前营养状况和其他不良生活方式，包括适当补充叶酸以防止神经管缺陷，停止吸烟、酒精和药物滥用，以及对任何已有健康问题的管理，如人类免疫缺陷病毒（HIV）感染者的安全受孕，达到健康体重。营养不良的母亲分娩早产儿或小于胎龄儿的可能性更大，肥胖的母亲罹患妊娠糖尿病和其他并发症的风险则更高。孕前子宫环境和精子状况与子代的长期健康和发育水平密切相关，使孕前保健成为防控非传染性疾病的重要窗口。另外，还应了解不孕夫妇的信息和治疗情况。

对于无怀孕计划的夫妇，应提供家庭生育计划咨询和性传播疾病的检测与治疗。避孕可推迟首次怀孕的年龄，从而避免青少年怀孕以降低母亲和婴儿健康风险，优化怀孕间隔（12~60个月），并在达到理想的家庭规模后限制生育。解决尚未得到满足的家庭生育计划需求可防止每年7 600例孕产妇死亡，将新生儿死亡和死产数量减半，并改善儿童健康及保障青少年完成学业。对于意外怀孕的夫妇，应在法律允许的最大范围内提供安全堕胎服务。

孕产妇健康干预包的重点

医院	青少年医院保健 如：自我伤害、意外伤害 和暴力侵害、艾滋病病 毒感染以及其他慢性病	孕产妇产科紧急护理 病弱新生儿紧急护理	儿童期疾病的医院保健 包括感染和慢性病
门诊	青少年友好型保健 如：贫血、艾滋病病毒感 染、心理健康以及其他 慢性病	产前保健 熟练助产护理 新生儿即时护理（刺激、温暖、母乳喂养）	产妇和新生儿的产后 保健随访 必要时转诊	预防性儿童保健 如：免疫接种 营养评估和一般 疾病的门诊治疗 儿童疾病综合管理 必要时纳入

生殖健康保健 包括计划生育

生殖健康保健 包括计划生育

| 社区 | 家庭和学校的青少年 健康干预：包括营养、 体育锻炼、全面的健康 教育和健康促进 预防基于性别的暴力 | 赋予妇女健康选择权、 预防基于性别的暴力 孕前保健 | 妊娠和分娩咨询以及为安全 分娩和新生儿保健做准备 必要时转诊 | 产妇和新生儿健康的 家庭保健 必要时转诊 | 儿童家庭健康保健 包括营养和一般疾病的家庭管 理，例如口服补液盐 必要时转诊 |

跨部门合作　改善居住和工作环境，包括住房、用水和卫生设施，进行营养教育，特别对女童进 行赋权

青少年 ｜ 生殖健康 ｜ 妊娠 ｜ 分娩 和出生 ｜ 产后，产妇 和新生儿 ｜ 儿童

⊙ 图26.1 贯穿整个生命周期和护理过程的一系列干预措施

资料来源：Kerber, KJ. et al. Continuum of care for maternal, newborn, and child health：from slogan to service delivery. The Lancet (370)：135-1369.
©2007 Elsevier Inc.

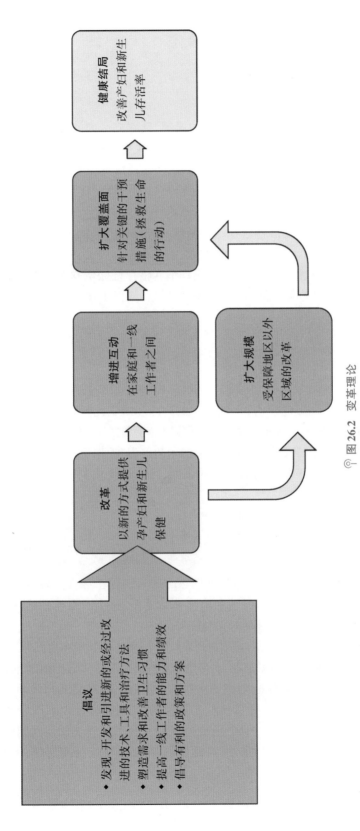

⊙ 图 26.2 变革理论

资料来源：Darmstadt, GL. et al. A strategy for reducing maternal and newborn deaths by 2015 and beyond. BMC Pregancy and Childbirth. 13(216). https://doi.org/10.1186/1471-2393-13-216. ©2013 Darmstadt et al. licensee BioMed Central Ltd. Open Access.

无论堕胎是否合法,都必须提供堕胎后护理,以减少不安全堕胎对孕产妇死亡率的严重影响。

 孕期

80%的妇女在怀孕期间至少接受过1次产前保健,只有55%的妇女接受了建议的至少4次或更多次的产前保健(现在建议8次),但保健的质量往往不理想。重要的产前干预措施包括筛查和传染性疾病的管理,特别是疟疾、HIV、结核病、梅毒和其他性传播疾病。例如,疟疾可进行间歇性预防治疗和杀虫剂治疗;抗逆转录病毒药物的使用可减少HIV的母婴传播;产前梅毒筛查结合青霉素治疗可以降低新生儿死亡率、早产和死产。

上述措施以及其他产前保健措施旨在改善新生儿的结局。但随着各国逐步完成产科过渡,对于慢性病特别是糖尿病、高血压和精神健康,需在孕期加强关注和管理,从而降低间接导致孕产妇死亡和孕产妇发病的风险。例如,应评估和治疗妊娠诱发疾病如高血压疾病(高血压、子痫前期和子痫)和妊娠糖尿病,使用硫酸镁可显著降低子痫的风险。

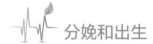 分娩和出生

分娩当天母亲和婴儿是最危险的,将近一半的产妇和新生儿死亡及死产由分娩并发症引起,而分娩前后保健可避免41%的死亡。安全分娩最重要的干预措施是确保训练有素的助产士在场,且可获得相关的转诊服务及高质量的紧急产科护理。分娩准备、清洁分娩包以及洗手和使用无菌脐带切割等关于清洁分娩的培训,可以有效减少孕产妇和新生儿破伤风及其他感染。

 产后

产后保健一直是全程保健工作的缺口,如图26.3所示。由于许多并发症都发生在最初的24小时内,因此对产妇和新生儿的评估和监测非常重要,这个时期也是成功建立母乳喂养和解决婴儿衔乳困难及喂养姿势困难的关键窗口。

无论是在医院还是在家中分娩,都应在出生后24小时内对母亲和婴儿进行检查,并告知母亲在后期应自我监测的危险迹象。对于母亲,这些症状包括阴道出血增加、发烧、小腿疼痛、呼吸急促、伤口感染或有臭味的阴道分泌物。WHO建议,在婴儿出生后第1周,经培训的卫生工作者应对他们进行家访,并提供从儿童保健、免疫接种计划到产后家庭计划、卫生和喂养相关的一系列咨询服务,这个阶段也是解决妇女和家庭其他任何问题的良好契机。此外,也应评估母亲的心理健康状况,虽然"产后忧郁"可能在头一两周出现,但产后抑郁症更严重、更持久,并可能导致自杀或杀婴。

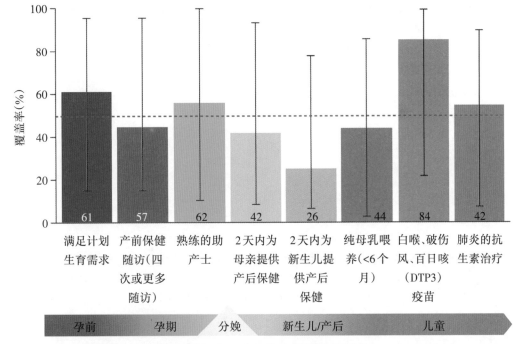

图26.3 2015年重点国家75个倒计时连续护理覆盖率(2007—2012)

资料来源：Lawn，JE. et al. Born Too Soon：Accelerating actions for prevention and care of 15 million newborns born too soon. Reproductive Health. 10(Suppl 1)：S6. ©2013 Lawn et al；licensee BioMed Central Ltd. 2013；and source：data from Requejo，JH. et al. Accountability for maternal，newborn and child survival：The 2013 Update. Geneva：World Health Organization and UNICEF. ©2013 World Health Organization and UNICEF.

贯穿整个卫生系统的干预措施

这些干预措施的有效实施依赖于从社区到医院的落实，以及二者之间的紧密协作。

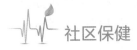 社区保健

促进妇女保健需要保障妇女对自身健康的决策权及社区保健的可及性。基于社区及需求为向导的干预，如财政激励/直接补贴、病人转诊体系和社区如妇女社团参与，可通过解决3个延误模型中的第1个和第2个延误(危险信号识别延迟和寻求护理延迟)来改善卫生保健的获得和利用(第21章)，如图26.4所示。这些干预策略的有效实施还需创造有利的环境支撑，因此迫切需要解决性别为基础的健康决策，积极开展对话，并与社区和地方领导人协作设计适合当地的沟通策略，保障与卫生、喂养方式、妊娠、分娩和儿童健康风险相关的健康促进信息可以有效传播。

资源有限时增加孕产妇保健服务需求的策略和挑战		
财政激励 ➡	优化病人转诊体系 ➡	社区参与
有条件的现金转移计划	紧急交通资金	社区干预
代金券计划	中间运输方式	实施参与式学习和行动的妇女团体
社区医疗保险计划	待产院	
挑战	性别决策规范	
	多代人对话	
	适当的沟通	

图26.4 资源有限的条件下孕产妇保健服务的战略和挑战

资料来源:Elmusharaf, K. et al. Strategies to increase demand for maternal health services in resource-limited settings: challenges to be addressed. BMC Public Health 15 (870). https://doi. org/10.1186/s12889-015-2222-3. © 2015 Elmusharaf et al. licensee BioMed Central Ltd. 2015.

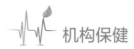 ## 机构保健

大多数性健康和生殖健康服务、产前和产后保健都可以由初级卫生保健服务和外展服务提供。

每个分娩机构都应该有经验丰富的助产士参与,并有转诊系统和产科急诊护理保障,以减少3个延误模型中的第3个延误(接受高质量的基础护理的延迟)。在初级卫生保健水平,服务应提供基本的产科急诊护理,具体包括:

1. 使用抗生素、子宫收缩药(催产素)和抗惊厥药(硫酸镁)。
2. 手动移除胎盘。
3. 流产或堕胎后取出残留组织(手动真空抽吸、扩张和刮宫)。
4. 使用阴道分娩辅助技术(真空抽吸、产钳分娩)。
5. 进行基本的新生儿复苏(气囊和面罩)。

初级卫生保健机构应具备转诊和转运系统,可将高危产妇转到更高级别的机构接受全面的产科急诊护理,包括手术,如剖腹产、输血,以及患病和低出生体重儿的护理和复苏。

 ## 挑战

既往保健服务的焦点往往只集中于孕产妇或婴儿,然而在围产期和出生后,需要同时对母亲和婴儿进行健康管理和支持。由同一名卫生工作者在同一地点同步对母亲和婴儿进行干预将对健康结局产生最大影响。这就需要卫生服务的整体规划、卫生工作者职责划分和

专项拨款。另外,需同时对新生儿和孕产妇保健进行覆盖率评估和解释。

全世界卫生工作者的不足是实现卫生目标的一大障碍。WHO建议增加训练有素的助产士的数量以进行任务转型,任务转型即卫生工作者任务的重新合理分配。为更有效地利用现有的卫生人力资源,可将一些具体的任务在适当情况下从更专业的卫生工作者转移给接受短期培训、资历较浅的卫生工作者,比如,在没有产科医生的情况下,可由临床医生实施剖腹产。

在设施层面,为孕产妇提供高质量的卫生保健也存在挑战。既有"太少太晚"的情况,即保健的不充分、不可及、资源不足;也有"太多太快"的情况,即保健的不必要、不适当且有潜在危害。随着越来越多的妇女在卫生机构分娩,"太多太快"的问题也在增加,例如在拉丁美洲和加勒比地区,超过40%的分娩是剖腹产,这会带来短期和长期的风险和花费。

未来工作重点

◇ WHO表示,快速城市化、部分地区的政治动荡、整体生育率变化及医疗机构住院分娩数增加等改变了孕产妇的风险状况,这就需要重新评估一个国家的孕产妇健康战略和规划重点。

◇ 各国需要根据本国导致孕产妇死亡的最常见原因和决定因素,确定当前的规划重点。

◇ 产科转型模式可用于确定一个国家目前的产科发展阶段,也可明确使用哪些策略来进一步改善。

◇ 低健康风险的妇女孕产期经历的并发症却最多,由于处于低健康风险的妇女数量庞大,因此改进风险评估方式和优化并发症早期检测手段迫在眉睫,这也关乎产前保健合理使用及具体项目。

小结

每年都有数百万妇女及其家庭生活受怀孕和分娩的影响。不同地区孕产妇死亡和发病的原因十分复杂且各不相同。尽管全球在降低孕产妇死亡率方面取得了一定进展,但各国仍需要坚持因地制宜,实施从孕前到产后的全程保健措施,促进孕产妇和新生儿健康结局的发生。高质量的保健应该是安全、有效、以妇女为中心、及时、高效和公平的。在大多数中低收入国家,扩充已有的和新的卫生干预措施,改进医疗卫生体系,从而将孕产妇死亡率降低到中等收入国家的最佳水平。

案例

墨西哥30年来的产科转型

1980—2009年,墨西哥经历了产科转型的第3阶段,孕产妇死亡率从124/10万降至52/10万,成为拉丁美洲孕产妇死亡率最低的国家。

20世纪90年代末到21世纪初,联合国在墨西哥进行了2次监测。首先,实现第5项千年发展目标的进展缓慢且不公平,数据也存在严重问题;其次,公民一半以上的卫生支出是自费的,这使家庭贫困更加突出。

2001年墨西哥发起了"公平的生命起点"倡议,将改善孕产妇、新生儿和儿童的健康作为工作重点。政府加强医疗卫生服务力度、改善包括血液在内的医疗物资供应并增加训练有素的助产士的数量,还进行专项预算拨款。产前保健和住院分娩服务的范围得到扩大,产科急诊的及时诊断和治疗也受到重视。此外,政府还建立了孕产妇死亡监测和记录的新系统,包括临床核查和死因推断;国家修订了计划生育政策,并提供新的避孕方法,包括紧急避孕药的使用(尽管这一政策遭到天主教会的反对)。提倡从孕前到产后的全程保健模式,侧重预防、改善分娩结局和降低医疗成本。

2003年的立法改革增加公共资金,通过建立"大众健康保险"来提供全民健康保险,保证公民能够获得250种以上的基本医疗干预及宫颈癌和乳腺癌的治疗。

2003年还成立国家性别平等和生殖健康中心,该中心的任务是建议、监督和评估国家性健康和生殖健康政策,通过提升公众对性别问题的敏感认识,来解决性别平等和妇女在社会中的地位问题。2003年,第一次全国暴力侵害妇女行为调查发现,五分之一的妇女在近一年来遭受过亲密伴侣的暴力侵害,这一调查结果促使墨西哥在2006年通过了保障所有妇女享有无暴力生活的法律。

从2006年到2007年,墨西哥政府作出高度的政治承诺,即通过"健康怀孕方案"来扫除妇女获得卫生保健服务的障碍。2008年,墨西哥基于3个延误模型将降低孕产妇死亡率纳入国家战略:改进并发症的监测手段、及时转诊和接受合理的保健,同时在2009年实现了产科急诊护理的全民覆盖。

正是由于以上一系列促进孕产妇健康举措的实施,2000—2009年孕产妇死亡率下降速度明显快于1980—2000年,并且下降的趋势在不同区域更加平衡。此案例研究表明,即使在孕产妇死亡率已经下降的情况下,还可以做更多的工作来更快、更公平地降低孕产妇死亡率。

 思考题

1. 针对每个妇女在分娩时能享有完善保健,全球层面战略或政策声明相较国家层面的战略或政策声明有何优势?

2. 最大限度地降低孕产妇死亡率的理想产前保健策略是什么?

3. 导致妇女在怀孕、分娩和产后死于可预防的疾病的原因有哪些?

主要出版物

Chaves S, Cecatti J, Carroli G, et al. (2015). Obstetric transition in the World Health Organization Multicountry Survey on Maternal and Newborn Health: exploring pathways for maternal mortality reduction. Rev Panam Salud Public, 37(4/5): 203-10.

这项研究基于多国数据建立产科转型模型,这个模型可根据不同国家产科转型现状来制定降低孕产妇死亡的相关策略。

Darmstadt G, Marchant T, Claeson M, et al. (2013). A strategy for reducing maternal and newborn deaths by 2015 and beyond. BMC Pregnancy and Childbirth 13: 216.

这项策略考虑了孕产妇和新生儿保健干预措施覆盖率及死因别死亡率的年代趋势,汲取有效大规模项目实施的经验,并给尚未实施相关保健服务的地区提供指引。

Elmusharaf K, Byrneet E, and O'Donovan D (2015). Strategies to increase demand for maternal health services in resource-limited settings: challenges to be addressed. BMC Public Health 15: 870.

这项策略提出除非妇女在其所在社区享有保健并赋予她们健康选择权利及环境支持,否则全民健康难以实现。

World Health Organization (2015). Strategies Toward Ending Preventable Maternal Mortality (EPMM). WHO: Geneva.

这项策略中,WHO明确提出可预防孕产妇死亡仍然是尚未解决的目标,也是全球面临的严峻挑战之一。孕产妇身心健康、存活是2015年后可持续发展的核心目标和投入重点。

（翻译:张喆庆）

参考文献

Campbell O and Graham W (2006). Strategies for reducing maternal mortality: getting on with what works. Lancet Maternal Survival Series 368: 1284-99.

Global Campaign for the Health MDGs (2013). Accelerating progress in saving the lives of women and children. http://www. norad. no/en/thematic-areas/global-health/maternal-child-and-womens-health/accelerating-process -2013-report.

Hubert C (2013). Maternal mortality trends in Mexico: state differences. Population Research Center: University of Texas, Austin, US.

Hunt P and De Mesquita J (2016). Reducing Maternal Mortality: the Contribution of the Right to the Highest Attainable Standard of Health. Human Rights Centre: University of Essex, UK. https://www.unfpa.org/sites/default/files/pub-pdf/reducing_mm.pdf.

Lozano R, Wang H, Foreman K, et al. (2011). Progress towards Millennium Development Goals 4 and 5 on maternal and child mortality: an updated systematic analysis. Lancet 378(9797): 1139-65.

Miller S, Abalos E, Chamillard M, Ciapponi A, Colaci D, Comandé D, et al. (2016). Beyond too little, too late and too much, too soon: a pathway towards evidence-based, respectful maternity care worldwide. Lancet Maternal Health Series 388:2176-92.

UNICEF, WHO The World Bank, UNFPA (2012). Levels and Trends in Child Mortality. UNICEF: New York, US.

Victora C, Requejo J, Boerma T, et al. on behalf of Countdown to 2030 (2016). Countdown to 2030 for reproductive, maternal, newborn, child, and adolescent health and nutrition. Lancet Global Health 4(11), e775-e776.

Villalobos J.(2010). Strategies to Improve Maternal and Child Health. Presentation given by the Minister of Health of Mexico at the PMNCH Partner's Forum in New Delhi, India 14 November 2010. http://www.who.int/pmnch/events/partners_forum/3_plenary_cordova.pdf.

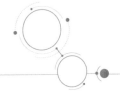

第6篇　新生儿健康

229 / 第27章　新生儿健康概述

237 / 第28章　死胎死产

245 / 第29章　早产

254 / 第30章　影响新生儿的产时相关事件

263 / 第31章　新生儿感染

272 / 第32章　先天性疾病

279 / 第33章　低出生体重和胎儿生长不良

286 / 第34章　改善新生儿健康和预防死胎死产的策略

第27章 新生儿健康概述

本章重点阐述近几十年来新生儿相关健康趋势和政策变化以及当下相关疾病负担。

 要点

> ☆ 全球约260万婴儿在新生儿期死亡,占5岁以下儿童死亡的46%。
> ☆ 可持续发展目标(SDGs)提出消除可避免的新生儿死亡(到2030年各国每千例活产中新生儿死亡数不超过12例)。
> ☆ 超过三分之一的新生儿死亡发生在出生当天,针对性提高产时护理可高回报地减少孕妇死亡、死胎死产和新生儿死亡及残疾。
> ☆ 加强新生儿死亡率及发病率的数据监测,以期追踪SDGs的进程并明确下一步行动计划的优先顺序。目前仅有不到5%的新生儿死亡开具相应的死亡证明。

 背景

自1990年,即千年发展目标(MDGs)开始以来,全世界范围内儿童与孕产妇死亡率已锐减一半,但新生儿死亡率(Neonatal Mortality Rates,NMR)的降低却停滞不前。目前新生儿死亡占5岁以下儿童死亡的46%,但MDGs并未提及全球每年约有260万新生儿死亡,且NMR的下降更为迟缓。NMR在收入水平不同国家之间差异明显,高收入国家每千例活产新生儿中仅有不到5例新生儿死亡,而某些低收入国家每千例活产新生儿中死亡病例可超过40例,其中四分之三的新生儿死亡可以通过一些公共卫生措施或简易技术手段避免。

 新生儿死亡的地区分布

出生率最高且死亡率下降最缓慢的国家通常是新生儿死亡人数最多的国家。97%的新生儿死亡发生在中低收入国家,其中超过75%的新生儿死亡发生在南亚以及撒哈拉以南非洲地区。新生儿死亡负担与人口规模、经济社会发展以及妇幼保健服务能力密切相关,印度、尼日利亚、巴基斯坦等国家的新生儿死亡负担最高。新生儿死亡率较高的国家通常在卫生服务利用公平性方面存在严重的差距,而解决这个问题可有效降低新生儿死亡率。南亚是全球小于胎龄儿比例最高的地区,撒哈拉以南非洲地区早产率则居全球首位。由新生儿期特殊病理情况(尤其是早产)引起的长期发育不良及残疾多发生在中等收入国家(是高收入国家的2倍)。这些国家虽然大力投入新生儿重症监护的建设,但护理质量标准差异较大。不过,也有一些包括马拉维及沙特阿拉伯在内的国家目前已在降低死亡率方面取得较显著的成果。

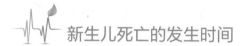

新生儿死亡的发生时间

据估计,近四分之三的新生儿死亡发生在出生后的第1周,三分之一的死亡发生在出生当日。46%的孕产妇死亡及40%的死胎、死产都发生在临产和分娩过程中,这个时期也是婴儿面临高致残风险的关键时期。因此,针对性提高分娩前后的医疗护理能使成本效益最大化,获得超出投入4倍的回报。除上述所述关键时期外,对生命全周期都应该制定相应干预计划,从而改善新生儿健康及死胎死产结局。

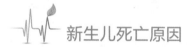

新生儿死亡原因

如图27.1所示,超过80%的新生儿死亡由以下3个原因导致:早产合并症、产时相关事件(特指出生窒息)以及感染;另外11%的新生儿死亡由先天性疾病造成。宫内胎儿生长受限及低出生体重是造成新生儿死亡的重要潜在风险因素。有关新生儿致死及致病的一些重要因素将在后续的章节里进行详细讨论,表27.1中为简单概述。除存活问题外,每年约150万新生儿会伴有终身残疾,原因包括早产、分娩相关的神经发育损伤、严重的细菌感染及重度黄疸等。

表27.1 新生儿疾病的临床表现、长期发病率和相关死亡病因的分类

临床表现	长期发病率/障碍	死　　因
呼吸窘迫综合征(RDS),新生儿感染,高胆红素血症,喂养困难,坏死性小肠结肠炎(NEC),动脉导管未闭(PDA)	脑瘫,认知障碍,癫痫,早产儿视网膜病变,慢性肺部疾病,特殊学习需求,心理健康疾病	早产的直接并发症
喂养困难,惊厥,多器官衰竭	脑瘫,认知障碍,癫痫	产时相关事件(出生窒息)
喂养困难,惊厥,多器官衰竭	脑瘫,认知障碍,癫痫,听力障碍	新生儿感染(败血症,脑膜炎)

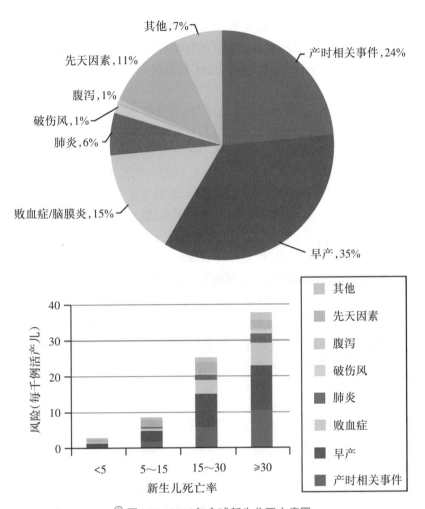

图27.1 2015年全球新生儿死亡病因

注:图片已由乔·劳恩等代表《柳叶刀》新生儿健康研究组织同意授权。

资料来源:Every Newborn: progress, priorities, and potential beyond survival. The Lancet. 384(9938), 189-205. doi: 10.1016/S0140-6736(14)60496-7. ©2014 Elsevier Ltd.

 ## 新生儿死亡的人群特征

早产儿及低出生体重儿的护理尤为关键,二者占新生儿死亡的80%。小于胎龄儿或者早产导致的低出生体重婴儿发生死亡、发育迟缓、成年期非传染性疾病的风险显著增加。男童在生物学上具有更高的风险,而一些社会风俗则会造成女童的风险增加,例如堕胎、杀害婴儿以及健康保健资源的缺乏等。

 ## 政策变化及其历史追溯

在20世纪90年代期间,全球每年新生儿死亡超过400万,却未被提上全球卫生议程。

主要原因是当时观点认为针对妇女和儿童的卫生保健最终可以惠及新生儿,且新生儿护理保健是专业难度高且昂贵的项目,在资源匮乏地区难以实现。然而,一项来自印度农村地区的研究发现,针对孕产妇及新生儿开展的以社区为基础的干预包可有效降低62%的新生儿死亡(Abhay Bang,1999)。

2000年,比尔及梅琳达·盖茨基金会成立了"拯救儿童,拯救新生生命"计划,期望通过一系列科学证据、政策及行动计划从而提高全球新生儿存活率。2003年,《柳叶刀》杂志发表了一系列关于儿童生存的里程碑式研究成果,重点阐述了新生儿死亡的疾病负担、新生儿死亡病因研究领域的不足、有效的干预措施(尤其以社区层面为主)及如何在资源匮乏地区实现有效的新生儿护理。随后,《柳叶刀》"新生儿生存"系列文章于2005年进一步探讨了新生儿死亡的病因、时间及地区分布,以及高效低成本的干预措施(其中三分之一可通过社区护理实现)。该系列文章重点强调了如果不将更多的精力投入新生儿救治中,那么MDGs中针对儿童生存的第4个目标将难以实现,以此呼吁健康保健的各个机构应团结协作,共同实现这一目标。此后,多项重要的政策及行动计划部署在短时间内作出了相应的更改,例如世界卫生组织(WHO)及联合国儿童基金会(UNICEF)于2009年发起的全球指南中明确了产后新生儿保健家庭访视的内容和时间节点,并提出建立妇女互助团体的相关建议。对疾病负担的最新评估数据和针对新生儿死亡的3大主要因素(即早产、产时相关事件及感染)干预措施的研究已证实相关行动的初步进展。

然而,根据2013年联合国"每个妇女每个儿童计划"的报告,新生儿死亡占5岁以下儿童死亡的比例正在逐渐增加。各国在做出的承诺、制定的计划和部署的资金方面存在不一致性,这导致了执行力度和效果的差异,且存在监管不力的问题,需要更加系统性地关注并动员政治力量。一些国家通过建设强有力的领导及协作关系,提升数据使用效能,链接社区及护理机构,从当地的实践中总结经验并应用于下一步行动计划,已经取得了一定进展。

在2014年的世界卫生大会决议中,全体成员国一致同意通过了《每个新生儿行动计划》(*Every Newborn Action Plan*,ENAP)的发布及实施。降低NMR的目标已被纳入SDGs中,减少死胎死产的目标已被纳入联合国《妇女、儿童及青少年健康战略》中。

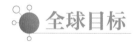

全球目标

 ## 可持续发展目标(SDGs)(2015年)

目标3(健康)

◇ 到2030年,消除可避免的新生儿死亡,以全世界所有国家NMR降至每千例活产儿中不超过12例为目标(图27.2)。

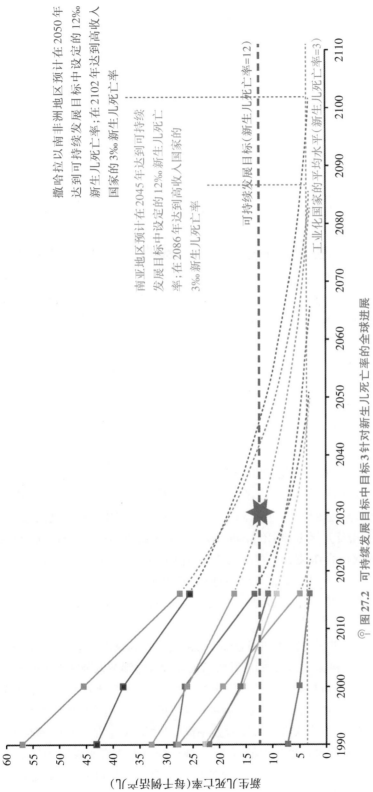

图 27.2 可持续发展目标中目标 3 针对新生儿死亡率的全球进展

（蓝线=新生儿死亡率为 12‰；绿线=按工业化国家计算的全球平均死亡率为 3‰）

ARR：年平均降低速率；NMR：新生儿死亡率（每千例活产 JL）

撒哈拉以南非洲地区预计在 2050 年达到可持续发展目标中设定的 12‰新生儿死亡率；在 2102 年达到高收入国家的 3‰新生儿死亡率

南亚地区预计在 2045 年达到可持续发展目标中设定的 12‰新生儿死亡率；在 2086 年达到高收入国家的 3‰新生儿死亡率

可持续发展目标（新生儿死亡率=12）

工业化国家的平均水平（新生儿死亡率=3）

注：数据分析来自乔·劳恩（Joy Lawn）结合《柳叶刀》"新生儿生存"系列文章和联合国儿童死亡率估算机构间小组 2017 年发布的 2000—2016 年新生儿死亡率年平均降低速率进行更新。致谢谢法利·奥扎（Shefali Oza）提供的帮助。

资料来源：Lawn JE, et al. Every newborn: progress, priorities, and potential beyond survival. Lancet 2014；384：189-205. Updated with data from UN Interagency Group for Child Mortality Estimation: Estimates for NMR ARR 2000-2016(7).

《联合国妇女、儿童和青少年健康全球战略(2016—2030年)》和 ENAP

◇ 到2030年,NMR降至每千例活产儿中不超过12例。

◇ 到2030年,死胎死产率降至每千例分娩中不超过12例。

 对行动计划工作重点的影响

经过数十年的研究,现已明确新生儿死亡的主要原因及疾病负担,且高效低成本的干预措施可以预防大多数新生儿死亡。目前面临的挑战在于如何实施并进一步拓展相应卫生保健措施的规模并保证其质量。基于以上描述的流行病学特征,需进一步对新生儿死亡的主要原因进行干预,改善生命全周期的持续护理,其中应重点关注临产、分娩和病弱新生儿的护理服务。

 挑战

本章所提及的估算数据基于现有可获及的数据库,并在必要时采用统计模型进行估计。许多国家缺乏新生儿死亡数据,尤其是一些高危人群的数据,例如少数族裔群体及受利益冲突影响的群体。全球超过一半的新生儿在出生时无出生登记,且超过95%的新生儿死亡和几乎全部的死胎死产均无相应的死亡证明。因此,需进一步加强有关新生儿死亡率(NMR)分布及主要原因数据的监管,从而达成SDGs,并且制定适应不同社区和卫生保健系统的策略。

"生殖、孕产妇、新生儿及儿童健康(Reproductive, Maternal, Newborn, and Child Health, RMNCH)"持续护理中的伙伴合作关系一直以来都较为薄弱,新生儿的存活率从未被重点关注,更多地采用纵向的"结果驱动"策略,将资源用于解决单一问题上。从那些成功降低NMR的国家的相关经验中可以看到,建立孕产妇保健、生育计划、儿童健康保健及营养之间的联动是至关重要的。

一直以来,各国对新生儿健康的宣传和倡导都十分缺乏。在高收入和中等收入国家,父母以及专业团体(尤其以新生儿科医生为代表)呼吁将新生儿健康保健纳入国家卫生健康政策议程。然而,在低收入国家,女性群体通常不具备发声的权利,并且在全球大多数医疗系统中都缺乏新生儿科医生这一关键岗位,临床人员也经常并不清楚新生儿护理的具体负责人员。

在存活问题之外,新生儿期特殊病理状况致残率高,且主要发生在一些中等收入国家。这些国家虽然已具备一定规模的新生儿保健服务,但缺乏应有的重视来保障护理质量。随着高级别/高难度的新生儿诊疗覆盖的增加,必须制定相应措施,对其质量进行监管。各国需要进一步促进残疾评估的标准化和简单化,特别是新生儿重症监护处于快速发展的国家。

未来工作重点

◇ 目前尚缺乏早产及宫内发育不良婴儿的预防及护理的相关研究,此类研究的开展不仅对降低相关新生儿死亡负担至关重要,同时对降低其长期的不良后果(残疾、发育不良、青少年期或成年期非传染性疾病)也具有重要意义。

◇ 构建新生儿健康指标及信息收集系统,完善死因登记系统及基于各个机构的管理系统,以确保完整记录每一例出生和死亡信息。保健专业人员应对自身行为负责,机构内部也应设置相应的评审及反馈机制进行监督。

◇ 近年来,对于新生儿健康的关注点持续聚焦于降低NMR,然而致死的3大主要因素同样也可导致短期疾病或长期损伤。因此,还需进一步加强对于这些重要健康结局的监护及治疗。

小结

目前数据显示,死胎死产、新生儿死亡及残疾所造成的疾病负担仍然居高不下。然而,新生儿健康从在千年发展目标(MDGs)中被忽视到成为"生殖、孕产妇、新生儿及儿童健康"持续护理中的关键一环,标志着新生儿健康在全球健康议程中重要程度的提高。同时,这也需要所有人付诸行动。除了对整个社会的动员之外,新生儿健康仍然需要加大投入,增加资源倾斜以及政策的改变。

案例

通过围产期评审来优化出生结局及问责制度

在社区、机构及国家范围内建立围产期评审制度,从而促进相关政策的宣传和落实。在社区层面,经过培训的工作人员可在新生儿死亡后进行入户调查,然后利用核实调查(死因推断/社会剖析推测家庭社会因素可能造成新生儿死亡的原因)将信息反馈到数据采集系统。在机构层面,每个机构院区应采集新生儿出生及死亡信息(包括死因),并对一部分死亡案例进行更详细的记录。通过建立机构内部多学科的协作,结合死因调查的建议,跟进新生儿死亡后应采取的改进措施。在国家层面上,通过分析新生儿死亡趋势,进而决策计划的实施和资源利用的优先等级。卫生部长甚至国家领导人及不同领域的专家及相关单位均应参与方案的实施。国家发布的信息应通过不同层面的报道及会议进行广泛传播,并针对不同建议和意见进行追踪和更新。在国家、机构、社区层面建立相应的系统,以确保及时判断问题的范围和强度,精准把控不同干预措施的效果和效率,并落实问责制度。

思考题

1. 造成不同国家间或者国家内不同地区新生儿死亡率差异的原因有哪些?

2. 在新生儿期导致新生儿死亡的最主要原因有哪些?

3. 可有效改善新生儿健康的干预措施包括哪些?

主要出版物

Lawn J, et al. (2014). Lancet Every Newborn Study Group. Every Newborn series. Lancet 384.

在这一重要系列发表的5篇文章中介绍了目前在新生儿存活和死胎死产方面相关研究进展缓慢,提出了除存活以外其他新的关注点,并设定相应目标以保证每个新生儿都有一个健康的生命开端。

Healthy Newborn Network: Numbers (http://www.healthynewbornnetwork.org/ numbers/).

该网站提供了更新后的全球、国家和地区层面关于新生儿健康的估计数据。

(翻译:邱琇)

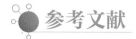 参考文献

Darmstadt G, Bhutta Z, and Cousens S (2005). Evidence-based, costeffective interventions: how many newborn babies can we save? Lancet 365(9463): 977-88.

Darmstadt G, Kinney M, Chopra M, et al. (2014). Who has been caring for the baby? Lancet 384(9938): 174-88.

de Bernis L, Kinney M, Stones W, et al. (2016). Stillbirths: ending preventable deaths by 2030. Lancet 387 (10019): 703-16.

Knippenberg R, Lawn J, and Darmstadt G (2005). Systematic scaling up of neonatal care in countries. Lancet 365 (9464): 1087-98.

Lawn J, Cousens S, and Zupan J (2005). Four million neonatal deaths: When? Where? Why? Lancet 365 (9462): 891-900.

Lawn J, Cousens S, and Darmstadt G (2006). One year after the Lancet, Neonatal Survival Series — was the call for action heard? Lancet 367: 1541-7.

Martines J, Paul V, and Bhutta Z (2005). Neonatal survival: a call for action. Lancet 365: 1189-97.

UN Inter-agency Group for Child Mortality Estimation (IGME) (2013). Levels and Trends in Child Mortality: Report 2013. UNICEF: New York, US.

第28章 死胎死产

本章重点介绍了全球范围内死胎死产的负担、死胎死产对家庭的影响、监测死胎死产的重要性以及能够预防大多数死胎死产发生的干预措施。

 要点

☆ 全球每年约有260万死胎死产,其中98%发生在中低收入国家。
☆ 一半的死胎死产发生在分娩期间,高质量的产前和产时保健能够预防大多数死胎死产发生。
☆ 与广泛流传的宿命论相反,大多数死胎死产由可预防的疾病导致,例如孕产妇患有梅毒、疟疾、非传染性疾病和产科并发症。
☆ 与其他母婴相关的健康结果相比,健康政策对死胎死产的关注明显不足,需要努力将死胎死产纳入全球和国家范围的母婴健康议程。
☆ 需要优化死胎死产数据,应用规范的定义,以追踪2030年目标实现的进展。

 背景

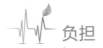 负担

在全球健康议程中,死胎死产一直被忽视,千年发展目标(MDGs)中也未涉及,死胎死产的改善进展明显慢于孕产妇死亡率(MMR)、5岁以下儿童死亡率(under 5 mortality rate,U5MR)或新生儿死亡率(NMR)。2015年,全球约有260万孕晚期死胎死产,其中98%死产发生在中低收入国家,约四分之三发生在撒哈拉以南的非洲和南亚。全球范围内的死胎死产率(stillbirth rates,SBR)从高收入国家的不到5‰至部分低收入国家的近50‰,如图28.1所示。撒哈拉以南非洲死胎死产率最高,改善进展最慢。即使在总体SBR较低的国家,不同种族、年龄、贫困程度和地理位置的SBR差异也较大;60%的死胎死产发生在农村地区,一半

以上发生在冲突和紧急状态地区卫生系统服务不足的家庭。尽管如此,可持续发展目标(SDGs)中并没有制定死胎死产相关目标。

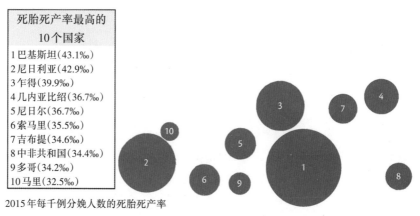

死胎死产率最高的10个国家
1 巴基斯坦(43.1‰)
2 尼日利亚(42.9‰)
3 乍得(39.9‰)
4 几内亚比绍(36.7‰)
5 尼日尔(36.7‰)
6 索马里(35.5‰)
7 吉布提(34.6‰)
8 中非共和国(34.4‰)
9 多哥(34.2‰)
10 马里(32.5‰)

2015年每千例分娩人数的死胎死产率

图 28.1 2015年死胎死产率

资料来源:Lawn, JE. et al. on behalf of The Lancet Ending Preventable Stillbirths Series Study Group with The Lancet Stillbirth Epidemiology Investigator Group. Stillbirths: rates, risk factors, and acceleration towards 2030. The Lancet 387(10018), 587-603. ©2016 Elsevier Ltd.

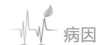 病因

　　许多与死胎死产有关的疾病均具有潜在可改变性,且多数并存,包括母体因素,如孕产妇患有疟疾和梅毒等感染性疾病、糖尿病和高血压等非传染性疾病,以及子痫前期和子痫等胎盘源性疾病。孕产妇年龄超过35岁和少女怀孕发生死胎死产的风险较高,怀孕间隔时间短也会增加死胎死产的发生风险。孕产妇营养(包括肥胖和营养不良)、吸烟和饮酒等生活方式因素、室内空气污染和性别暴力也是重要且可改变的因素。胚胎因素如孕周超过42周和溶血性疾病等也会增加死胎死产的风险。尽管死胎死产的宿命论普遍存在,但只有不到10%的死胎死产是由先天性畸形造成的,且其中部分由先天性原因导致的死胎死产可以预防,如神经管畸形。据估计,一半的死产发生在分娩过程中,多数由分娩并发症和缺乏及时、高质量的产程护理导致。潜在的社会经济因素、孕产妇权利和教育缺乏也与死胎死产风险增加有关。文本框28.1列出了5个最重要的死胎死产病因。图28.2显示了全球死胎死产的数量,可归因于7个潜在的可改变因素。

文本框28.1　死胎死产的重要潜在病因

分娩并发症

孕期母体感染,如梅毒、疟疾

非传染性疾病,如高血压和糖尿病

其他胎盘疾病,如子痫前期

先天性异常

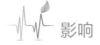

影响

死胎死产会给妇女、家庭、社会和政府带来巨大的直接或间接的心理成本和社会成本，而这些成本往往被低估，包括死胎死产和日后怀孕所需的医疗保健和检查费用及丧葬费用。死胎死产还可能会对妇女的身体健康造成影响，例如，当产科瘘管或死亡的风险较高时，存在无形且巨大的代价；由于死胎死产的禁忌，妇女经常感到被羞辱和社会孤立，甚至遭受虐待和暴力，家庭和人际关系可能会破裂或瓦解；妇女患精神健康问题的风险较高，尤其是抑郁症，且由于身体机能水平下降，就业和生产力可能受到影响。

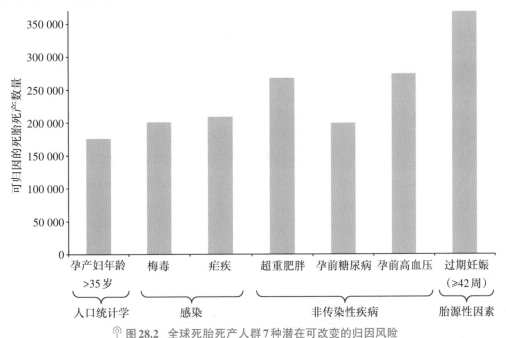

🔗 **图28.2　全球死胎死产人群7种潜在可改变的归因风险**

资料来源：Lawn，JE. et al. on behalf of The Lancet Ending Preventable Stillbirths Series Study Group with The Lancet Stillbirth Epidemiology Investigator Group. Stillbirths：rates，risk factors，and acceleration towards 2030. The Lancet 387（10018），587-603. ©2016 Elsevier Ltd.

 全球目标

《健康新生儿行动计划（2014年）》和《妇女、儿童和青少年健康全球战略（2016—2030年）》

◇ 到2030年，每个国家死胎死产率低于12‰。

干预

需要进行巨大变革以达到"到2030年每个国家死胎死产率低于12‰,且2000—2015年期间56个国家需要将进展提高1倍以上"的目标。《妇女、儿童和青少年健康全球战略(2016—2030年)》将死胎死产确定为需要优先采取行动的被忽视的领域,并将新生儿死亡率(NMR)和死胎死产率(SBR)列为核心指标,这些指标须在2030年之前实现。

如果不采取综合措施,即从孕前、孕期到分娩的整个保健过程提供干预,就无法减少可预防的死胎死产。针对死胎死产主要病因的具体干预措施,如表28.1所示。

表28.1 孕期不同阶段预防死胎死产的有效干预措施

阶段	干 预	说 明
孕前	补充或加强叶酸以减少神经管畸形	由于大多数妇女叶酸补充开始的时间太晚,增补叶酸影响死产的证据有限,建议采用加强叶酸补充的公共卫生方法
	计划生育	推迟第1次怀孕时间、防止老年妇女意外怀孕、优化2次怀孕间隔
	戒烟	避免其他有害的生活方式因素,包括酒精和药物使用
	优化孕产妇既往病史的临床管理	包括糖尿病、高血压、传染病等
孕期	疟疾预防	包括使用经杀虫剂处理的蚊帐,以及在疟疾流行地区采取间歇性预防治疗
	梅毒检测和治疗	使用1剂或3剂青霉素
	孕期母体疾病的检测和临床管理优化	重点关注母婴发病率高和死亡率高的高负担疾病,包括糖尿病和妊娠期高血压疾病
	胎儿生长受限检测和管理	许多高收入国家经常采用,目前在大多数低收入地区筛查和管理的可行性有限
分娩	高质量的产时保健	包括监测和及时获得安全的紧急产科护理,必要时进行剖宫产
	妊娠超过41周的引产	仅适用于有早期超声检查以判定准确的怀孕时间和安全的紧急产科护理的情况,如果没有这些条件,在胎龄判断错误的情况下,剖宫产和早产的风险增加,可能对妇女和婴儿造成伤害

 孕前

孕前的干预措施包括优化妇女营养和身体健康,并在可能的情况下减少有害物质暴露,如烟草、酒精、有害物质使用和家庭空气污染。通过补充叶酸或其他公共卫生方法强化来预防神经管畸形。计划生育(咨询、避孕、安全堕胎)可以推迟、间隔和限制怀孕。这些措施都可以降低死胎死产的风险。针对社会歧视、性别暴力及不平等的教育和保健机会,需要全社会和政府共同努力,采取社区动员和性别赋权,促进妇女总体健康和福祉,以减少死胎死产。

孕期

孕期减少死产的高效干预措施包括使用经过杀虫剂处理的蚊帐或间歇性预防治疗来预防疟疾、检测梅毒和使用青霉素治疗。WHO建议进行8次产前保健检查,然而优化产检时间和质量以及关注弱势群体(包括有精神卫生问题的孕妇)至关重要。在资源匮乏的环境下,需要加强对常见非传染性疾病的保健,如6%的孕产妇并发严重的妊娠期高血压疾病,与肥胖相关的孕前和妊娠期糖尿病逐渐增加。通过可靠检测、连续超声扫描监测与及时引产或剖宫产,可减少因胎儿生长受限导致的死胎死产,但这些手段目前在很多环境下无法获得。同样,对超过41周的妊娠进行管理可以减少因胎盘衰竭风险增加导致的死胎死产;然而,若缺乏早期超声检查以获得准确的怀孕时间,那么这一措施可能并不安全,甚至会使结果恶化。

分娩

针对孕产妇死亡开发的3个延误模型与死产相关:危险信号识别延误,因社会或经济障碍、距离和缺乏交通而导致寻求护理延误,以及接受高质量、基于设施的护理延误。熟练的助产服务高覆盖率与较低的产时死胎死产率密切相关。及时提供高质量的紧急产科护理,包括辅助阴道分娩或必要时进行剖宫产,可以进一步降低死胎死产率。

社会心理

通过提高妇女的话语权、公开解决死胎死产问题,以及在临产、分娩和死胎死产发生后提供基于文化的适当尊重护理,可以缓解甚至解决死胎死产所带来的负面社会心理影响。提供丧子关怀服务和支持小组、参加妇女权利和心理健康小组以及减少污名化都至关重要。经过培训的工作人员在死胎死产发生后对妇女提供支持和沟通、单位安排休假、政府提供丧葬费用和带薪休假等措施均对降低社会心理负担有益。然而,在高收入环境之外这些资源很难获得。

挑战

目前社会上存在一种错误的假设,即死胎死产会随着孕产妇死亡率和新生儿死亡率的下降而自动减少,但在最近的趋势中并没有观察到这一现象。因此,有必要专门为死胎死产问题制定国家目标并提供资金支持,同时确保将死胎死产问题纳入孕产妇和新生儿健康计划和研究。

目前,在许多高负担的环境中,死胎死产的相关数据很少。需要加强国家卫生信息系统和数据收集,特别是对死胎死产进行常规登记,并追踪数据覆盖面和质量,然而现有数据主要基于家庭调查获得。此外,还需要利用数据来评估与死胎死产相关的污名化问题,评估丧子关怀服务和支持的提供情况。通过围产期死亡率审计、调查死胎死产的病因和可预防性来改善问责制。迫切需要可测量的负担和监测指标,以及被普遍采纳的死胎死产定义和分类系统。高质量产前和产时保健指标应分别包括产前死胎死产和产时死胎死产。

在孕期或分娩时发生死胎死产的情况下,情境化、尊重性和支持性护理非常重要,但往往被忽视。加强妇女和社区的话语权有助于解决死胎死产相关的污名化问题。

未来工作重点

◇ 通过支持各国政府制定战略来缩小差距寻求公平,让所有妇女获得高质量的产前和产时保健。

◇ 需要提高对死胎死产病因的理解,调查病因不明死胎死产的因果路径,以便预测。还需改进方法,通过产科检查化验和开发新型调查研究来确定最佳分娩时间,避免死胎死产发生。

◇ 加强减少育龄妇女肥胖率和吸烟率的策略有助于降低死胎死产风险。进一步调查初级保健孕前检查的有效性对改善孕产疾患和减少死胎死产也有益处。

◇ 关于死胎死产发生后的护理,需要进一步研究优化丧子关怀服务,改进孕期保健指南。

◇ 标准化死胎死产病因的定义和分类有助于收集死胎死产数据,以制定预防死胎死产的建议、政策和服务。

小结

死胎死产问题在全球议程上一直被忽视,全球负担之高令人无法接受。虽然全球对死胎死产问题的关注不断增加,但对许多国家来说,要在2030年之前实现死胎死产率目标仍需全社会共同努力。全社会需要转变死胎死产不可避免的观念,许多死胎死产的发生可以通过高质量的产科保健来预防,将死胎死产纳入孕产妇和新生儿健康议程也有助于减少其发生。为了达到这一目标,需要制定更明确的指标来认识和监测死胎死产的负担、病因和成本;还需要进行相关研究来填补关键知识缺口;更需要政府的支持、资助和领导以及与其他利益相关者的合作。

案例

尼日利亚农村地区难以获得高质量基于设施的护理导致死产发生

Abebi是一个21岁的女孩,住在尼日利亚农村地区的一个农场,婚后不久就怀上了第一个孩子。怀孕9个月时,她独自在家时出现胃痉挛,她设法步行到主干道上,并乘坐小巴士到5公里外最近的医疗场所。当她到达时,现场没有人帮忙,1小时后,她独自在走廊的地板上进行分娩。脐带绕在婴儿脖子上,婴儿脸色苍白,没有呼吸和动作。最终一名助产士赶来,将她的死婴带走。Abebi乘车回家后,她的丈夫把这件事归咎于她。寻求护理的延误,接受高质量、基于设施的护理的延误,导致了可预防死产的发生。

 思考题

1. 哪些因素会影响孕期胎儿的健康和存活?
2. 为什么不同国家的死胎死产率(SBR)存在巨大的差异?
3. 研究人员在估计全球死胎死产负担和影响时面临哪些挑战?

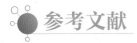 主要出版物

The Lancet series on Ending Preventable Stillbirths (2016). Lancet Ending Preventable Stillbirth Studies 387: 515-716. See: https://www.thelancet.com/series/ending-preventable-stillbirths.

《柳叶刀》这一系列的5篇文章报道了死胎死产现状,强调在将死胎死产问题纳入孕产妇和新生儿健康倡议上已错失许多机会,并提出识别能够加速消除可预防死胎死产进程的行为。

(翻译:陶舒曼)

参考文献

Allanson E, Tunçalp Ö, Gardosi J, et al. (2016). The WHO application of ICD-10 to deaths during the perinatal period (ICD-PM): results from pilot database testing in South Africa and United Kingdom. BJOG 123(12): 2019-28.

Bhutta Z, Das J, Bahl R, et al. (2014). What will it take to avert preventable newborn deaths and stillbirths and at what cost? Lancet 384: 347-70.

Blencowe H, Cousens S, Jassir F, et al. (2016). National, regional, and worldwide estimates of stillbirth rates in

2015, with trends from 2000: a systematic analysis. Lancet Global Health 4(2): e98-108.

de Bernis L, Kinney M, Stones W, et al. (2016). Stillbirths: ending preventable deaths by 2030. Lancet Ending Preventable Stillbirth Studies 387(10019): 703-16.

Flenady V, Wojcieszek A, Middleton P, for the Lancet Ending Preventable Stillbirths study group, and the Lancet Stillbirths In High-Income Countries Investigator Group (2016). Stillbirths: recall to action in high-income countries (2016). Lancet Ending Preventable Stillbirth Studies 387: 691-702.

Goldenberg R, McClure E, and Bann C (2009). The relationship of intrapartum and antepartum stillbirth rates to measures of obstetric care in developed and developing countries. Acta Obstet Gynecol Scand 86(11): 1303-9.

Goldenberg R, McClure E, Bhutta Z, et al. (2011). Lancet's Stillbirths Series steering committee. Stillbirths: the vision for 2020. Lancet Ending Preventable Stillbirth Studies 377(9779): 1798-805.

Harrison M, Ali S, Pasha O, et al. (2015). A prospective population-based study of maternal, fetal, and neonatal outcomes in the setting of prolonged labor, obstructed labor and failure to progress in low-and middle-income countries. Reprod Health 12: S9.

Heazell AE, Siassakos D, Blencowe H, et al. (2016). Stillbirths: economic and psychosocial consequences. Lancet 387: 604-16.

Kerber K, Mathai M, Lewis G, et al. (2015). Counting every stillbirth and neonatal death to improve quality of care for every pregnant woman and her baby. BMC Pregnancy & Childbirth 15: S9.

Lawn J, Blencowe H, Waiswa P, and for the Lancet Ending Preventable Stillbirths Series study group with the Lancet Stillbirth Epidemiology investigator group. Stillbirths: rates, risk factors, and acceleration towards 2030 (2016). Lancet Ending Preventable Stillbirth Studies 387: 587-603.

McClure E and Goldenberg R (2009). Stillbirth in developing countries: a review of causes, risk factors and prevention strategies. J Matern Fetal Neonatal Med 22(3): 183-90.

Michalow J, Chola L, McGee S, et al. (2015). Triple return on investment: the cost and impact of 13 interventions that could prevent stillbirths and save the lives of mothers and babies in South Africa. BMC Pregnancy & Childbirth 15: 39.

Qureshi Z, Millum J, Blencowe H, et al. (2015). A silenced cry: should stillbirth be given greater priority on the global health agenda? BMJ 23: 351.

United Nations (2015). Every Woman Every Child. The Global Strategy for Women's, Children's and Adolescents' Health. UN: New York, US.

第29章 早 产

本章概述与早产相关的全球健康问题,包括其流行病学、临床特征,以及减少早产所致的死亡和其他疾病所需的卫生系统中及时和长期服务的要求。

要点

> ☆ 目前早产相关并发症是5岁以下儿童死亡的主要原因。
>
> ☆ 早产的预防很复杂,可在孕前、孕期及产前采取一些具有针对性的保健措施,但效果有限。
>
> ☆ 通过持续改善早产儿医疗保健,显著降低高收入国家相关的死亡率和残疾率,并在中低收入国家产生重要潜在作用,但仍需加大对卫生技术人才培养和技术设施的投入。
>
> ☆ 在扩大病弱新生儿的住院保健规模时,必须重视措施的改进,对预防或治疗早产所致伤害的措施进行随访,并提供恰当的家庭支持。

背景

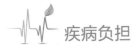

疾病负担

全球每年大约有1 500万名早产儿(孕满37周前出生)。目前,早产相关并发症是全球新生儿死亡和5岁以下儿童死亡的主要原因,其导致的死亡人数占新生儿死亡人数的三分之一以上,据估计早产导致每年约110万新生儿死亡,另有约100万早产儿死于其他高危因素(例如感染)。南亚和撒哈拉以南非洲地区早产儿约占全球的60%,早产相关并发症是导致全球四分之三新生儿死亡的原因。早产可导致幸存儿出现一系列长期后遗症,包括视力受损、听力受损和神经发育障碍等。

病因/危险因素

早产不是一种单一的状况,而是一个基于时点的、综合生物学、临床诊疗、行为和社会风险因素的诊断,其死亡率和发病率与孕周密切相关,特别是孕周不足 32 周的婴儿。实际上,84% 的早产儿为中期或晚期早产(在妊娠 32 周至 37 周出生),如图 29.1 所示。

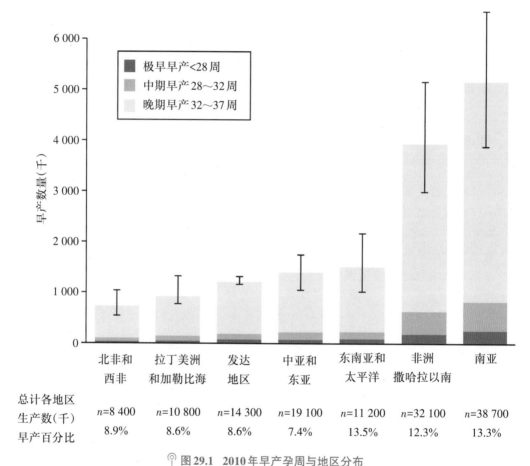

	北非和西非	拉丁美洲和加勒比海	发达地区	中亚和东亚	东南亚和太平洋	非洲撒哈拉以南	南亚
总计各地区生产数(千)	n=8 400	n=10 800	n=14 300	n=19 100	n=11 200	n=32 100	n=38 700
早产百分比	8.9%	8.6%	8.6%	7.4%	13.5%	12.3%	13.3%

图 29.1　2010 年早产孕周与地区分布

资料来源:Blencowe et al. National, regional and worldwide estimates of preterm birth rates in the year 2010 with time trends since 1990 for selected countries: a systematic analysis and implications. The Lancet. 379 (9832), 2162-2172. ©2012 Elsevier Ltd.

早产率可因孕妇年龄(母亲年龄<20 岁或>35 岁)、生育间隔(<6 个月生育间隔)、产次、环境(生活方式和感染)和遗传等因素而增加。一些早产是医疗行为触发的,诸如早期引产或剖腹产(医学或非医学指征)。早产其他的常见原因包括多胎妊娠(双胞胎、三胞胎或更多)、产前慢性疾病(如高血压、糖尿病)和妊娠期并发症(先兆子痫)。然而,大多数早产是自发性的,且多达一半左右的早产原因不明。世界各国早产率差异较大,一些欧洲国家低至 5%,一些非洲国家高达 18%,对其相应国家新生儿死亡率(NMR)存在较大影响。如

果不大幅减少早产并发症造成的死亡,在2030年之前很多国家将难以实现儿童健康的全球目标。

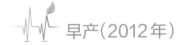

全球目标

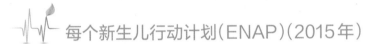

早产(2012年)

◇ 在2010—2025年期间,通过提供公平、优质的医疗服务,将2010年NMR大于5‰国家的早产归因死亡率降低50%,并最大限度地减少长期健康损害。

每个新生儿行动计划(ENAP)(2015年)

◇ 到2020年,新生儿住院死亡人数减半。

干预

通过临床干预措施做到连续性保健,诸如优化孕前保健、加强妊娠期保健和提高早产儿的产后保健,可以降低早产相关的死亡率和发病率。如果这些干预措施(亦适用于病弱新生儿)的覆盖率大于95%,可减少84%早产并发症相关的死亡。少部分早产儿需要更高级的护理,例如使用持续气道正压通气(continuous positive airway pressure,CPAP)和机械通气进行呼吸支持。图29.2总结了病弱新生儿不同护理级别的医疗服务要求。

孕前与孕期

女性在孕前和孕期的健康和营养水平越好,健康足月分娩的可能性就越大。监测并治疗妊娠期并发症,如先兆子痫、感染、吸烟或非法药物滥用,对于降低早产风险非常重要。通过计划生育来减少妊娠次数、青少年妊娠和增加生育间隔均可以降低早产率。对于风险较高的母亲(超声检查发现宫颈短和既往自发性早产史),高收入国家通常使用宫颈环扎术或阴道黄体酮,但这在中低收入国家中并未广泛使用,对中低收入国家潜在的影响尚未确定。

第三级	新生儿重症监护护理 适用于需要通气支持 在内的婴儿	场所	◆ 设有新生儿护理设施的特殊病房 ◆ 培养箱,复苏器 ◆ 能满足袋鼠妈妈式护理和支持母乳喂养的区域
		人员	◆ 具备专业新生儿保健技能的护士 ◆ 护士与新生儿比例高,如英国为1:1 ◆ 至少1名接受过专业新生儿培训的医生
		设备和 用品	在二级特殊护理设施的基础上: ◆ 可用的持续气道正压通气、间歇正压通气和监测设备 ◆ 极早早产新生儿的肺表面活性物质治疗(如适用)
		支持系统	◆ 24小时化验室检测支持 ◆ 安全运输和转诊(如需要) ◆ 供母亲和家人亲密接触婴儿的空间
第二级	特殊护理 适用于病弱新生儿	场所	◆ 温暖的特定房间或指定的角落,分别备有复苏、稳定和袋鼠妈妈式护理的区域。 ◆ 培养箱/顶置加热功能的复苏器
		人员	◆ 专业护理和助产人员 ◆ 护士/助产士与新生儿比例高,如英国为1:4
		设备和 物资	◆ 鼻胃管和静脉输液的喂养支持 ◆ 感染预防和管理(包括抗生素) ◆ 氧气供应(与脉搏血氧仪),和黄疸病例管理的有效光疗仪器
		支持系统	◆ 为母亲提供袋鼠妈妈式护理的空间和支持,包括挤母乳的地方
第一级	基础护理 适用于所有新生儿	场所	◆ 基本设施或有合格接生员的家庭分娩
		人员	◆ 助产士和护理人员
		设备和 物资	◆ 无需专科设备(除了必要时用于复苏的气囊式面罩)
		支持系统	◆ 温暖、清洁和母乳喂养支持

图 29.2 病弱婴儿的住院护理和不同护理水平的卫生系统要求

资料来源:Lee, AC. Et al. Intrapartum-related neonatal encephalopathy incidence and impairment at regional and global levels for 2010 with trends from 1990. Pediatric Research. 74(Suppl 1), 50-72. doi:10.1038/pr.2013.206. ©2013 Nature Publishing Group. Open Access.

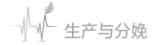

生产与分娩

在早产儿的生产中,产前给母亲使用皮质类固醇是高收入国家的标准护理,以降低孕周小于34周早产儿呼吸困难的风险。世界卫生组织(WHO)建议在中低收入国家,在准确评估下对妊娠24~34周有早产风险且无明显感染症状的孕妇使用类固醇,加速肺成熟并降低呼吸衰竭的风险;建议对妊娠32周前有早产风险的孕妇使用硫酸镁,以降低婴儿患脑瘫的风险;此外,还建议在产时使用抗生素治疗早产儿胎膜早破(preterm premature rupture of the membranes,PPROM),以降低婴儿感染的风险。能获得恰当的住院分娩服务是至关重要的,医疗护理水平应与分娩孕周相适应(即孕周越小的早产,需要更高级护理的可能性越大)。

早产儿护理

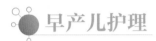

新生儿基本护理(复苏、体温管理和喂养支持)

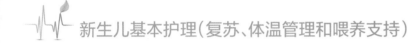

婴儿早产的孕周越小,就越有可能需要进行复苏。国际复苏联络委员会(International Liaison Committee on Resuscitation,ILCOR)将美国儿科学会及其合作伙伴组织的"帮助婴儿呼吸(Helping Babies Breathe)"项目调整至适用于低收入国家,该项目采用气囊式面罩帮助早产儿进行有效呼吸。

早产儿容易出现体温过低(尤其是<32周的早产儿),应将早产儿送到温暖、无风的环境中,并放置在辐射加热器下。早产儿入住新生儿病房时,体温每低于正常体温1℃,死亡率就会增加28%。如果早产儿的病情不稳定或为极早早产,可能需要在保温箱中进行护理,稳定后可在有加热床垫的婴儿床上进行护理,或者采用袋鼠妈妈式护理(Kangaroo Mother Care,KMC)。

早产儿的营养需求很高,应尽早进行母乳喂养。大多数妊娠低于34周的早产儿无法协调吸吮和吞咽,需要通过吸奶器将母乳吸出,采用注射器连接一段胃管将母乳推入早产儿口中,或者采用杯子或勺子喂食母乳。母乳喂养期间,部分早产儿可能需要静脉输液。如果静脉输液持续时间较长,可能需要肠外营养,一般在重症监护设施下实施。输液量取决于孕周和校正孕周、临床症状和是否能顺利母乳喂养。坏死性结肠炎是一种严重的早产儿肠道疾病,纯母乳喂养可以降低其发生风险。早产儿的出血风险高于足月婴儿,应在出生时给予维生素K以降低出血风险。建议一些低出生体重儿在较大时补充磷、钙、维生素D和铁。

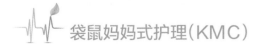

袋鼠妈妈式护理(KMC)

婴儿临床症状稳定后,应立即在医疗机构启动KMC。KMC包括与母亲(或其他照顾者)

持续的直接皮肤接触,以提供温暖、鼓励母乳喂养、减少感染和促进母婴联结。Joy E Lawn 等人的研究表明,与常规护理相比,KMC 能使体重<2 000 g 新生儿的死亡率降低 51%。Conde-Agudelo 等的一项 Cochrane 综述也声称 KMC 能使新生儿死亡降低 40%,新生儿感染减少了约 60%。KMC 还可以改善远期发育,可以缩短住院时间并减少护理工作量。尽管证据表明 KMC 具有较高的成本效益,但在大多数情况下,KMC 在一些地区并没有得到充分推广。

除了 KMC,还需要更加关注"爱婴"护理,使用最少的处理方法,最大限度地提高舒适度,并进一步增加家庭在病房内对新生儿的护理,包括喂养。这些举措可以减轻新生儿及其家人的压力,并有助于增强家庭在出院后照顾脆弱婴儿的信心。

感染预防和管理

早产儿更容易受到感染,可以是出生时从母亲身上获得的感染,或出生后从外界获得的感染。基于各地的指南,他们出生后应接受一个疗程的抗生素静脉注射。由于早产儿出生后需要更多的医疗卫生人员的处理,并且经常接受侵入性操作,例如静脉注射和血液检测,因此严格的卫生和感染控制程序至关重要。感染会延长住院时间,并增加死亡率以及短期、长期疾病的发病风险。

呼吸支持和更全面的护理

肺表面活性物质仅在孕晚期产生,它沿着肺部气道排列以保持气道开放。肺表面活性物质的缺乏会导致呼吸窘迫综合征,这是早产儿发病和死亡的重要原因。可以通过额外的氧气疗法或持续气道正压通气提供呼吸支持,其中空气和氧气通过鼻导管或面罩输送,并对气道施加压力,以防止每次呼吸后肺部塌陷。应监测氧气以将血氧饱和度维持在 91%～95%。需避免非常规的氧气使用,因为它可能导致早产儿视网膜病变,这是中低收入国家早产儿失明的主要原因。表面活性物质治疗可以提供额外的呼吸支持,但这种昂贵的干预需要通过气管插管将表面活性物质直接注入气管,在许多情况下是无法实施的。尽管持续气道正压通气为许多早产儿提供了足够的呼吸支持,但有些早产儿需要在有适当设备的重症监护病房进行机械通气。

与足月儿相比,由胆红素水平升高引起的黄疸在早产儿中更为常见,而且早产儿更容易因核黄疸(胆红素在大脑中沉积)而导致脑损伤。在大多数情况下,使用蓝光灯或 LED 灯(light-emitting diode)进行光疗是有效的,且价格合理的光疗设备适用于中低收入国家。

早产儿的生存展望

早产儿的生存非常依赖于他们接受到的保健质量,这在中低收入国家尤为明显。在这些国家,新生儿保健的规模已经扩大,但对于保健质量没有给予应有的重视,使得早产儿幸存者发生听力、视力和神经发育障碍的比例更高。婴儿出生时的孕周越小,发生不良后果的可能性越高。提高新生儿护士和医生的知识和技能至关重要。保健的后续方案应与早期儿童发展计划相联系。通过收集连续医疗服务准备工作和保健质量的过程和结果数据,发现早产儿保健工作重点,提高保健质量。

 挑战

推广以医疗机构为基础的优质新生儿保健需要熟练的人员,尤其是护士,熟练的技术和一套可行的策略,而这些在资源匮乏的环境中往往是缺乏的。需要更多地关注存活以外的结局指标,尽量减少早产的不良结局,并能持续提供其所需的医疗、社会和家庭支持服务。

当然,考虑到伦理和经济成本这两个对立面,是否应该在存活可能性极低的情况下不计代价地提供保健仍存在争议,更好的指南对资源匮乏地区尤为有益。

未来工作重点

◇ 早产鉴定和孕周评估在中低收入国家是一项挑战,需要更为简易、准确易行的方法。目前的金标准是孕早期的超声估测,但这在低收入环境中通常不可获得/不可行。其他方法包括基于末次月经周期(可能不准确)的计算,或使用临床评分系统对出生后的婴儿进行检查,这些方法依赖于卫生工作者的知识和技能,只能精确到±2周。

◇ 有必要制定关于早产儿随访的标准化方案,包括标准的测量方法、随访时间和在儿童期早产相关损失的诊断标准等,以便于比较。

◇ 来自更多的中低收入国家的应用研究对于扩大新生儿复苏和KMC等高质量干预措施的规模非常重要。绝大多数已发表的新生儿保健研究都与高收入国家的高科技保健有关。还需要用更好的技术对早产儿进行护理,包括呼吸支持技术、用于检测和管理黄疸的非侵入性设备,以及产前皮质类固醇的安全给药。

小结

全球范围内,早产带来了巨大的负担。虽然大多数早产儿不需要高级重症监护,但为了中低收入国家取得快速进展,仍需要研制对其安全可行的技术。早产儿的住院保健需要技术娴熟的医疗保健工作者,尤其是训练有素的新生儿护士。需要为身体不适或极早早产的婴儿提供保健所需设备、药物和特定保健场所,以及以家庭为中心的保健所需的基础设施和环境。目前缺少资源匮乏地区的早产儿高质量研究,包括预防早产、技术创新与经济上可承受的措施、远期健康结局的随访。

案例

马拉维农村的Grace

Grace怀孕34周,除了在怀孕期间体重不足并持续工作外,她开始出现高血压和早产的症状。一名社区卫生工作者建议Grace前往卫生机构,在那里1名临床工作人员为她注射了类固醇。第2天宝宝Blessing通过自然分娩正常出生了,她的体重为1.5公斤,出生时呼吸良好。但考虑到Blessing的体重和孕周,助产士建议Grace使用KMC。护士们帮助Grace把母乳挤进一个干净的杯子里。由于Blessing自己无法进食,为了便于喂养插入了鼻胃管。Grace家里还有其他孩子,不能住在卫生机构里,但她可以和Blessing一起待在袋鼠妈妈式的护理室里,直到她能自己喂养Blessing以及Blessing的体重有所增加。工作人员建议Grace在有问题时返回机构,并在1周后进行回诊。

 思考题

1. 就早产儿面临的一些具体健康问题展开讨论。
2. 什么是袋鼠妈妈式护理(KMC)？KMC在改善早产儿的健康方面效果如何？
3. 讨论需要进一步开展研究的早产相关的领域。

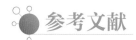 **主要出版物**

Blencowe H, Cousens S, Chou D, et al. (2013). Born Too Soon：The global epidemiology of 15 million preterm birth. Reproductive Health 10(Suppl 1)：S2.

有关早产负担的最新统计数据。

Lawn J, Davidge R, Vinod K, et al. (2013). Born Too Soon：Care for the preterm baby. Reproductive Health 10 (Suppl 1)：S2.

一份关于早产儿管理的重要出版物,重点关注中低收入国家。

（翻译：王辉）

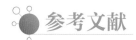 **参考文献**

Blencowe H, Cousens S, Oestergaard M, et al. (2012). National, regional, and worldwide estimates of preterm birth rates in the year 2010 with time trends since 1990 for selected countries: a systematic analysis and implications. Lancet 379: 2162-72.

Blencowe H, Lee A, Cousens S, et al. (2013). Preterm associated neurodevelopmental impairment estimates at regional and global levels for 2010. Beyond Newborn survival paper 2. Pediatric research. Nature 74(1).

Conde-Agudelo A, Belizán J, and Diaz-Rossello J (2011). Kangaroo mother care to reduce morbidity and mortality in low birthweight infants. Cochrane Database of Systematic Reviews 16(3): CD002771.

Lawn J.E., Gravett M.G., Nunes T.M., Rubens C.E., and Stanton C. (2010). Global report on preterm birth and stillbirth (1 of 7): definitions, description of the burden and opportunities to improve data. BMC Pregnancy & Childbirth, 10(Suppl 1), S.

Lawn J, Blencowe H, Darmstadt G, and Bhutta Z (2013). Beyond newborn survival: the world you are born into determines your risk of disabilityfree survival. Pediatric Research 74: 1-3.

Lawn J, Mwansa-Kambafwile J, Horta B, Barros F, and Cousens S (2010). 'Kangaroo mother care' to prevent neonatal deaths due to preterm birth complications. International Journal of Epidemiology 39 (Suppl 1): i144-i154.

Lissauer T, Fanaroff A, Miall L, and Fanaroff J (2016). Neonatalogy at a Glance. (third Edn). Wiley Blackwell: Oxford, UK.

Lissauer T, Duke T, Mellor K, and Molyneux L (2017) Nasal CPAP for neonatal respiratory support in low and middle-income countries. Arch Dis Child Fetal Neonatal 102: F194-6.

Moxon S, Lawn J, Dickson K, et al (2015). Inpatient care of small and sick newborns. BMC Pregnancy & Childbirth 15(Suppl 2): S7.

World Health Organization (2014). Every Newborn: an Action Plan to End Preventable Deaths. http://apps.who.int/iris/bitstream/10665/127938/1/9789241507448_eng.pdf.

第30章 影响新生儿的产时相关事件

本章将讨论新生儿的产时相关缺氧事件(以前称为出生窒息)的诱因、负担和干预措施。

 要点

☆ 产时缺氧是全世界新生儿死亡和发病的主要原因,每年造成100多万新生儿死亡和130万死产。

☆ 干预措施可分为一级预防(产前护理和产时)、二级预防(新生儿复苏)和三级预防(治疗患有脑病的婴儿)。

☆ 在中低收入国家培训合格接生员和提高产时护理质量可大幅度提高生存率并改善预后。

 背景

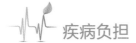 疾病负担

在产科、新生儿及时保健资源匮乏地区,产时相关的死亡率和发病率最高。在中低收入国家,多达一半的分娩发生在缺乏合格接生员和专业医疗设施的地方,如图30.1所示。

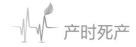 产时死产

据估计,每年有130万婴儿在分娩时死亡,其中约98%发生在中低收入国家,仅撒哈拉以南非洲和南亚就占75%(第28章)。

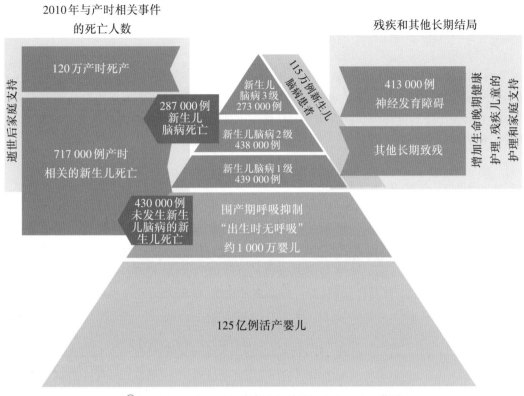

图30.1　全球产时相关事件导致的新生儿死亡和伤残

NE=新生儿脑病

资料来源：Lee，AC. et al. Intrapartum-related neonatal encephalopathy incidence and impairment at regional and global levels for 2010 with trends from 1990. Pediatric Research. 74（Suppl 1），50-72. doi：10.1038/pr.2013.206. ©2013 Nature Publishing Group. Open Access.

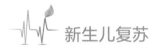 新生儿复苏

据估计，每年有5%～10%的婴儿娩出后即刻需要辅助措施来帮助他们开始呼吸。出生后呼吸抑制可能由多种原因引起，包括但不限于产时缺氧、呼吸窘迫综合征、感染、胎粪和颅内或神经肌肉疾病。估计有3%～6%的新生儿需要基本的新生儿复苏，包括使用气囊和面罩（正压通气）。很少（小于1%的新生儿）需要更高级别的新生儿复苏方式，包括插管、胸部按压或药物治疗。

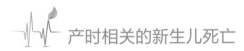 产时相关的新生儿死亡

与分娩有关的死亡占所有新生儿死亡的26%，每年约69.1万例。2015年，产时相关新生儿死亡是5岁以下儿童死亡的第3大原因。

产时相关事件后的神经发育损伤

2010年,估计有115万婴儿患有产时相关的新生儿脑病(neonatal encephalopathy,NE),其中96%发生在中低收入国家。在这些婴儿中,233 000人出现了中度至重度的神经发育障碍,181 000人出现轻度损伤。2010年,产时相关事件造成6 790万伤残调整寿命年和380万伤残所致的健康寿命损失年。

 病因/危险因素

产时相关的死产和/或围产期胎儿死亡的风险因素如表30.1所示。产时并发症是不良妊娠结局的最强有力预测因素,如先露异常(臀位)、难产或分娩期产妇发热,这些并发症可使胎儿死亡风险增加85倍。一些孕前因素也是危险因素,比如母亲年龄小、初次妊娠和母亲身材矮小。妊娠前一些基础疾病,如产妇高血压疾病、贫血或感染等也增加了新生儿死亡风险。

表30.1　产时相关的死产和/或围产期胎儿死亡的危险因素

时　　期	危　险　因　素	死产/围产期死亡的OR值范围
孕前	◆ 产妇年龄小 ◆ 产妇身材矮小、体重过轻或超重 ◆ 产次(初产或产次>6) ◆ 不良妊娠史	1～5
孕期	◆ 多胎妊娠 ◆ 产妇贫血 ◆ 高血压疾病 ◆ 糖尿病 ◆ 孕产妇传染病(疟疾、梅毒、艾滋病) ◆ 早产或过期产	2～14
生产和分娩期间	◆ 难产 ◆ 第二产程延长 ◆ 胎粪污染羊水 ◆ 臀先露或其他不正胎位 ◆ 孕8个月后阴道出血 ◆ 产时产妇发热	2～85

资料来源:Lawn, JE. et al. 4 million neonatal deaths: When? Where? Why? The Lancet. 3659 (9462), 891-900. ©2005 Elsevier Ltd.

产时相关事件的诱因可按产妇因素(如产妇疾病、难产)、胎盘因素(如脐带压迫、胎盘早剥)和新生儿因素(如新生儿疾病、药物疗效)进行分类,如表30.2所示。

表30.2　出生窒息的原因

产 妇 因 素	胎 盘 因 素	新 生 儿 因 素
产妇低血压/低血容量	绒毛膜羊膜炎	感染状态
产妇产时感染、发烧	胎盘炎症状况	气道异常
产妇癫痫	脐带植入胎盘导致出血风险	循环衰竭(因器官损伤或肿瘤出血/动静脉畸形引起的婴儿血肿)
产妇糖尿病	脐带压迫/打结	严重的肺发育不全和高血压(如:先天性膈疝)
产妇高血压子痫前期	脐带脱垂	治疗诱发
重度贫血	脐带绕颈	神经障碍
产妇药物使用(可卡因等)	胎盘早剥	代谢紊乱
难产(肩先露、臀先露)	胎母输血综合征	严重的心脏疾病
子宫破裂		

资料来源:Rainaldi，MA. et al. Pathophysiology of Birth Asphyxia. Clinics in Perinatology. 43(3)，409-22. ©2016 Elsevier Inc.

干预

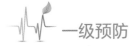

一级预防

一级预防包括计划生育、妇女孕前健康状况(包括营养状况和对已患疾病的管理)、高危妊娠的产前识别、专业助产服务,特别是早期识别和及时处理产科并发症。

产前筛查

预防新生儿窒息(也称产后缺氧事件)的一个重要方面是识别有风险的妊娠(如多胎妊娠、臀先露、宫内发育迟缓),这需要定期的产前保健和对助产护士或接生员的培训,以便及时转诊到护理水平更高的机构。还需要对孕妇进行教育,让她们了解危险信号以便及时寻求医疗服务(如阴道出血过多、胎儿运动减少等)。

产时监测

监测分娩进程并及早发现问题是预防婴儿产时缺氧的关键步骤。有多胎妊娠、臀先露、难产或既往有死产史的母亲,应尽早转诊至三级医疗中心,以对分娩进行密切监护,并能及时获得阴道辅助分娩或剖腹产。应当对护士、助产士和接生员进行识别早期分娩并发症的教育和培训。

在资源匮乏地区，监测分娩的2种可行方法包括间歇性监测胎儿心率和使用产程图。间歇听诊胎儿心率是监测胎儿状态的一种方法，在资源不足的情况下可用皮纳德听诊器进行监测。目前，手持式多普勒设备等多种新设备已被投入使用，有助于识别胎儿窘迫和临产等情况。产程图是一种纸质表格，通常用于管理无法进行分娩监测和医护人员有限的分娩过程。当分娩启动后，该量表用于定时评估母亲和胎儿的健康状况，并跟踪宫颈扩张的进展，以确定分娩是否延迟，并提出干预建议。虽然没有决定性证据表明产程图对降低围产期死亡率的有效性，但中低收入国家通常使用该图表对产程进行评估。世界卫生组织（WHO）于1994年在东南亚进行的一项大型研究发现，使用产程图与滞产率、紧急剖腹产率和死产率的降低有关。

在高收入国家，通常采用连续电子胎儿心率监测和胎儿脉搏血氧仪监管产程；然而，由于可行性的限制和缺乏地区有效性证据，并不建议在中低收入国家施行。

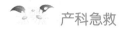 产科急救

当分娩受阻、母亲出现其他妊娠并发症或胎儿处于窘迫时，及时熟练的产科分娩可预防产时胎儿缺氧损伤。基本紧急产科护理（basic emergency obstetric care，BEmOC）是指分娩护理的一级机构应能提供抗生素、子宫强直剂和抗痉挛药等物品和医疗服务；人工取出胎盘；去除胎盘残留；辅助阴道分娩以及基本的新生儿复苏。全面紧急产科护理（comprehensive emergency obstetric care，CEmOC）是包括剖腹产和输血在内的一整套标准产科护理。BEmOC和CEmOC可分别降低约40%和85%产时相关的新生儿死亡率。

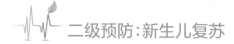 二级预防：新生儿复苏

大约10%的新生儿在出生后需要辅助第一次呼吸。新生儿复苏是一套在出生时支持建立呼吸和循环的干预措施。为了提供及时的复苏，产科护理人员和婴儿复苏人员之间需要有良好的沟通。理想情况下，应有一个受过新生儿复苏培训和技术熟练的专职医护人员，由他全权负责新生儿复苏。

有效复苏的关键原则是：（1）刺激婴儿并清理气道；（2）确保适宜的温度；（3）为没有呼吸的婴儿提供气囊面罩（正压通气）辅助呼吸。3%～6%的新生儿需要使用气囊面罩（也称为急救袋）进行基本复苏。有证据表明，即使在室内进行空气复苏也能取得良好的效果。因此，即使在氧气供应不均匀的地方，复苏也应使用呼吸囊。只有很少一部分（<1%）的婴儿需要更高级的复苏措施，如心肺复苏和药物，而这些措施在中低收入国家通常无法获得。

因此，新生儿复苏在中低收入国家是可行的，现已有几个简化的培训项目，如美国儿科学会（American Academy of Pediatrics，AAP）的帮助婴儿呼吸项目已在中低收入国家用于新生儿复苏，如图30.2所示。

如Anne CC Lee等人进行的meta分析结果所示，在具备分娩设施的机构中实施新生儿复苏可以降低30%产时相关的新生儿死亡率，其在社区/家庭环境中实施的效果尚不清楚，但估计可达20%。

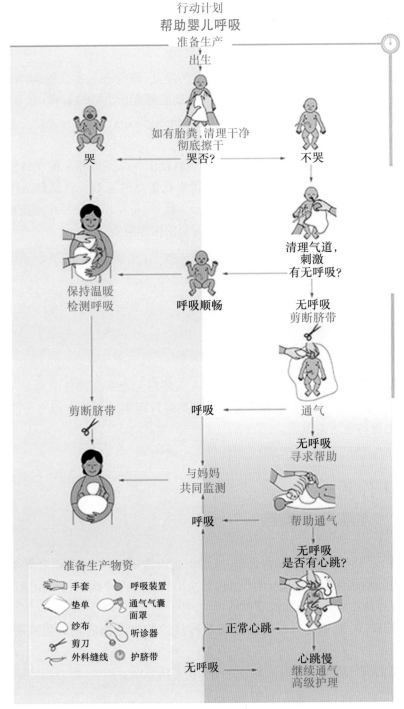

图30.2　美国儿科学会帮助婴儿呼吸项目

资料来源：Kak，L. P.，et al.（eds.）（2015）Helping Babies Breathe. Itasca，USA：American Academy of Pediatrics. ©2015 American Academy of Pediatrics.

三级预防

出生窒息的三级预防是针对有急性并发症的婴儿,即管理新生儿脑病(NE)(即使在资源充足的卫生系统中也很难解决)以及脑瘫等晚期后遗症。治疗性低温(全身降温)是高收入国家用于降低中重度窒息伴脑病婴儿死亡率和致残风险的一种治疗方法。目前不建议在没有重症监护室的中低收入国家使用。

一旦婴儿的生命体征稳定下来,重点应转移为提供与其需要相应的支持性护理。维持正常的血压、通气、血糖和电解质水平是治疗新生儿窒息的基石。评估和治疗感染也很重要,因为它可能是导致出生窒息的潜在原因之一。此外,早期识别和治疗癫痫也是护理窒息新生儿的一个重要组成部分,苯巴比妥是治疗癫痫的推荐药物。

挑战

对中低收入国家而言,如何在家庭分娩和无人照料分娩率高的社区为婴儿提供帮助是一个重大挑战。对社区卫生工作者或传统接生员进行新生儿复苏方面充分的培训至关重要,复苏技能的保持也至关重要。

未来工作重点

◇ 由于无人照料的分娩率如此之高,人们需要改进策略,以增加对合格接生员的培养和使用。应更好地培训社区保健工作人员,并使用操作规程来确定高风险情况/危险迹象,以便及时转诊到具备更好设施的医疗机构。

◇ 开发低成本、简单易行的复苏设备和可持续的复苏技能培训模式将改善新生儿复苏。

◇ 围产期的督导和抽检可以提高分娩期间护理的质量。

小结

据估计,有200万婴儿在分娩期间或分娩后由于缺氧而死亡,提高产时护理和新生儿复苏的可及性和质量可预防约92%此类产时相关死亡。优先提高目前已知且有确凿证据干预措施的质量、扩大规模和覆盖面,使最需要帮助的妇女和新生儿能够获得帮助。

 案例

在资源匮乏地区接生婴儿

Dawa今年17岁,生活在游牧地区。和许多游牧人一样,她的饮食单一,身高152.4 cm。她在婚后不久就怀了第1个孩子,因为前往诊所需要2天的行程,她从未寻求过产前保健,同时她还要照看牛群。当她出现阵痛时,她的婆婆来帮忙,但3天后孩子才出生。婴儿出生后,四肢无力,脸色发青,呼吸困难。当地没有接生员,仅有1位神父来为婴儿诵经并绕着教堂祈祷,但婴儿出生不久就去世了。如果当地有合格的接生人员,这本是可以避免的一次死亡。

 思考题

1. 产时相关事件的主要危险因素是什么?

2. 有哪些一级和二级预防策略可以降低产时相关事件的发生率?

3. 新生儿需要复苏的频率是多少,新生儿需要高级别复苏(如插管或药物治疗)的频率是多少?

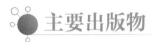 主要出版物

Lawn J, Lee A, Kinney M, et al. (2009). Two million intrapartum-related stillbirths and neonatal deaths: where, why, and what can be done? Int J Gynaecol Obstet 1: S5-19.

Lee A, Kozuki N, Blencowe H, et al. (2013). Intrapartum-related neonatal encephalopathy incidence and impairment at regional and global levels for 2010 with trends from 1990. Pediatric Research 74(Suppl 1): 50-72.

这些文章概述了中低收入国家产中相关死产和新生儿死亡的流行病学。

Wall S, Lee A, Niermeyer S, English M, et al. (2009). Neonatal resuscitation in low-resource settings: what, who, and how to overcome challenges to scale up? Int J Gynaecol Obstet 107(Suppl 1): S47-64.

这篇文章介绍了在中低收入国家新生儿复苏的综合使用情况。

Hofmeyr G, Haws R, Bergström S, et al. (2009). Obstetric care in lowresource settings: what, who, and how to overcome challenges to scale up? Int J Gynaecol Obstet 1: S21-45.

这篇文章回顾了关于产科干预在中低收入国家预防分娩相关死亡效果的证据。

(翻译:王辉)

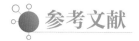 参考文献

American Academy of Pediatrics. Helping Babies Survive. Available at: https://www.aap.org/en-us/advocacy-and-policy/aap-healthinitiatives/helping-babies-survive/Pages/default.aspx.

Bhutta Z, Das J, Bahl R, et al. (2014). Can available interventions end preventable deaths in mothers, newborn babies, and stillbirths, and at what cost? Lancet 384(9940): 347-70.

Byaruhanga R, Bassani D, Jagau A, Muwanguzi P, Montgomery A, and Lawn J (2015). Use of wind-up foetal Doppler versus Pinard for foetal heart rate intermittent monitoring in labour: a randomised clinical trial. BMJ Open 5(1): e006867.

Committee on Obstetric Practice, American College of Obstetricians and Gynecologists (2005). Committee Opinion Number 326. Inappropriate use of the terms fetal distress and birth asphyxia. Obstet Gynecol 106(6): 1469-70.

Lavender T, Hart A, and Smyth R (2012). Effect of partogram use on outcomes for women in spontaneous labour at term. Cochrane Database Systematic Reviews 8: CD005461.

Lawn J, Bahl R, Bergstrom S, et al. (2011). Setting research priorities to reduce almost one million deaths from birth asphyxia by 2015. PLoS Med 8(1): e1000389.

Lee A, Cousens S, Darmstadt G, et al. (2011). Care during labor and birth for the prevention of intrapartum-related neonatal deaths: a systematic review and Delphi estimation of mortality effect. BMC Public Health 11(Suppl 3): S10.

Lee A, Cousens S, Wall S, et al. (2011). Neonatal resuscitation and immediate newborn assessment and stimulation for the prevention of neonatal deaths: a systematic review, meta-analysis and Delphi estimation of mortality effect. BMC Public Health 11(Suppl 3): S12.

Liu L, Oza S, Hogan D, et al. (2017). Global, regional, and national causes of under-5 mortality in 2000-15: an updated systematic analysis with implications for the Sustainable Development Goals. Lancet 388(10063): 3027-35.

Rainaldi M and Perlman J (2016). Pathophysiology of birth asphyxia. Clin Perinatol 43(3): 409-22.

Takenouchi T, Kasdorf E, Engel M, Grunebaum A, and Perlman J (2012). Changing pattern of perinatal brain injury in term infants in recent years. Pediatr Neurol 46(2): 106-10.

World Health Organization (1994). Partograph in management of labour. World Health Organization Maternal Health and Safe Motherhood Programme. Lancet 343(8910): 1399-404.

第31章　新生儿感染

本章讨论了新生儿感染,内容包括新生儿感染在全世界范围内造成的沉重疾病负担,新生儿"可能存在严重细菌感染"诊断和治疗的重要意义以及面临抗生素耐药的重大挑战。本章可结合第36章"儿童感染"一起阅读。

要点

☆ 在医疗资源匮乏的情况下,感染直接导致了四分之一的新生儿死亡。

☆ 了解感染性疾病的病因对于制定针对性的治疗方案和指导经验性的抗生素应用仍然是至关重要的。

☆ 依据"可能存在严重细菌感染"的特异性临床体征进行新生儿感染的诊断,并开展经验性治疗是解决严重感染导致的新生儿高死亡率的重要途径。

☆ 然而,经验性抗生素治疗策略受到世界范围内耐药性感染增加的威胁。

背景

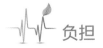

负担

新生儿感染约占全世界新生儿死亡人数的四分之一,并可能间接导致其他死亡。据全球疾病负担研究估计,新生儿感染导致的疾病负担约占伤残调整寿命年的3%,主要是由新生儿死亡造成的。除新生儿死亡疾病负担之外,其他疾病发病负担也很严重,包括新生儿脑膜炎所致神经发育障碍以及由于新生儿败血症和新生儿肺炎引发的未知的神经发育障碍,如图31.1所示。

新生儿感染给卫生保健造成了非常大的疾病负担。2012年在南亚、撒哈拉以南的非洲和拉丁美洲估计有690万新生儿被临床诊断为"可能存在严重细菌感染"(possible serious bacterial infection，pSBI)。根据国际防治指南，所有这些新生儿都应该接受抗pSBI治疗。然而，在医疗资源匮乏的情况下，获得临床照护可能是非常困难的，患者寻求治疗的比例在10%到100%之间。因此，世界卫生组织(WHO)新版指南建议：在患者无法转诊到医院接受住院治疗的情况下，可以通过门诊治疗来增加患者获得治疗的机会。

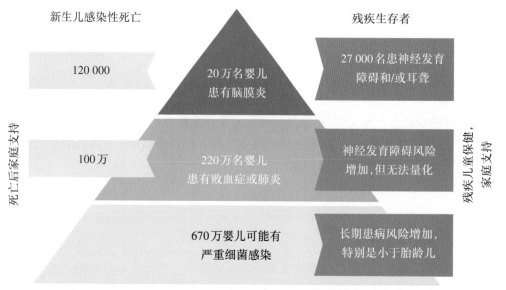

新生儿感染性死亡　　　　　　　　　　　残疾生存者

120 000　　　20万名婴儿患有脑膜炎　　　27 000名患神经发育障碍和/或耳聋

死亡后家庭支持

100万　　　220万名婴儿患有败血症或肺炎　　　神经发育障碍风险增加，但无法量化

残疾儿童保健，家庭支持

670万婴儿可能有严重细菌感染　　　长期患病风险增加，特别是小于胎龄儿

图31.1　2010年南亚、撒哈拉以南非洲和拉丁美洲出生的败血症、脑膜炎或肺炎新生儿的死亡和残疾结局总结

资料来源：Seale，AC. et al. Neonatal severe bacterial infection impairment estimates in South Asia，sub-Saharan Africa，and Latin America for 2010. Pediatric Research. 74 (Suppl 1)，73-85. ©2013 Nature Publishing Group. Open Access.

 病因

一系列的病原体均可以引起新生儿感染：如细菌、病毒、真菌和寄生虫。然而，大部分焦点集中于严重的细菌感染，因为这些感染较为常见，并且当发生血液性感染（如败血症）、肺部感染（肺炎）或脑脊液感染（脑膜炎）时将会威胁患儿生命。此时，如果及时给予抗生素治疗和恰当的支持性护理，可以帮助患儿治愈。

新生儿感染可以在分娩前经胎盘感染引起，如由梅毒螺旋体引起的先天性梅毒目前被认为是先天性感染和死胎的主要细菌感染病原体。新生儿感染也可以在分娩前或分娩时通过母体泌尿生殖道的上行性感染而引起，例如侵入性B组链球菌病（Group B Streptococcal disease，GBS）。分娩后，新生儿感染可来自多种途径，包括在家里或医院的环境中获得或人与人之间的传播。

新生儿在医疗机构分娩时和进入新生儿病房时都有可能发生医院获得性感染（Healthcare associated infections，HAI）。在医疗资源匮乏的国家，在医院出生的新生儿的感染率比高收入国家的感染率高3~20倍。与社区感染相比，HAI更可能是耐药性感染，但社区内的新生儿也有耐药性感染的风险。基于目前有限的研究数据，导致新生儿耐药性感染最常见的细菌是多重耐药的革兰氏阴性杆菌(Multi-drug resistant Gram-negative bacilli, MDR-GNB),如产超广谱β-内酰胺酶的大肠杆菌或肺炎克雷伯菌。

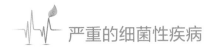

严重的细菌性疾病

早产(<37周)和/或低出生体重(<2.5公斤)的新生儿发生感染的风险将增加,这是由于母体向早产新生儿转移的抗体减少,加之不成熟的免疫系统及屏障(皮肤)导致患儿易感性增加。不卫生的分娩和/或不清洁的产后早期护理均会进一步增加新生儿感染的风险。

早发性(生后0~6天)新生儿细菌性疾病经常是由母体生殖泌尿道的细菌传播至新生儿引起的,通常在出生后48~72小时内出现临床症状。很多细菌可以引起早发新生儿感染,但全球范围内最常见的细菌为无乳链球菌(B组链球菌)和大肠杆菌。新生儿感染特别是GBS的临床危险因素包括产妇发热(>38℃)和胎膜破裂时间过长(>18小时)。母亲如果在前一次妊娠中生产患有GBS疾病的新生儿,则再次妊娠的新生儿患GBS疾病的风险增加。

迟发性(生后7~27天)新生儿细菌性感染性疾病主要来源于环境或人与人之间的传播。在医疗资源匮乏的情况下,感染常见病原菌包括化脓性链球菌、金黄色葡萄球菌和MDR-GNB,如克雷伯氏菌、假单胞菌和沙门氏菌等。

引起新生儿感染的其他细菌包括百日咳杆菌,该细菌通常很难通过培养基检测出来,且新生儿感染百日咳后通常没有典型症状,但常会出现pSBI的症状,有时甚至发生呼吸暂停(呼吸中断)。此外,新生儿破伤风是一种严重的、危及生命的疾病,它是由破伤风梭菌产生的毒素引起的,其细菌孢子常存在于土壤和粪便中。新生儿破伤风的危险因素包括在家分娩,多由于分娩时在未采取消毒措施的情况下剪断脐带等不卫生的分娩方式。许多国家实施的产妇免疫接种计划已大大地减少了新生儿破伤风的发生。

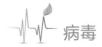

病毒

病毒引起先天性感染(宫内感染)可导致先天性畸形。引起先天性感染的病毒包括水痘带状疱疹病毒(varicella zoster, VZV)、风疹病毒、巨细胞病毒(cytomegalovirus, CMV)、单纯疱疹病毒(herpes simplex virus, HSV)和寨卡病毒,其他病毒更常见于产后感染。病毒感染导致的新生儿呼吸道严重感染通常难以与细菌性肺炎和败血症区分,导致这类感染的病毒包括呼吸道合胞病毒(respiratory syncytial virus, RSV)、人偏肺病毒和流感病毒。其他病毒如肠道病毒和HSV感染可引起病毒性脑膜炎,在临床上也很难与细菌性脑膜炎区分开来。

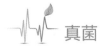

真菌

真菌,特别是白色念珠菌,可以引起侵袭性真菌病,特别是在那些医疗资源充足的国家,得以存活的极早产婴儿和极低体重儿中,由于抗生素的使用疗程的延长,导致真菌感染的风险增加。

诊断

在大多数医疗资源有限的情况下,新生儿败血症的诊断都是经验性诊断,主要根据是否有临床症状进行诊断。根据一些简单的原则,即可对患儿实施pSBI的经验性治疗。如果新生儿出现喂养困难、抽搐、呼吸频率>60次/分钟、严重胸闷、体温>37.5℃或<35.5℃、或仅在受到刺激时才活动等其中任何1种情况,均提示发生了pSBI。在一项多中心临床研究中,上述临床体征相较于有经验的儿科医生,对诊断严重细菌感染(出生后0~6天)的敏感性为85%,特异性为75%,而pSBI的临床诊断应包括种类繁多的病因诊断,如图31.2所示。

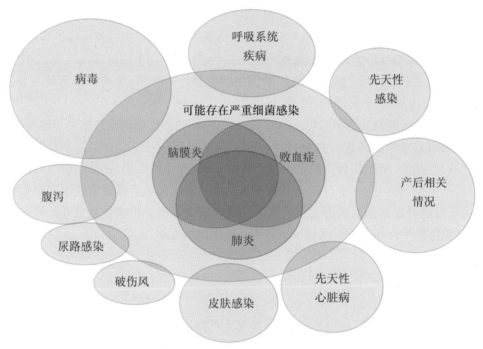

图31.2 可能的严重细菌感染

资料来源:Seale, AC. et al. Estimates of possible severe bacterial infection in neonates in sub-Saharan Africa, South Asia, and Latin America for 2012: a systematic review and meta-analysis. The Lancet Infectious Diseases. 14(8), 731-741. ©2014 Elsevier Ltd. Open Access.

严重细菌性疾病(如败血症、脑膜炎或肺炎)的确诊依赖于血液和/或脑脊液的常规微生物培养,以分别诊断败血症和/或脑膜炎,并结合胸部X光影像改变以诊断肺炎。然而,血液培养的敏感性较差,并且有可能无法检测出细菌感染,基于核酸提取技术的分子检测方法越来越多地应用到疾病诊断中,特别是在科学研究中。分子生物学的方法也可应用于病毒感染的诊断(无需病毒细胞培养)。但在医疗资源缺乏的情况下,临床实践中通常无法使用分子生物学检测方法。新生儿败血症的生物标志物,如C反应蛋白(C-reactive protein,CRP)和白细胞计数(white cell count,WCC),可用于协助诊断,但它们对新生儿感染缺乏特异性和敏感性。

预防

预防新生儿感染是减少新生儿感染性疾病负担的关键,干预措施主要包括消毒和孕产妇疫苗接种。产妇分娩时的消毒很重要,在一项社区大型临床试验中发现使用清洁的分娩工具,包括用于脐带护理的消毒剂,如洗必泰(氯已定)的应用,可以预防新生儿感染发生并降低死亡率。然而,在基于医院样本的研究中,表明该方法有显著效果的证据不足,如一项大型临床试验并未发现采用氯已定湿巾对产妇阴道进行消毒对分娩结局有益的证据。世界范围内有许多国家通过产妇疫苗接种预防新生儿破伤风的发生,在医疗资源充足的国家,为孕妇提供常规的百日咳疫苗和流感疫苗可用于预防母亲和新生儿感染。

全球目标

虽然没有针对性的新生儿感染相关的国际目标,但减少感染对实现可持续发展目标(SDGs)和WHO关于减少新生儿死亡率和死胎率的目标至关重要。

干预

为所有具有pSBI症状的新生儿提供必要的支持治疗,并测量重要的生命体征(包括氧饱和度)具有重要的价值。有关新生儿感染的管理策略包括现有的和有待研究的领域,如表31.1所示。即使没有有创性通气设施,也须提供包括氧气和/或持续气道正压通气(continuous positive airway pressure,CPAP)在内的呼吸支持。液体支持可以通过鼻胃管灌食和/或静脉补液方式实现,而体温管理应该通过保温箱或皮肤与身体接触护理实现,特别是对于早产儿或低出生体重儿,他们更容易失去热量导致体温过低。从长远来看,应该通过随访确定和处理神经系统的后遗症,但在医疗资源缺乏时,开展长期随访将较为困难。

出现pSBI症状的新生儿应进行住院管理。然而,如果不能及时进行住院治疗或住院被拒绝,WHO指南建议采用简化的门诊治疗程序进行诊治。

在可能会出现严重细菌感染的情况下,应进行包括抗生素治疗在内的经验性治疗策略。如果临床医生怀疑有真菌或者病毒感染,并且这些治疗或诊断方法可行的情况下,应增加抗真菌药或抗病毒药的使用,这将有助于改善疗效。对pSBI的经验性住院治疗应遵循最新的地方、国家和国际指南开展一线和二线治疗。不断增加的抗生素耐药感染,尤其是伴有产超广谱β-内酰胺酶的MDR-GNB的感染,是新生儿感染标准疗法有效性的重要威胁。

表31.1 专门针对低收入环境改善新生儿败血症管理的策略

	策　　略	在低收入环境和研究领域不常用的其他策略
	诊　　断	
	临床症状和体征	如果开发快速诊断法可以改善疾病
	经　验　治　疗	
	作为地方、国家和国际指南，2013年WHO指南建议将氨苄西林和庆大霉素作为医院一线治疗药物	如果开发了微生物检测和/或快速检测，就可以指导治疗
	支　持　性　疗　法	
呼吸系统支持	适当地提供氧气和监测氧饱和度水平	气泡式持续正压通气在二级和三级医疗机构中应用是有效且可行的
温度控制	袋鼠妈妈式护理，保温箱，帽子以及定期监测体温	
流体/食物	根据婴儿的体重和年龄适当地进行静脉输液和胃管喂养	采用注射泵准确的静脉输液
血糖控制	检测新生儿的血糖水平并治疗低血糖症	在重症监护环境下使用胰岛素输液治疗高血糖症
黄疸	◆ 光照疗法，严重黄疸采用换血疗法 ◆ 根据临床特征评估黄疸的严重程度	定期监测血清胆红素水平以指导治疗，或进行无创胆红素水平的检测（如经皮胆红素仪）
	预　　防	
筛查与治疗	梅毒筛查和治疗（主要针对死胎），在一些三级医疗保健中心，对具有母体败血症风险因素的"败血症高危"新生儿进行诊断和治疗	◆ 细菌性尿道炎的筛查与治疗 ◆ B组链球菌的筛查和产程中的抗菌药物预防
母体免疫	怀孕期间接种破伤风疫苗	在高收入环境中使用百日咳和流感疫苗以及其他正在开发中的疫苗，例如B组链球菌
分娩时与产后初期及时消毒	◆ 用洗必太对脐带进行消毒 ◆ 避免在脐带上涂抹其他物质	
感染控制	◆ 在关键病人的接触点做好手部卫生 ◆ 对感染性病例进行隔离、屏障护理、液体的无菌准备和静脉注射药物	抗生素管理计划，监测抗生素在医院中的有效使用

　　针对特殊的情况应采取特定的感染管理策略，如新生儿破伤风的处理应包括彻底清洁脐部、静脉注射抗生素治疗、抗痉挛治疗（如地西泮）、静脉注射硫酸镁以稳定自主神经系统，以及注射人或马的抗破伤风免疫球蛋白。患儿痉挛一旦得到控制，应在安静的环境中用鼻饲法喂养，以避免误吸。因为在感染期间患儿缺乏免疫力，应在恢复后进行常规的破伤风疫苗接种。

挑战

在改善和发展预防新生儿感染方面尚存在重大挑战,需要进一步提高诊断水平,保障患病新生儿医疗护理的可及性和促进病例管理,包括有效的抗生素治疗和支持治疗(支持呼吸、提供液体和保持体温)。

未来工作重点

◇ 改进新生儿感染的预防工作将减少新生儿感染的疾病负担,对孕产妇采取疫苗接种可能是一种有效的途径。正在开发的新型母体疫苗可实现对新生儿疾病的保护效应,如B组链球菌疫苗。

◇ 在医疗资源缺乏的情况下,由于医院获得性感染(HAI)发生率高,指导治疗的实验室诊断方法受限以及可供选择的抗生素治疗方案缺乏(第36章),抗生素的耐药性是新生儿HAI的一个特殊挑战。据估计,只有30%的新生儿HAI能得到充分的一线抗生素(氨苄青霉素和庆大霉素)治疗。

小结

新生儿发病和死亡的疾病负担较重。在资源匮乏的环境中,新生儿感染获得医疗照护的机会往往较为有限。因此,需要通过疾病预防(如通过消毒和产妇疫苗接种)和增加治疗,特别是社区防治,来减轻新生儿感染死亡负担。由于实验室诊断的限制,治疗大多是基于临床原则,对敏感性的注重程度优于特异性。因此,改善新生儿败血症的诊断将有助于促进直接的和靶向性的治疗。对于新生儿败血症,床旁检测是理想的检测方式,迄今为止,开发这种检测方法仍然面临挑战。抗生素敏感性的不断下降已成为经验性治疗策略的重要挑战,并将增加新生儿感染的疾病负担。

 案例

诊断一个出生5天的新生儿患有败血症

一位母亲带着出生5天的男婴来到埃塞俄比亚的一家农村地区医院。该男婴在家出生,分娩时没有任何的不适。婴儿的状态一直很好,直到就诊的前一天男婴母亲注意到婴儿吃的东西减少了,并感觉到他的身体发热、发软。入院时,婴儿的呼吸频率为70次/分钟,心率为120次/分钟,体温为37.9 ℃,并观察到婴儿有严重的胸腔凹陷。临床医生建议母亲将婴儿送入新生儿科进行监测,并进行可能发生严重细菌感染的治疗。婴儿需要7天的静脉注射抗生素和静脉输液,直到能够吃母乳(通过鼻胃管或直接从母亲身上吸吮)。经过24小时治疗后,患儿的情况有所好转。在完成全部治疗后,该患儿出院回家。

 思考题

1. 讨论新生儿可能发生严重细菌感染的危险因素和病因。
2. 在医疗资源有限的情况下,新生儿感染最常见的诊断方法是什么?
3. 目前什么因素威胁着抗生素治疗方案的有效性?

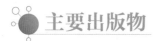 **主要出版物**

Young Infants Clinical Signs Study Group (2008). Clinical signs that predict severe illness in children under age 2 months: a multicentre study. Lancet 371: 135-42.

新生儿侵袭性细菌性疾病临床体征的里程碑式研究。

World Health Organization (2015). Managing Possible Serious Bacterial Infection in Young Infants When Referral is not Feasible: Guidelines. WHO: Geneva.

新生儿感染门诊管理的最新指南。

World Health Organization (2003). Managing Newborn Problems: a Guide for Doctors, Nurses and Midwives.

新生儿问题管理国际准则。

World Health Organization (2013). Pocket Book of Hospital Care for Children. Guidelines for the Management of Common Childhood Illnesses. second edition. WHO: Geneva.

医院儿童管理国际准则。

(翻译:梁小华)

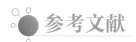 **参考文献**

Blencowe H, Vos T, Lee A, et al. (2013). Estimates of neonatal morbidities and disabilities at regional and global levels for 2010: introduction, methods overview, and relevant findings from the Global Burden of Disease study. Pediatr Res 74(Suppl 1): 4-16.

Herbert H, Lee A, Chandran A, Rudan I, and Baqui A (2012). Care seeking for neonatal illness in low-and middle-income countries: a systematic review. PLoS Med 9: e1001183.

Huynh B, Padget M, Garin B, et al. (2015) Burden of bacterial resistance among neonatal infections in low income countries: how convincing is the epidemiological evidence? BMC Infectious diseases 15: 127.

Lawn J, Blencowe H, Waiswa P, et al. (2016) Stillbirths: rates, risk factors, and acceleration towards 2030. Lancet 387: 587-603.

Liu L, Oza V, Lee A, et al. (2015). Global, regional, and national causes of child mortality in 2000-13, with projections to inform post-2015 priorities: an updated systematic analysis. Lancet 385: 430-40.

Muller W (2016) Treatment of perinatal viral infections to improve neurologic outcomes. Pediatr Res 81(1-2): 162-9.

Seale A, Mwaniki M, Newton C, and Berkley J (2009) Maternal and early onset neonatal bacterial sepsis: burden and strategies for prevention in sub-Saharan Africa. Lancet Infectious diseases 9: 428-38.

Seale A, Blencowe H, Zaidi A, et al. (2013). Neonatal severe bacterial infection impairment estimates in South Asia, sub-Saharan Africa, and Latin America for 2010. Pediatr Res 74(Suppl 1): 73-85.

Seale A, Blencowe H, Manu A, et al. (2014). Estimates of possible severe bacterial infection in neonates in sub-Saharan Africa, South Asia, and Latin America for 2012: a systematic review and meta-analysis. Lancet Infectious diseases 14: 731-41.

Sobanjo-Ter Meulen A, Abramson J, Mason E, et al. (2015). Path to impact: a report from the Bill and Melinda Gates Foundation convening on maternal immunization in resource-limited settings; Berlin — January 29-30. Vaccine 33(47): 6388-95.

Verani J, McGee L, and Schrag S (2010). Prevention of Perinatal Group B Streptococcal Disease — Revised Guidelines from CDC, 2010. MMWR Recomm Rep 59, 1-36.

World Health Organization (2013) Problems of the Neonate and Young Infant. WHO: Geneva. pp. 45-69.

Zaidi A, Huskins W, Thaver D, et al. (2005) Hospital-acquired neonatal infections in developing countries. Lancet 365: 1175-88.

第32章 先天性疾病

先天性疾病指在出生前就存在的各种疾病。本章内容包括先天性疾病、其干预措施以及有效实施中的重要挑战及相关概念,重点讨论导致过早死亡或残疾的先天性疾病。

 要点

> ☆ 先天性疾病影响婴儿死亡率并导致长期残疾,因此,具有全球性的防治意义。
>
> ☆ 有效的先天性疾病保健服务需要采取全面的护理和预防方针,应涵盖全生命周期的人口健康和专业服务。
>
> ☆ 在中低收入国家扩大外科服务范围,可以显著减轻神经管缺陷、先天性心脏病和唇腭裂等疾病的负担。
>
> ☆ 由于缺乏有关干预措施的流行病学、影响因素和成本效益的数据,在中低收入国家发展有效的医疗服务更为复杂。

 背景

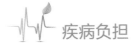 疾病负担

据估计,每年有790万出生儿童患有先天性疾病,占所有活产婴儿的3%。2015年全球疾病负担研究表明,5岁以下儿童因先天性疾病死亡的人数为496 585名(8.53%),其中96%均发生在中低收入国家。据估计,由先天性疾病造成的死产大约有19.2万例。随着婴儿和儿童死亡率的下降,先天性疾病导致的残疾率开始增加。先天性疾病可能造成终身躯体的残疾和精神上的残疾。

病因

先天性疾病病因通常分为3个方面,但有时为3种病因共同作用所致,如图32.1所示。遗传方面包括固有的生物学或遗传因素,如染色体疾病或单个基因缺陷的遗传,例如唐氏综合征和苯丙酮尿症。环境方面包括母亲在妊娠期间暴露于一些环境因素,如传染性病原体或药物可损害胎儿发育,例如先天性风疹综合征或胎儿酒精谱系障碍。第三方面是由遗传因素和环境因素之间复杂的多因素交互作用,其主要原因尚不清楚,且这方面对先天性疾病的影响最大,包括神经管缺陷和颌面裂等先天性疾病。

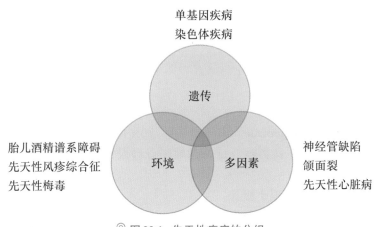

图32.1 先天性疾病的分组

从高龄父母、微量营养素缺乏(碘和叶酸)等个人层面的危险因素,到社会、种族和经济因素等更广泛的社会危险因素,这一系列因素影响着先天性疾病的发生和严重程度,从全球先天性疾病发生率的趋势中可以反映这些因素的变化。在大多数高收入国家,由环境因素导致的先天性疾病已得到控制,而由遗传因素和多因素引起的先天性疾病患病率呈现增高的趋势。在许多中等收入国家也是如此,例如在海湾国家,传染病已得到良好的防治,而因近亲结婚导致隐性单基因遗传疾病的患病率有所增加,这是由于夫妻间存在血缘关系增加了一对夫妇同时携带相同的隐性基因变异的概率。而在许多低收入国家,传染病仍然很普遍,由其他原因引起的先天性疾病尚未引起足够的重视。

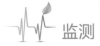 监测

对先天性疾病开展监测是一项重要的公共卫生活动。系统地收集关于先天性疾病的类型、流行趋势、严重程度和结局的数据,并对数据进行分析和结果解释,有助于为制定正确的医疗计划、预防保健服务和活动提供科学依据。对先天性异常的持续监测也有助于通过识别不同疾病发生频率的时间和/或地理波动来识别致畸暴露。比如2015年在巴西发现的小头畸形病例数量的增加被发现与寨卡病毒感染有关,这种监测活动往往只在地方层面进行。然而,部分疾病监测采用了合作网络系统,如欧洲先天性异常和双胞胎协同行动(European

Concerted Action on Congential Anomalies and Twins，EUROCAT)和国际出生缺陷监测系统交换所(International Clearinghouse for Birth Defects Monitoring Systems，ICBDMS)。

建立综合监测系统的成本高昂,这意味着中低收入国家中的先天性异常登记远少于其他国家。此外,缺乏准确的诊断设备也是许多中低收入国家先天性疾病流行病学数据不足的原因之一。

尽管设定减少先天性疾病的国际目标对减少死产和新生儿死亡率(NMR)至关重要,但目前还没有减少先天性畸形的具体国际目标。

 干预

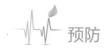 预防

据 Arnold Christianson 和 Bernadette Modell 估计,70%的先天性疾病可以通过建立适当的保健服务来预防或减轻其不良影响。这些保健服务涉及全生命周期的一系列医疗措施,包括:

◇ 人口、公共卫生和环境卫生服务。
◇ 计划生育、妇女和生殖保健服务。
◇ 孕前服务和产前服务。
◇ 产妇服务。
◇ 新生儿服务,包括筛查和诊断。
◇ 儿科服务,包括诊断、治疗、护理和管理。
◇ 为先天性疾病患者提供终身医疗、社会和家庭支持服务。

许多先天性疾病,尤其是环境因素引起的疾病,可以采取相对低成本的干预措施,如营养补充剂(碘和叶酸)、免疫接种等传染病控制措施,以及孕产妇糖尿病管理等。通过基因筛查可以预防部分遗传疾病。基因筛查旨在识别隐性遗传疾病的携带者,并为其提供信息和咨询,帮助患者了解、控制疾病风险。如果在孕前进行筛查诊断,可以选择不与基因携带者结婚;如果其伴侣是携带者,可以选择不生育或者选择辅助生殖和胚胎植入前的遗传学诊断等程序,或接受产前检查以确定胎儿是否受到影响。在许多高收入国家,有专业的医疗遗传服务机构来管理患有重要遗传疾病的个人和家庭。在中低收入国家,社区遗传咨询服务机构更为常见,但这些机构很少有专业的遗传学专家。一般由遗传顾问和初级保健医生在社区和初级保健机构一级提供基本的医学建议和教育。

其中许多措施可以纳入全面的孕前和产前保健方案中。此外,许多产前保健方案包括提供产前筛查和诊断来识别患有严重畸形的婴儿或遗传疾病的婴儿,如唐氏综合征等。在法律和社会可以接受的情况下,也可以提供终止妊娠的选择。

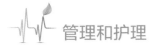 管理和护理

对于先天性疾病患者,早期发现和适当的治疗非常重要。一些先天性畸形,如唇腭裂、先天性心脏畸形和神经管缺陷,可以通过外科手术方式治疗。然而,该类疾病需要专业的高水平的诊疗,因此在中低收入国家,这些服务通常由国际资助的纵向项目提供支持。据估计,如果扩大充足的外科手术,这3种先天性异常的疾病负担可以减半。非手术干预包括饮食调整(纠正代谢紊乱)、激素治疗或进行输血治疗纠正贫血。由于大多数先天性疾病不能完全治愈,因此需要持续的护理,并对个人和家庭成员给予社会和教育支持。全生命周期特定护理的示例如表32.1所示。

表 32.1 先天性疾病的具体干预措施示例

服务类型	干　　预
一　级　预　防	
全民计划	碘盐
	减少吸烟和饮酒的公共卫生措施
	通过有效的教育、筛查、治疗和免疫接种措施控制传染病
	预防工业和农业污染的环境卫生服务措施
	尽量减少接触工作场所致畸物的职业卫生服务措施
妊娠前干预措施	补充叶酸
	与高龄产妇相关的风险信息
	关于健康生活方式和营养的建议
	携带者筛查措施
	性健康服务
	计划生育
	风疹免疫
	对既往有疾病患者的用药审查,如癫痫患者
二　级　预　防	
孕期	通过提供有关危险行为的咨询和干预措施,减少接触致畸物(如烟草、酒精和娱乐性药物)
	优化糖尿病控制和药物审查,筛查 Rh 阳性患者,以及对 Rh 阴性母亲的免疫预防
	通过超声和母体血清筛查检测唐氏综合征、开放性神经管缺陷和其他结构异常
	因严重先天性疾病而终止妊娠的服务
新生儿期	出生后的常规临床检查
	新生儿血斑点或脐带血筛查,以检测一系列疾病,其中许多是遗传性疾病
	筛查体格检查尚未发现的常见先天性疾病,如听力缺陷和先天性白内障
	在怀疑患有先天性疾病时转诊至临床专家

续表

服务类型	干　　　预		
	三　级　预　防		
患有先天性疾病的新生儿	适合手术治疗的疾病,如神经管缺陷、颌面裂和一些心脏缺陷		
	治疗,如对代谢紊乱进行饮食或酶替代疗法治疗,颌面裂患儿进行言语治疗,血红蛋白疾病患者进行输血治疗		
	感染控制和疼痛管理		
	康复和物理治疗		
	对侮辱或歧视采取社会心理支持治疗		
	对有学习障碍的人提供特殊教育服务		

挑战

缺乏流行病学数据是制定先天性疾病防治政策和服务方面的关键瓶颈之一。这在很大程度上是由于对"先天性疾病"的定义缺乏共识和统一标准。这就导致难以比较先天性疾病的全球数据,也难以全面评估这些疾病造成的全球疾病负担。

未来工作重点

◇ 先天性疾病的发病率无法精确测量,部分原因在于早期妊娠流产十分常见,在确认怀孕之前就发生的一些先天性疾病,并没有被计入先天性疾病的发病率中。因此,先天性疾病的发病率通常用出生时患病率而不是用发病率来描述。同时,这也承认了并非所有先天性疾病的病例都可以被诊断出来的事实,例如妊娠晚期流产等情况。计算出生患病率的分母通常是指所有活产儿,不包括流产和终止妊娠的胎儿。

◇ 获得准确的发病率数据也依赖于准确的诊断。虽然一些先天性疾病可以通过体格检查来确定,但其他畸形和遗传疾病需要临床专业知识、诊断设施和儿科尸检来辅助诊断。

小结

先天性疾病是高收入国家和低收入国家死亡和残疾的重要原因。许多先天性疾病都可以预防和治疗,获得保健服务的机会和质量影响疾病的结局。此外,因其流行病学数据的缺乏,需要更好的监测机制、更明确的疾病定义和更多准确可及的诊断设施。

 案例

寨卡病毒和小头畸形

由于寨卡病毒的出现,最近小头畸形(头围<中位数的2个标准差)引起了国际社会的关注。寨卡病毒是由伊蚊传播引起的,于1947年在乌干达首次被发现,当时,感染寨卡病毒被认为是一种症状较轻微的疾病。2015年,也就是寨卡病毒被发现近70年后,巴西东北部专家推测寨卡病毒与先天性小头畸形有关。目前,该关联已被证明是因果关系,寨卡病毒导致小头畸形发病率的增加已被宣布为"公共卫生紧急事件"。小头畸形可能是由神经元细胞生长停滞和细胞死亡导致。小头畸形也代表了先天性寨卡综合征中一系列症状中的一部分,包括眼部病变和听力损失。寨卡病毒的疾病负担仍不确定,但在撰写本文时,防治该病似乎具有重大的意义,该病主要局限于拉丁美洲。

寨卡病毒的重要性已经被确定,但它只是引起小头畸形和相关综合征的众多感染性原因之一,其他重要的感染源包括巨细胞病毒(CMV)、类疱疹病毒、风疹病毒和刚地弓形虫。

 思考题

1. 先天性疾病的主要类型是什么？影响其流行的因素是什么？
2. 预防先天性疾病的主要方法是什么？
3. 监测先天性疾病流行的原因是什么？

主要出版物

Christianson A, Howson C, and Modell B (2006). March of Dimes Global Report on Birth Defects: The Hidden Toll of Dying and Disabled Children. White Plains: New York, US.

一篇关于先天性和遗传性疾病及其预防方法的重要综述。

WHO (2016). Congenital Abnormalties Factsheet (2016). http:// www.who.int/mediacentre/factsheets/fs370/en/.

先天性异常的最新概述。

(翻译:梁小华)

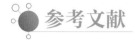

参考文献

Alwan A, Modell B, Bittles A, Czeizel A, and Hamamy H (1997). Community Control of Genetic and Congenital Disorders. WHO regional office for the eastern Mediterranean: Alexandria.

Bittles A and Black M (2010). The impact of consanguinity on neonatal and infant health. Early Hum Dev 86: 737-41.

Botto L, Robert-Gnansia E, Siffel C, Harris J, Borman B, and Mastroiacovo P (2006). Fostering international collaboration in birth defects research and prevention: a perspective from the international clearinghouse for birth defects surveillance and research. Am J Public Health 96: 774-80.

Christianson A and Modell B (2004). Medical genetics in developing countries. Annu Rev Genomics Hum Genet 5: 219-65.

Czeizel A (2005). Birth defects are preventable. Int J Med Sci 2: 91-2.

Darmstadt, G, Howson C, Walraven G, et al. (2016). Prevention of congenital disorders and care of affected children: a consensus statement. JAMA Pediatrics 170: 790-3.

Devakumar D, Bamford A, Ferreira MU, et al. (2018). Infectious causes of microcephaly: epidemiology, pathogenesis, diagnosis, and management. Lancet Infectious Diseases 18: e1-13.

Dolk H (2005). Eurocat: 25 years of European surveillance of congenital anomalies. Arch Dis Child Fetal Neonatal 90: f355-8.

Higashi H, Barendregt J, Kassebaum N, Weiser T, Bickler S, and Vos T (2015). The burden of selected congenital anomalies amenable to surgery in low and middle-income regions: cleft lip and palate, congenital heart anomalies and neural tube defects. Arch Dis Child 100(3): 233-8.

Ten Kate L, Al-Gazali L, Anand S, et al. (2010). Community genetics, its definition. J Community Genet 1: 19-22.

World Health Organization (2006). Management of birth defects and haemoglobin disorders: report of a joint WHO-March of dimes meeting. WHO: Geneva.

第33章　低出生体重和胎儿生长不良

本章涵盖胎儿生长的生理学、生长受限、生长受损的类型和指标，以及改善胎儿生长的干预措施。本章可结合第7章"健康和疾病的发育起源"、第24章"孕产妇营养"、第29章"早产"和第37章"儿童营养"一起阅读。

要点

> ☆ 婴儿出生体重是孕产妇和新生儿营养与健康的重要指标。
> ☆ 全世界15%~20%新生儿的出生体重偏低，其中90%以上发生在中低收入国家。
> ☆ 孕产妇的慢性营养不良与宫内发育迟缓有关，可能导致婴儿慢性的身心发育障碍。
> ☆ 尽管低出生体重儿从孕前至产后护理的整个过程均需要干预，但孕期是改善胎儿生长的最关键时期。

背景

全球每年有超过2 000万低出生体重(low birth weight，LBW)婴儿出生，占所有新生儿的15%至20%。发展中国家的LBW儿比例占全球总数的90%以上，其中一半出生在中南亚。

LBW对与生长不足、认知发育受损和慢性疾病有关疾病的发病率和死亡率有短期和长期的影响，其可能原因包括早产、宫内生长受限(intrauterine growth restriction，IUGR)或两者兼而有之(本章重点关注IUGR，早产相关内容请参阅第29章)。一项大型研究发现，在LBW发生率>10%的国家，其主要原因为宫内生长受限，而在发生率<10%的国家，LBW大多数是由于早产(J Villar，J M Belizán，1982)引起。

出生体重既是衡量婴儿健康，也是衡量女性健康、营养和社会环境的关键且敏感指标。然而，许多婴儿在出生时没有被称重，特别是在资源匮乏的环境中，很多孕妇在家中分娩或无人照看(>40%)。然而，这些地区又往往是受营养不良影响最大的地区，给全球负担估计的准确性带来重大挑战。

病因

与婴儿、孕妇及其所处物理环境有关的多种因素均可影响妊娠时长和胎儿生长发育,进而影响婴儿出生体重。

母亲的健康对婴儿出生体重有重大影响,例如母亲的生活方式(如吸烟、酗酒和药物滥用)、疾病(如贫血、疟疾、HIV 或梅毒等)、妊娠并发症(如高血压)以及营养不良等因素均可影响婴儿的出生体重。早产通常是自发发生的,其机制尚不清楚,其他原因还包括提前分娩(医疗或非医疗原因)、引产或剖腹产以及多胎妊娠。

危险因素

胎龄相同时,女童的体重低于男童,头胎婴儿的体重低于非头胎,双胞胎的体重低于单胎。出生体重主要受母亲自身在胎儿期的生长情况、从出生到怀孕时的饮食以及受孕时的体成分等影响。身材矮小、生活在高海拔地区或年龄较小的孕产妇的婴儿也较小。研究表明,意外妊娠会增加胎儿 LBW 的风险;不良社会经济条件也与 LBW 相关,因为它与长期营养不良、高感染率、体力劳动量大以及贫困导致的妊娠并发症有关。

影响

LBW 婴儿具有更高的躯体、脑发育和心理后遗症的短期和长期风险。LBW 婴儿出生后出现体温过低、低血糖、败血症和其他并发症的风险升高(第29章),从长远来看,他们患脑瘫、哮喘、呼吸道感染和耳部感染的风险也更高。

孕产妇慢性营养不良(孕产妇体重和身高偏低)与 IUGR 相关,可能导致婴儿生理性损伤,增加子代发育迟缓的风险,进而加剧营养不良的恶性循环,称为"代际效应",如图33.1所示。

如健康和疾病的发育起源(Developmental Origins of Health and Disease, DOHaD)理论所描述,胎儿营养不良与非传染性疾病(NCDs)(包括高血压、2型糖尿病、心血管疾病和代谢综合征)之间存在显著关联。该理论指出,即使是短暂的早期营养不良也会对远期健康产生重大影响。因此,围孕期是干预的关键期(第7章)。

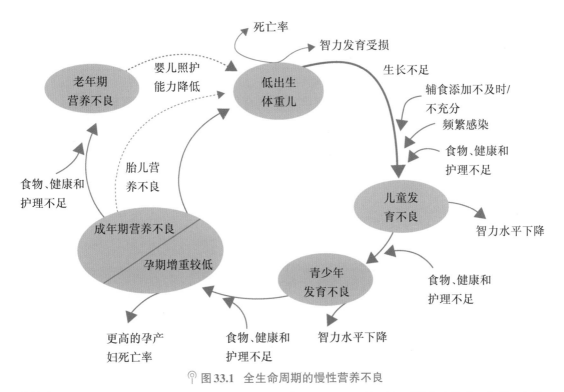

图33.1　全生命周期的慢性营养不良

资料来源：Administrative Committee on Coordination/ Subcommittee on Nutrition（United Nations）. Fourth Report on the World Nutrition Situation. Geneva：ACC/ SCN in collaboration with the International Food Policy Research Institute. ©2000 UN ACC Sub-Committee on Nutrition.

全球目标

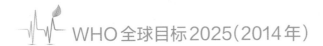 WHO全球目标2025（2014年）

◇ 到2025年，出生体重低于2 500克的婴儿数量减少30%。

干预

以改善低出生体重(LBW)儿发病率和死亡率为重点的预防干预措施应从孕前和妊娠阶段开始，关注孕产妇健康和营养将带来最大的健康收益。应在整个孕期和产后过程中进行持续干预，并提供适当的产后护理，以达到控制并发症、优化体重增加水平，以及改善儿童和青少年营养状况的目的(第37章)。预防LBW的可能干预措施汇总如表33.1所示。

表33.1 预防低出生体重的循证干预措施

国家/地区水平	◆ 妇女赋权和教育 ◆ 与医疗保健使用相关的社会保护系统(例如现金转移计划) ◆ 食物分配系统 ◆ 清洁、充足的水资源,环境卫生和个人卫生 ◆ 改善基于设备完成的护理,并与社区护理相结合 ◆ 带有电子反馈系统的通用围产期数据采集系统
孕前	◆ 为青春期女童提供充足的营养 ◆ 至少孕前三个月每日补充叶酸 ◆ 戒烟
孕期和分娩	◆ 饮食和体育锻炼咨询 ◆ 每日服用铁和叶酸补充剂 ◆ 预防疟疾 ◆ 戒烟 ◆ 胎儿生长监测 ◆ 减少非医学指征的剖腹产和引产
产后	◆ 足够的生育间隔

资料来源:World Health Organization. Global Nutrition Targets 2025:Low birth weight Policy Brief. Geneva,Switzerland:World Health Organization. ©2015 WHO.

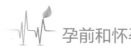

孕前和怀孕

优化女性健康和营养是预防LBW的关键。计划生育也起着重要作用,如可通过增加生育间隔、预防意外妊娠和过早怀孕来降低LBW风险。在国家层面,部分循证综合干预措施对于预防LBW的有效性已得到证明,包括支持教育和赋予妇女权力、改善卫生条件、增加食物供给以及解决高危人群的微量营养素缺乏等。还可通过社会保护系统,如有条件的现金转移计划,加强与卫生系统的合作。

WHO通过对产前营养干预的作用进行综述后建议所有孕妇应接受:(1)健康饮食和体力活动咨询以预防巨大儿(尤其在超重女性中);(2)戒烟咨询、补充铁和叶酸(第24章)。建议营养不良的人群通过强化饮料、饼干和面粉等补充能量和蛋白质。

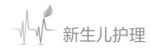

新生儿护理

产后评估LBW的类型和原因非常重要,LBW的管理方式取决于它是由早产还是宫内生长受限(IUGR)造成抑或两者兼而有之。应密切监测婴儿是否出现体温过低、低血糖和红细胞增多症,并检查是否存在畸形和先天性感染等的迹象。尽管患有IUGR且脐动脉舒张末期血流缺失或逆转的婴儿有坏死性小肠结肠炎的风险,在出生后的头2～3天可能无法耐受经口喂养(第29章),但仍应鼓励所有新生儿尽早开始纯母乳喂养。

 挑战

LBW是重要的公共卫生指标,但在数据可靠性方面仍存在诸多挑战。由于在家中分娩或没有熟练的医护人员在场,相当一部分婴儿在出生后没有被称重,甚至全世界有约40%的婴儿都没有被登记。在给婴儿称重过程中,称量不准确、出生后较长时间才进行称重或记录不正确等问题时有发生。仅使用来自专业机构的数据而不考虑机构外出生的婴儿的数据可能带来偏倚,因为后者可能面临更高的营养不良风险。

监测胎儿生长,引产或剖腹产等措施常见于高收入国家,但在许多中低收入国家是不可行的。因此,因生长受限而进行提前分娩所带来的后果可能会导致更多问题。

 未来工作重点

◇ 关于预防LBW的有效干预措施的研究证据主要来自资源丰富的环境,未来需要在中低收入国家开展更多的研究。

◇ 可靠的数据收集系统对于了解疾病负担、病因和靶向干预措施至关重要,需要进一步完善和加强生命登记系统,并提升助产士的专业性和业务熟练程度。

 小结

胎儿生长不良对婴儿的生存以及远期健康和发展具有重大影响。在资源匮乏的环境中,新生儿生长受限主要归因于宫内慢性营养剥夺,对其身心发育的影响将进一步导致发育不全和营养不良的恶性循环。需要在整个护理过程中齐心协力,以优化育龄妇女在怀孕前和怀孕期间的营养和健康,改善LBW儿的产后管理。

案例

低出生体重和长期影响

Komal是一名来自印度北部农村的18岁女性,怀孕38周时她在当地诊所分娩了1名体重不足1.9公斤的女婴Gita。尽管出生后很小且体温较低,但Gita幸存了下来。最初,Komal

进行了母乳喂养,并在Gita具备能力后即将当地的主要素食作为辅食引入。总体上,Gita是健康的,但相对于同龄人来说还是又矮又瘦。在十几岁的时候,Gita搬到了新德里的郊区。在这里,由于高能量密度快餐的免费供应,她的饮食习惯发生了变化。Gita和她的母亲一样,18岁时怀孕并生下一个2千克重的男婴,他出生时的身体状况良好,但很快就停止进食。幸运的是,他很快被当地一家诊所收治,给予疑似感染的抗生素治疗并康复。Gita后来又生了2个孩子,在最后1次怀孕时,她患上了妊娠糖尿病,5年后发展为2型糖尿病。通过该案例可以看出,LBW对儿童成年后的健康及其下一代都有深远的影响。

 思考题

1. LBW有哪些不同的类型和亚类?

2. LBW的短期和长期影响有哪些?

3. 哪些循证干预措施可有效降低LBW的发生率?

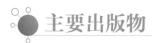 **主要出版物**

Bhutta Z, Daz J, Rizvi A, et al. (2013). Evidence-based interventions for improvement of maternal and child nutrition: what can be done and at what cost? Lancet 382(9890): 452-77.

该文是对改善孕产妇和儿童营养及分娩方式的高效干预措施的最新综述。

Villar J and Belizan J (1982). The relative contribution of prematurity and foetal growth retardation to low birthweight in developing and developed societies. Am J Obstet Gynecol 143: 793-8.

一项比较世界范围内与早产和IUGR相关的低出生体重发生率的大型研究。

(翻译:刘步云)

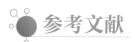 **参考文献**

Barker D (2006). Adult consequences of fetal growth restriction. Clin Obstet Gynecol 49: 270-83.

Belizan J, Hofmeyr J, Buekens P, and Salaria N (2013). Preterm birth, an unresolved issue. Reprod Health 10: 58.

Davies D, Platts P, Pritchard J, and Wilkinson P (1979). Nutritional status of light-for-date infants at birth and its influence on early postnatal growth. Arch Dis Child 54: 703-6.

Ota E, Tobe-Gai R, Mori R, and Farrar D (2012). Antenatal dietary advice and supplementation to increase energy and protein intake. Cochrane Database Systematic Reviews CD000032.

United Nations Children's Fund and World Health Organization (2004). Low Birthweight: Country, Regional, and Global Estimates. UNICEF: New York, US.

Villar J and Belizan J (1982). The relative contribution of prematurity and fetal growth retardation to low birth weight in developing and developed societies. Am J Obstet Gynecol 143: 793-8.

Villar J and Belizan J (1982). The timing factor in the pathophysiology of the intrauterine growth retardation syndrome. Obstet Gynecol Surv 37: 499-506.

Villar J, Smeriglio V, Martorell R, Brown C, and Klein R (1984). Heterogeneous growth and mental development of intrauterine growth-retarded infants during the first 3 years of life. Pediatrics 74: 783-91.

Villar J, Altobelli L, Kestler E, and Belizan J (1986). A health priority for developing countries: the prevention of chronic fetal malnutrition. Bull World Health Organization 64: 847-51.

World Health Organization (2011). Optimal Feeding of Low Birthweight Infants in Low-and Middle-Income Countries. WHO: Geneva.

World Health Organization (2014). Global Nutrition Targets 2025: Low Birthweight Policy Brief. WHO: Geneva.

World Health Organization (2016). WHO Recommendations on Antenatal Care for a Positive Pregnancy Experience. WHO: Geneva.

第34章 改善新生儿健康和预防死胎死产的策略

在全球降低新生儿死亡率、发病率及死胎死产工作进展缓慢的背景下,本章概述了为改善新生儿健康和预防死胎死产需优先保障的工作重点及策略方针。

 要点

☆ 虽然全生命周期各个阶段的护理干预都很重要,但产时保健和病弱新生儿护理尤其关键。因此,优先工作重点是提升医疗机构的助产技术和护理质量。

☆ 改善新生儿健康和预防死胎死产的策略可以在社区层面和医疗机构层面实施,且这两个层面应较好地联动起来。近年来,越来越多的人意识到以医疗机构为基础的新生儿护理的重要性。

☆ 既往项目覆盖情况需要更细致评估,诸如记录每1例新生儿的出生和死亡,并建立健全的卫生信息系统,以便追踪干预措施的效果。

 背景

近几十年来,孕产妇和儿童死亡率降幅显著,但新生儿死亡率(NMR)的下降幅度较缓,相较之下,下降速率慢了约30%,而死胎死产率(SBR)下降速度更为缓慢。联合国千年发展目标(MDGs)中忽视了新生儿死亡问题,同时也未考虑死胎死产情况。此外,除了新生儿存活的问题,全球健康目标也忽视了生长发育问题,而生长发育水平与出生时和新生儿期护理(如早期营养)密切相关。

虽然世界卫生组织(WHO)在可持续发展目标(SDGs)中设定的2015—2030年的具体目标看似宏大而艰巨,但在现有护理干预高覆盖率(90%)的情况下,仅仅通过加强分娩前后的护理,到2025年就可实现减少约300万/年孕产妇和新生儿死亡以及死胎死产的发生,投资回报率高达3倍,如图34.1所示。纵观英美两国的NMR变化趋势,在70年代新生儿重症监护实施前,在只有公共卫生措施和基本的产科及新生儿护理的阶段,NMR达到最大的下降幅度,提示即使在最贫穷的地区上述措施也可在降低NMR方面取得有效进展,如图34.2所示。

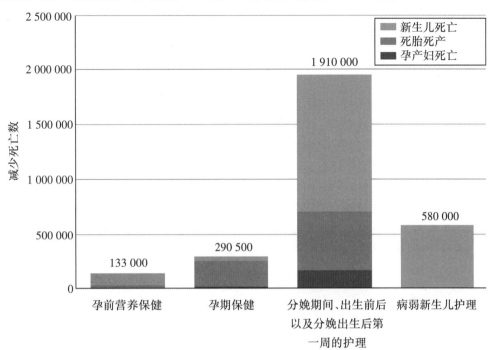

图例:
- 新生儿死亡
- 死胎死产
- 孕产妇死亡

纵轴:减少死亡数

横轴:孕前营养保健(133 000)、孕期保健(290 500)、分娩期间、出生前后以及分娩出生后第一周的护理(1 910 000)、病弱新生儿护理(580 000)

🔍 **图34.1 到2025年通过全民覆盖的保健护理在75个倒计时(负担最重)的国家可以减少的死亡数**

资料来源:Bhutta, ZA. Et al. Can available interventions end preventable deaths in mothers, newborn babies, and stillbirths, and at what cost? The Lancet. 384(9940), 347-370. ©2014 Elsevier Ltd.

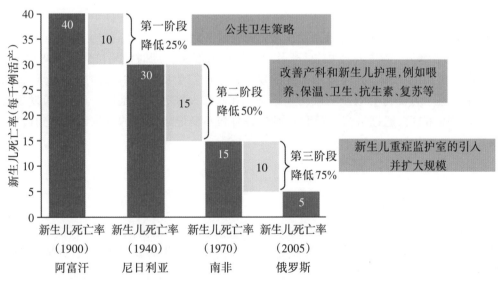

纵轴:新生儿死亡率(每千例活产)

第一阶段 降低25% — 公共卫生策略

第二阶段 降低50% — 改善产科和新生儿护理,例如喂养、保温、卫生、抗生素、复苏等

第三阶段 降低75% — 新生儿重症监护室的引入并扩大规模

横轴:
- 新生儿死亡率(1900)阿富汗
- 新生儿死亡率(1940)尼日利亚
- 新生儿死亡率(1970)南非
- 新生儿死亡率(2005)俄罗斯

目前新生儿死亡率与英美1970年代新生儿死亡率相当的国家

🔍 **图34.2 20世纪英国和美国新生儿死亡率阶段性下降的历史趋势**

资料来源:Lawn, JE. Born Too Soon: Accelerating actions for prevention and care of 15 million newborns born too soon. Reproductive Health, 10(1), S6. ©2013 Lawn et al. licensee BioMed Central Ltd. Open access.

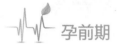 干预

新生儿健康干预措施应以生殖、孕产妇、新生儿及儿童健康（RMNCH）全阶段持续护理为目标，突出关键的时间点，如图34.3所示。全生命周期的保健策略需要各级保健部门、公立和私立机构以及技术部门的多方协作，以及所有利益相关方之间的合作，包括政府、专业协会、发展伙伴、捐助者、民间社会、学术和研究机构、企业界和家庭。

《每个新生儿行动计划》（ENAP）为实现全球范围内降低NMR和死胎死产的目标制定了5项优先策略：加强临产、分娩、出生后28天这一特定时期的护理服务；提高孕产妇和新生儿护理质量；服务覆盖每个妇女和新生儿，减少医疗服务不公平的状况；利用父母、家庭和社区的力量；通过衡量、规划跟踪和问责制，统计每个新生儿的数量，包括出生和死亡登记。

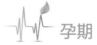 孕前期

孕前干预对新生儿健康的益处众所周知，包括计划生育和优化妇女的整体健康和营养状况（第26章）。

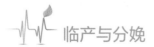 孕期

传染病的筛查和治疗，特别是疟疾、人类免疫缺陷病毒（HIV）、结核病、梅毒和其他性传播疾病，可减少流产、新生儿死亡、早产及死胎死产的发生。产时使用抗生素预防已知的B族链球菌定植可减少新生儿早发败血症的发生。孕产妇免疫接种对预防感染也至关重要，有证据指出这一方法可有效预防破伤风感染。在医疗设施完备的地区，早期产检发现宫内生长受限（IUGR）后，通过恰当治疗和及时分娩可将不良健康结局的发生风险降到最低（第33章）。

临产与分娩

分娩前后的护理在挽救新生儿生命和减少死胎死产方面潜力巨大。产科护理包括分娩检测、具备专业分娩技术的护理人员参与，以及在需要时提供必要干预手段（如阴道助产或剖宫产）。早产临产管理包括产前应用皮质类固醇来改善新生儿预后（主要是呼吸系统和神经系统），早产型胎膜早破（PPROM）预防性使用抗生素，以降低出生后败血症的发生风险。对于过期产，引产/催产可减少胎粪吸入和围产期死亡；然而，在许多中低收入国家，与引产有关的成本和风险证据目前无法支持上述干预措施的效果。

对新生儿的干预措施包括擦干、刺激，以及对窒息的新生儿进行复苏。剪脐带过程中无菌操作以及清洗脐带过程中使用氯己定消毒可降低新生儿感染风险及死亡率。通过皮肤接

新生儿健康和预防死胎死产干预包的重点

	青少年	生殖健康	妊娠	分娩和出生	产后，产妇和新生儿	儿童
医院	青少年医院保健 如：自我伤害、意外伤害和暴力侵害，艾滋病病毒感染以及其他慢性病	生殖健康保健 包括计划生育	产科紧急护理 高级产前护理 熟练助产护理 新生儿即时保健（刺激、温暖、母乳喂养）		孕产妇产科紧急护理 病弱新生儿紧急护理	儿童期疾病的医院保健 包括感染和慢性病
门诊	青少年友好型保健 如：贫血、艾滋病病毒感染、心理健康以及其他慢性病	生殖健康保健 包括计划生育	产前保健 熟练助产护理 新生儿即时护理（刺激、温暖、母乳喂养）		产妇和新生儿的产后保健随访 必要时转诊	预防性儿童保健 如：免疫接种、营养评估和一般疾病的门诊治疗，必要时纳入儿童疾病综合管理 必要时转诊
社区	家庭和学校的青少年健康干预：包括营养、体育锻炼、全面的健康教育和健康促进 预防基于性别的暴力	赋予妇女健康选择权，预防基于性别的暴力 孕前保健	妊娠和分娩咨询以及为安全分娩和新生儿保健做准备 必要时转诊		产妇和新生儿健康的家庭保健 必要时转诊	儿童家庭健康保健 包括营养和一般疾病的家庭管理，例如口服补液盐 必要时转诊

跨部门合作　改善居住和工作环境，包括住房，用水和卫生设施，进行营养教育，特别对女童进行赋权

青少年　生殖健康　妊娠　分娩和出生　产后，产妇和新生儿　儿童

⊕ 图 34.3　贯穿整个生命周期和护理过程的一系列干预措施

资料来源：Kerber, KJ. et al. Continuum of care for maternal, newborn, and child health: from slogan to service delivery. The Lancet. 370(9595), 135-1369. ©2007 Elsevier Inc. All rights reserved; and source: data from Mason, E. et al. From evidence to action to deliver a healthy start for the next generation. The Lancet. 384(9941), 455-67. ©2014 Elsevier Inc.

触、戴头套、延迟洗澡的方式为新生儿保温,并建议尽早开始母乳喂养。维生素 K 可预防新生儿出血性疾病。

 病弱新生儿的产后护理

全球新生儿死亡的主要原因是早产合并症、产时相关事件和感染,相关机构应对这些情况进行监测并及时处理。病弱新生儿的护理水平是可以而且必须要提高的,即使是在资源匮乏、无法获得高级护理的地区亦是如此。袋鼠妈妈式护理(KMC)包括一系列早期和持续的皮肤接触、母乳喂养以及其他有助于稳定新生儿的支持性护理措施,并使新生儿尽可能早出院。小于胎龄儿或早产儿可能需要额外的喂养支持,例如使用杯子、鼻胃管或静脉输液,特别是当新生儿发生低血糖的情况时,更需要额外的喂养支持。及时发现和治疗感染至关重要。小于胎龄儿或早产儿可能也需要吸氧和进一步的呼吸支持治疗(第 29 章)。此外,支持性护理也很重要,包括对缺氧缺血性脑病所致的抽搐发作进行处理。

社区护理和医疗机构护理

预防性和治疗性干预措施均可通过一系列平台提供,包括从社区到更高级别的医疗机构等。重要的是,这些平台必须相互联系、相互支持、相互补充。

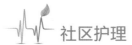 社区护理

社区护理对于改善基本干预措施的覆盖面和减少不平等现象具有重要意义,可惠及农村居民或冲突地区居民等边缘化人群。每年仍有 4 400 万新生儿在家中分娩,且缺乏经过培训的接生人员;在撒哈拉以南的非洲地区,仍有近三分之一新生儿是由传统接生员接生的。一项对基于社区的干预包的有效性进行评估的研究发现,社区护理可显著降低孕产妇发病率(降低 25%)、死胎死产(降低 19%)、围产儿死亡率(降低 23%)和 NMR(降低 26%),这一系列干预包包括破伤风疫苗注射、清洁分娩包、推进住院分娩、尽早母乳喂养以及新生儿疾病的就医行为。在社区支持以及在互助群体和妇女团体的授权下,上述干预包可改善家庭行为和医疗服务需求,并改变新生儿死亡的社会规范和期望。

虽然提高覆盖面也很重要,但为了实现改善新生儿健康的目的,相关机构也要注重对社区卫生人员进行优质的培训、支持以及指导。在一些情况下,进行家庭访视是非常必要的,但也需要推动患者家属和卫生机构的联系,这就要求卫生人员必须具备在紧急情况下能进行救助和转运的能力。越来越多的证据表明,在社区机构进行 KMC 和抗生素预防感染等干预措施是必需的。

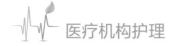 医疗机构护理

临产、分娩和出生后第1周的医疗机构护理,包括病弱新生儿的护理,对新生儿健康促进的影响是最大的。在高收入国家,在医疗机构开展新生儿护理是常规做法,历史数据资料也清楚地显示了医疗机构护理对NMR下降的作用。中低收入国家也随之建立了新生儿病房,但大多数情况下都在私立机构或城市地区的高级别医院。然而,新生儿病房数量不够,卫生和医疗设备不恰当,即使目前在卫生站分娩的新生儿数量有所增加,也并不足以降低NMR。

许多医疗机构存在持续性缺乏基本物资或供应质量差的情况,因此在资源匮乏地区,私立机构在开发、生产、分发药物和分配医疗设备及传授技术方面具有重要作用。充分利用信息技术管理物流,可改善基于需求的供应预测。

另一个主要的挑战是建立和维持一支有技能、有支持、有动力、人数适宜的医疗队伍。多数医疗机构都有待建立一支包含助产士和新生儿科护士的骨干护理队伍,高级别(接受转诊)医疗机构需要多学科的卫生技术人员,包括产科、儿科/新生儿科和麻醉专业人员,以便有效地管理孕产妇和新生儿并发症。

 挑战

由于分娩是同时同地点发生在母亲和新生儿中,因此由同一保健人员实施的干预措施将对健康结果影响重大。这需要将卫生服务、护理责任和经费三者整合转型为一种精简的流水线护理服务模式。此外,同样重要的是,新生儿和孕产妇健康评估应相互结合、同时评判。

以社区为基础的护理可以有效改善母婴不良结局,但以医疗机构为基础的护理的重要性也逐渐被认可,前提是必须保证医疗机构卫生服务质量,这不仅关系到NMR的降低,还与长期发病率的降低密切相关。例如,早产儿眼部疾病可通过安全使用氧气和监测氧气使用量并随访早产儿进行早发现、早诊断、早治疗。新生儿病房的病弱新生儿护理与社区和门诊随访相联动也是非常重要的,反之亦然。

新生儿健康缺乏全球通用的标准化指标,并且目前国家监测系统中也很少纳入这类指标。这导致孕产妇和新生儿护理干预覆盖面数据的缺失,不能进一步在医疗机构、地区和国家层面进行监测、评估和规划。因此,需要对出生登记和医疗机构信息管理系统进行改进,以确保准确记录每一条出生和死亡数据。围产儿死亡评审和入户调查对收集数据也很有效。孕产妇和围产儿死亡监测和死亡评审是提高卫生服务质量的有效办法,但它只有在死亡评审周期内完成解决方案的实施以及再次评估健康结局的情况下才有效。此外,还需要加强数据分析能力以及基于分析结果决策和执行战略的能力。图34.4显示了《2015年倒计时》报告中主要国家的新生儿护理覆盖率和质量差距,突出显示了数据差距。

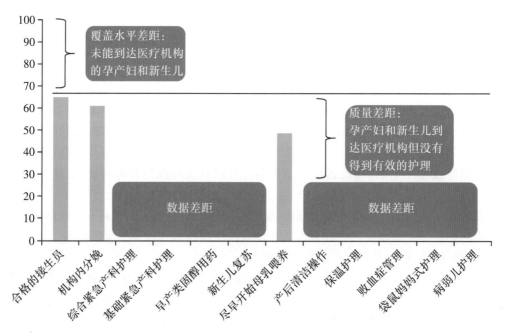

图34.4 质量差距（和数据差距）:75个倒计时（负担最重）国家持续护理的百分比覆盖率

CeMOC=Comprehensive emergency obstetric care，综合紧急产科护理；

BeMOC=Basic emergency obstetric care，基础紧急产科护理

资料来源：Lawn JE, et al. Born Too Soon：Accelerating actions for prevention and care of 15 million newborns born too soon. Reproductive Health，10（1）:S6 ©Lawn et al. licensee BioMed Central Ltd. 2013. Open Access.

 ## 未来工作重点

◇ 早产和小于胎龄儿是新生儿死亡和患病的重要原因，且病因尚不清楚，早产和小于胎龄儿的预防仍需进一步研究。研究领域包括探索早产的生物学因果通路，延迟早产的新型宫缩抑制剂，以及更便宜、更稳定且分娩方式更简单的表面活性剂。其他领域包括孕期和产时高危孕产妇的早期发现，以及产时监测的改进和简化。

◇ 为了改善中低收入国家医疗机构中病弱新生儿护理，迫切需要明确、标准化和基于证据的指南和操作手册，并进一步研究具有成本—效益的创新方法，以提供更先进的新生儿护理。

小结

提高新生儿存活率切实可行且具有成本效益，是持续护理的基石。ENAP的制定带来了

前所未有的发展机会,该计划制定了到2035年终结可预防的新生儿死亡和死胎死产的工作框架。为确保实现这些目标,需要在强有力的政治意愿和领导力下,将具体目标转化为国家战略,在地方和国家各级现有卫生系统内实施。

扩大保健干预的覆盖率必须与提高保健质量同时进行,并需要利用问责机制对保健干预效果进行评估和追踪。遵循基于循证的战略,各方合作为在各地出生的每一个新生儿创造一个健康生命的起点,维护他们的生存权利,同时也支持他们茁壮成长并充分发挥其潜能。

 案例

印度采取综合行动改善卫生保健成果

与孕产妇保健相比,新生儿保健进展缓慢。为此,印度在整个连续保健过程中整合服务,实施了"生殖、孕产妇、新生儿、儿童和青少年保健战略(Reproductive, Maternal, Newborn, Child and Adolescent Health RMNCH+A)"。新生儿保健包括5个主要方面:

新生儿基本保健:通过给孕妇和作为社区和卫生系统之间联系纽带的经认证的社会健康活动家(Accredited Social Health Activists, ASHAs)提供财政奖励,重点推动以医疗机构为基础的分娩。2011年,印度启动了一项计划,向所有妇女免费提供在公立医疗机构分娩的服务,结果2012—2013年在公立医疗机构分娩的比例增加了1倍,达到总分娩数的83%,表明这一措施十分有效。最近的另一项倡议允许助理护士、助产士在转诊前通过注射单剂量庆大霉素,治疗2个月以内的婴儿败血症,并在出生时预防性注射维生素K,这些措施是推动诊所产科急诊和新生儿基本护理可及性改善的重要部分。

以家庭为基础的新生儿护理:2011年印度建立了一项计划,培训60万名经认证的社会健康活动家为出生42天内的新生儿提供居家护理。经认证的社会健康活动家具备处理基本问题的技能,并在需要时可向医疗机构咨询更高级的护理。

病弱新生儿护理:地区医院的新生儿病房规模在3年内扩大了近2倍,达到600多个病房。这些病房能够为患有严重疾病和出生合并症的新生儿提供专门护理。新生儿病房护理要求具备高质量的护理水平,技术熟练的医生和护士,遵守循证指南,并建立监管机制。预计新生儿病房中的新生儿存活率约为90%。

青少年健康和生殖健康:ASHAs还提供包括生育间隔和避孕咨询等在内的生殖健康服务,以减少意外怀孕。印度的青少年健康计划于2014年设立,提供有关延迟结婚和早孕的信息和咨询服务。

完善卫生系统:印度已投资190多亿美元,培训了33.6万多名卫生工作者,并为公共卫生系统增加了2万辆救护车或病人转运车。

 思考题

1. ENAP为新生儿保健和死胎死产制定了哪些优先策略?

2. 讨论在分娩前后护理干预措施以及病弱新生儿的护理在改善新生儿和孕产妇健康结局方面的获益。

3. 高收入国家和低收入国家在改善新生儿健康方面的研究重点有何不同？

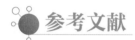 **主要出版物**

WHO，UNICEF（2014）. Every Newborn：an Action Plan to End Preventable Deaths. World Health Organization：Geneva.

这篇文章提供了终结可预防的新生儿死亡和死胎死产所需要的行动路线图。

Healthy Newborn Network. Available at：http://www.healthynewbornnetwork.org/.

这是一个讨论全球新生儿健康关键问题的网络社区。

（翻译：邱琇）

参考文献

Bhutta Z，Das J，and Bahl R（2014）. Can available interventions end preventable deaths in mothers，newborn babies，and stillbirths，and at what cost？ Lancet 384（9940）：347-70.

Dickson K，Simen-Kapeu A，Kinney M，et al.（2014）. Health-systems bottlenecks and strategies to accelerate scale-up in countries. Lancet 384（9941）：438-54.

Dickson K，Kinney M，Moxon S，et al.（2015）. Scaling up quality care for mothers and newborns around the time of birth：an overview of methods and analyses of intervention-specific bottlenecks and solutions. BMC Pregnancy & Childbirth 15（Suppl 2）：S1.

Lassi Z，Haider B，and Bhutta Z（2010）. Community-based intervention packages for reducing maternal and neonatal morbidity and mortality and improving neonatal outcomes. Cochrane Database Systematic Reviews 10（11）：CD007754.

Lawn J，Kinney M，and Belizan J（2013）. Born Too Soon：accelerating actions for prevention and care of 15 million newborns born too soon. Reproductive Health 10（1）：S6.

Lawn J，Blencowe H，Oza，S，et al.（2014）. Every Newborn：progress，priorities，and potential beyond survival. Lancet 384：189-205.

Mason E，McDougall L，Lawn J，et al.（2014）. From evidence to action to deliver a healthy start for the next generation. Lancet 384（9941）：455-67.

Roos N，Tunçalp Ö，and Kerber K（2016）. Learning from every stillbirth and neonatal death. Lancet 388（10046）：741-3.

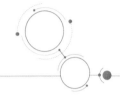

第 7 篇　儿 童 健 康

297　/　第 35 章　儿童健康概述

304　/　第 36 章　儿童感染

317　/　第 37 章　儿童营养

325　/　第 38 章　儿童发育与残疾

333　/　第 39 章　儿童非传染性疾病

341　/　第 40 章　困境儿童

349　/　第 41 章　儿童伤害、虐待和保护

358　/　第 42 章　儿童健康改善策略

第35章 儿童健康概述

本章主要介绍全球儿童健康的主要指标以及全球儿童死亡的分布和原因。

 要点

☆ 2017年5岁以下儿童死亡人数为540万。

☆ 5岁以下儿童(不包括新生儿期)死亡的主要原因包括肺炎、腹泻、疟疾和先天性畸形。

☆ 造成儿童发病和死亡的主要疾病正从传染性疾病转型为非传染性疾病。

☆ 全球5岁以下儿童死亡率(under 5 mortality rate, U5MR)已从1990年的91‰下降到2017年的39‰,但在总体平均水平显著下降的同时不应忽略国家和地区间的巨大差异(例如塞拉利昂高达111‰,而英国仅为4‰)。

背景

2017年,全球5岁以下儿童死亡人数为540万,其中约一半发生在撒哈拉以南的非洲,三分之一发生在东南亚地区。此外,全球还存在大量健康状况不佳和残疾的儿童。影响儿童伤残调整寿命年的主要原因包括下呼吸道感染、新生儿早产、腹泻疾病、新生儿脑病和道路交通伤害。

 儿童健康指标

没有任何一个单一指标能够对儿童的群体健康状况进行全面描述,最佳的方法是采用多个综合性指标,如表35.1所示。U5MR是被广泛使用的儿童健康衡量指标;儿童低体重和超重发生率可以很好地反映儿童的营养状况;疫苗接种率、清洁用水可获得程度、孕产妇教育水平和家庭收入等都会对儿童健康产生重要影响,这些指标可以综合性评估卫生服务系统对儿童健康的影响。而儿童受教育程度、心理和情绪健康水平等常常受到忽视的其他因素对儿童的总体健康也非常重要。此外,卫生保健服务的可及性非常关键,人均卫生支出、政府卫生支出、个人卫生支出和卫生保健覆盖范围等数据也非常有助于儿童群体健康状况的评估。在分析国家儿童整体健康数据时不应忽略内部存在的巨大差异,例如贫困家庭儿童健康状况通常比富裕家庭差。因此,在分析数据时应按年龄、性别、是否移民、居住地(农村/城市)和社会经济地位进行分类,以揭示由于医疗资源可及性的差异和健康水平存在的不平等对真实情况的掩盖。

全球发展议程目前由可持续发展目标(SDGs)主导,其中目标3旨在"促进和确保各年龄段所有人群的健康生活和福祉"。

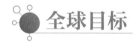 表35.1 全球各地区儿童健康指标

分　　　区	5岁以下儿童死亡率	婴儿死亡率	新生儿死亡率
撒哈拉以南非洲	84	57	29
非洲	76	52	27
亚洲	34	28	19
欧洲	6	5	3
拉丁美洲/加勒比地区	18	15	9
北美洲	6	6	4
大洋洲	24	19	11
全球	43	32	19

资料来源:UNICEF, Statistics and Monitoring; Core indicators in depth. ©2017 UNICEF. Available at https://www.unicef.org/statistics/index_24296.html.

全球目标

可持续发展目标(SDGs)(2015年)

目标3(良好的健康与福祉)

◇ 到2030年,消除新生儿和5岁以下儿童可预防的死亡,各国争取将新生儿死亡率至少降至12‰,5岁以下儿童活产死亡率至少降至25‰。

◇ 到2030年,通过预防、治疗及促进身心健康,将非传染性疾病导致的过早死亡减少三分之一。

◇ 到2020年,全球道路交通事故造成的死伤人数减半。

◇ 支持研发主要影响发展中国家的传染和非传染性疾病的疫苗和药品,提供负担得起的基本药品和疫苗。

◇ 实现全民健康保障,包括经济风险保护,人人享有优质的基本保健服务,人人获得安全、有效、优质和负担得起的基本药品和疫苗。

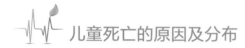

儿童死亡率的全球原因、分布和趋势

1990年以来,5岁以下儿童死亡人数在全球范围内几乎减少了一半。这主要是由于肺炎、腹泻和麻疹造成的死亡人数减少,其次是通过提高疫苗接种率和社区病例管理等取得的成果。然而,与此同时,新生儿死亡在所有5岁以下儿童死亡中占比上升至46%,各国之间以及国家内部儿童健康状况仍然存在着巨大差异。

儿童死亡的原因及分布

2015年,造成全球5岁以下儿童死亡的主要原因是肺炎、早产并发症、围产期相关事件(如产伤和窒息导致的新生儿脑病)、疟疾和腹泻等,如图35.1所示。在5~9岁儿童中,腹泻、

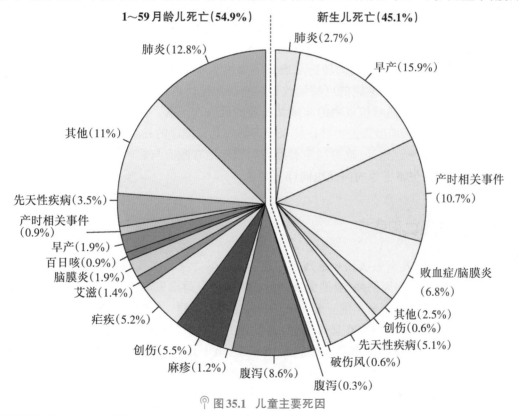

🎯 图35.1 儿童主要死因

资料来源:Liu, L. et al. Global, regional, and national causes of under-5 mortality in 2000-15: an updated systematic analysis with implications for the Sustainable Development Goals. The Lancet 388 (10063): 3027-3035. ©2016 The Author(s). Published by Elsevier Ltd. This is an Open Access article under the CC BY license.

下呼吸道感染、道路伤害、胃肠道传染病(尤其是伤寒和副伤寒)和疟疾共造成181 000人死亡,占全部死亡人数的39%。

绝大多数死于疟疾(97%)和人类免疫缺陷性病毒(human immunodeficiency virus,HIV)(90%)的儿童生活在撒哈拉以南的非洲,肺炎和早产并发症也是该区域的儿童主要死亡原因。撒哈拉以南的非洲和南亚的U5MR在全球也是最高的。

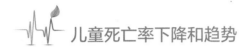 儿童死亡率下降和趋势

近50年来,全球儿童死亡率有了显著下降,自2000年以来,许多国家(特别是撒哈拉以南的非洲国家)U5MR继续加速下降。部分发展中国家儿童死亡率持续迅速下降,可能要归功于《联合国千年宣言》提出的行动纲要以及全球卫生援助和支出的增加。

诸多因素都对降低全球儿童死亡率和改善儿童健康状况做出了贡献,包括减少贫困、加强社区和初级保健服务以及提高孕产妇教育水平。反过来,这些方面的改善也可以归功于在联合国千年发展目标(MDGs)框架下开展的多种大健康和儿童健康促进倡议,包括获得性免疫缺陷综合征(acquired immune deficiency syndrome,AIDS)、结核病和疟疾全球基金、全球疫苗免疫联盟(Global Alliance for Vaccines and Immunisation,GAVI)以及全球范围内的妇女儿童发展行动。这些举措得到了越来越多的卫生资金支持,包括双边和多边资助者、国际金融机构(特别是世界银行)、以比尔及梅琳达·盖茨基金会为代表的全球卫生慈善事业组织。

联合国MDGs和SDGs之间的转折点确定了如何达成2030年全球健康目标。一系列的非卫生因素将对全球儿童健康的可持续改善起到决定性作用,包括最大限度地发挥国家经济增长潜力,特别是在撒哈拉以南的非洲和南亚的低收入国家。这需要政府通过发展国内税收收入来源、提高长期融资能力等措施来改善影响儿童健康的社会决定因素,提高卫生系统以及卫生保健水平。此外,政策制定者允许国家和地方政府与非政府组织合作以解决社会经济不平等和卫生不平等的问题也同样重要。

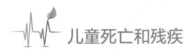 儿童死亡和残疾

除儿童死亡外,儿童患病和儿童残疾问题同样值得关注。伤残调整寿命年结合了因死亡造成的寿命损失年和因伤残、亚健康状态造成的健康寿命损失年,可用于儿童患病和残疾的评估。全球伤残调整寿命年的三分之一(31%)是由传染病、孕产妇、新生儿和营养问题等原因造成的,但各地区之间存在显著差异,在世界卫生组织非洲区域,近三分之二(62%)的伤残调整寿命年是由这些原因造成的。近15年来,由于儿童生活环境的显著改善,全球伤残调整寿命年显著减少,这主要是因死亡而造成的寿命损失年减少的结果。2015年,全球伤残调整寿命年中28%来源于15岁以下儿童(2000年为41%),在此之中87%是由过早死亡造成的,13%是健康状况差和残疾造成的。

影响幼童伤残调整寿命年的主要原因包括下呼吸道感染、新生儿早产、腹泻疾病、新生儿脑病和道路交通伤害。青春期出现的很多健康问题都是始于生命的前10年,这强调了全生命周期保健计划的必要性。

健康的社会决定因素

一些众所周知和广泛证实的社会决定因素对改善儿童健康构成重大、持续挑战。对于处在任何经济发展阶段和富裕水平的国家来说，健康的社会决定因素都是政府卫生行动的关键特征。特别是低收入国家，为实现全民可及、高质量的公共服务、系统性减贫以及社会保护，政府一直持续在为重要基础设施和机构建设艰难地筹措资金，以获得基本卫生用品、干净水源、充足的卫生设施和清洁的空气。如果政府(上游)没有针对健康的社会决定因素采取更有效的综合行动，那么下游的医疗保健措施将可能面临持续且越来越大的压力。

 挑战

对于没有全面的出生和死亡登记制度，并且孕产妇和儿童发病率和死亡率数据不可靠、不一致且没有覆盖大部分人口的国家，准确地确定人群死因是一项挑战。《全球疾病负担研究》使用的数据来自生命登记系统、癌症监测系统、死因推断(向家属询问病人死亡前的症状以回顾性地确定可能死因)、警方记录以及医院调查、人口普查和停尸房数据。

未来工作重点

◇ 虽然腹泻、肺炎和麻疹所致儿童发病率和死亡率显著下降，但新生儿和儿童先天性疾病、早产、败血症和伤害等所致死亡率的下降速度仍然较为缓慢。自上而下的纵向卫生规划对后者的作用有限，因此需要强化卫生系统，包括培训卫生工作者。而迄今为止，为了在联合国MDGs议程下达到"速成"，卫生工作者常常被忽视。

◇ 尽管全球儿童健康已经有了很大改善，但仍有许多工作要做，如果不进一步加快进展，到2030年，很多国家(特别是西非和中非)的U5MR仍将较高。2015年有学者根据当年趋势估计，到2030年全球仍将有440万5岁以下儿童死亡，其中60%的死亡发生在撒哈拉以南的非洲。为减少这些不平等现象，国际和国家层面的卫生政策必须侧重加强对最贫穷儿童采取卫生干预措施。要求政府按家庭收入的十分位数对死亡率数据进行分类，可能有助于实现这一目标。

◇ 改善母乳喂养实践、实施世界卫生组织的扩大免疫规划、实行肺炎和腹泻病例管理、使用驱虫蚊帐预防疟疾、加强HIV母婴传播预防，这些医疗规划的干预措施对改善全球儿童健康十分重要，并且如果提高这些措施的可及性和扩大覆盖范围，仍可进一步降低儿童死亡率。减少贫困、提高管道输送清洁水的可及性、改善卫生设施和提高女性教育水平是改善儿童健康的重要非医疗途径。

◇ 近年来,除了需要高度关注能改善儿童健康的具体疾病策略外,在未来需要额外关注和优先考虑低收入国家儿童所面临的几个典型重大健康挑战,包括:重点关注和解决死产和早产并发症问题,制定减少和治疗先天性畸形的策略;加强儿童癌症和镰状细胞病的诊疗系统;改善儿童伤害和创伤的数据和防治策略;降低儿童残疾发病率,支持并改善残疾儿童的早期发展;在某些领域从儿童向成人服务过渡,例如为感染艾滋病毒的青少年提供服务;发展儿科卫生服务和针对儿童的全民健康覆盖。

小结

近20年来,全球儿童健康有了实质性的持续改善,儿童死亡率持续下降,这很大程度上归功于儿童腹泻、肺炎、疟疾和麻疹等疾病预防和管理水平的提高。然而直到2017年,仍有46%的5岁以下儿童死亡发生在新生儿期,U5MR和绝对死亡人数也仍然是撒哈拉以南的非洲和南亚国家的重大挑战。为应对当前和未来的儿童健康威胁,国家和国际层面需要采取切实措施,应对早产、肺炎和伤害等主要的儿童健康危险因素,加强卫生系统、制定健康社会决定因素的改善策略以及支持科学研究和数据系统等方面的投资。

案例

马拉维U5MR的迅速下降

马拉维是一个拥有1 630万人口的非洲内陆国家。在2014年188个国家的人类发展指数排名中,马拉维排在第173位,平均寿命为62.8岁,仅有5.8%的人口是互联网用户。在马拉维,5岁以下儿童死亡的主要原因是疟疾(14%)、肺炎(13%)、HIV(12%)和腹泻(7%),其中34%的死亡发生在新生儿期。然而,这个国家在降低儿童死亡率方面的进步令人印象深刻,马拉维U5MR从1990年的247‰下降到2015年的64‰,1990—2013年儿童死亡率年均下降5.4%。马拉维儿童死亡率的大幅下降主要归因于营养不良(特别是消瘦和发育迟缓)的减少、生育率的下降、分娩护理设施的增加、HIV防治策略的改善,包含预防母婴传播、推广经杀虫剂处理的蚊帐在内的疟疾预防措施、提高人口对腹泻、肺炎和疟疾的疾病认识和改善治疗;此外,也在很大程度上归功于慈善基金和政府在生殖、孕产妇、新生儿和儿童保健方面支出的增加,以及为改善儿童健康的政策、项目、财政投资和策略在国家和社区层面的增加。

思考题

1. 全球5岁以下儿童死亡的主要原因是什么?
2. 区分U5MR、婴儿死亡率和新生儿死亡率。

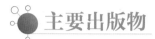

3.列出5个可持续发展目标(SDGs)目标3中与儿童健康有关的指标,以及如何实现这些指标。

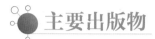 **主要出版物**

Liu L, Oza S, Hogan D, et al. (2015). Global, regional, and national causes of child mortality in 2000-13, with projections to inform post-2015 priorities: an updated systematic analysis. Lancet 385(9966): 430-40.

文章阐述了在可持续发展目标时代确定优先事项的背景下,儿童死亡率的流行病学。

(翻译:李生慧)

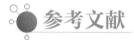 **参考文献**

Kanyuka M, Ndawala J, Mleme T, et al. (2016). Malawi and Millennium Development Goal 4: a Countdown to 2015 country case study. Lancet Global Health 4(3): e201-14.

United Nations Inter-Agency Group for Child Mortality Estimation (2015). Levels and trends in child mortality. http://www.unicef.org/media/files/IGME_Report_Final2.pdf.

Wang H, Liddell C, Coates M, et al. (2014). Global, regional, and national levels of neonatal, infant, and under-5 mortality during 1990—2013: a systematic analysis for the Global Burden of Disease Study 2013. Lancet 384(9947): 957-79.

第36章 儿童感染

本章重点讨论传染病造成的儿童死亡率和发病率,可结合第15章"青少年人类免疫缺陷病毒与感染"和第31章"新生儿感染"一起阅读。

要点

> ☆ 除新生儿期外,对儿童而言,肺炎、腹泻和疟疾等传染病仍然是最大的杀手。
> ☆ 现有循证干预措施可降低儿童传染病的死亡率和发病率。
> ☆ 各项措施执行不力影响了传染病防控效果,尤其是在贫困地区的儿童中。

背景

5岁以下儿童(新生儿期除外)最主要的死亡原因几乎都是传染病,包括肺炎(13%)、腹泻(9%)、疟疾(7%)、麻疹(2%)以及人类免疫缺陷病毒(HIV)/获得性免疫缺陷综合征(AIDS)(2%)。在5～9岁儿童的死因构成和以伤残调整寿命年衡量的发病率中,肺炎、腹泻和疟疾也都位列前5。相较于死亡率,部分传染病包括结核、HIV/AIDS、脑膜炎和伤寒有极高的发病率。

贫困地区的儿童更有可能患上严重传染病并导致死亡。例如,腹泻在难以获得安全饮用水和卫生设施的国家最为常见,全球半数因腹泻死亡的儿童都来自于印度、巴基斯坦、尼日利亚、刚果民主共和国和埃塞俄比亚。贫穷与儿童死于传染病之间的相关性涉及诸多因素,其中一个关键因素就是产妇教育,产妇教育水平越高,儿童死于传染病的风险就会越低;其他密切相关的因素还包括疫苗可及性和疫苗接种率、粮食安全、喂养方法、安全饮用水和水卫生以及接受专业卫生服务的机会。营养不良的儿童(以及感染HIV的儿童)免疫功能受到抑制,更容易受到各种常见和不常见的条件致病菌的感染。

全球目标

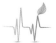 **可持续发展目标(SDGs)(2015年)**

目标3(良好的健康与福祉)

◇ 到2030年,消除新生儿和5岁以下儿童可预防的死亡,各国争取将新生儿活产死亡率至少降至12‰,5岁以下儿童死亡率(U5MR)至少降至25‰。

◇ 到2030年,消除AIDS、结核病、疟疾和被忽视的热带病(Neglected Tropical Diseases,NTDs)等流行病,抗击肝炎、水传播疾病和其他传染病。

儿童主要致死性传染病

1990—2015年间全球儿童死亡率总体呈下降趋势,这很大程度上是因为最常见的几种传染病所致的绝对死亡人数在5岁以下儿童中的显著减少,例如肺炎和腹泻导致的死亡人数减少了70%,疟疾导致的死亡人数减少了36%。

尽管如此,传染病仍然是儿童死亡的主要原因。在2015年,8种传染病所致5岁以下儿童(新生儿期除外)死亡人数占总死亡人数的58%,而1990年这一比例为69%,如表36.1所示。肺炎和腹泻每年在全球仍造成多达200万人死亡,其中大多数发生在婴幼儿出生后的第一年。尽管结核病死亡率已大大降低(2015年儿童结核死亡人数为10万),但由于对其进行准确诊断非常困难,这一数字实际上可能更高。

干预

循证干预有助于降低传染病造成的死亡率和发病率,但这些干预措施的效果很大程度上取决于其覆盖范围,特别是在世界上最贫困地区的儿童中,如表36.1所示。一篇综述针对包括亚洲和撒哈拉以南的非洲在内的多项多中心研究进行了回顾,结果表明与接受奎宁治疗的严重疟疾儿童相比,接受青蒿琥酯治疗的儿童死亡率可降低2.6%(David Sinclair et al.,2012)。然而直到2015年,在撒哈拉以南的非洲地区的8 000万疟疾患儿中,仍然约有80%未接受过相应抗疟药物的治疗。

WHO建议所有新诊断的HIV儿童都应该在确诊后立即开始抗逆转录病毒治疗。该措

表 36.1 儿童主要致死性传染性疾病特征

	主要病原体	传播途径	临床表现	并发症	主要预防措施	主要治疗措施	主要目标及政策文件
肺炎	细菌:肺炎链球菌、流感嗜血杆菌 病毒:流感病毒、鼻病毒、冠状病毒、呼吸道合胞病毒、偏肺病毒、腺病毒、副流感病毒	空气传播、飞沫传播	呼吸窘迫、发热、咳嗽、进食不良、嗜睡、发绀	呼吸衰竭、脓毒症、积脓症、胸腔积液	接种疫苗(PCV、b型流感嗜血杆菌疫苗、流感疫苗、麻疹疫苗、百日咳疫苗) 减少室内空气污染	口服抗生素 重症者给予静脉注射抗生素 氧疗	到2025年消除可预防死亡(WHO) WHO肺炎和腹泻全球行动计划(2013年)
腹泻	病毒:轮状病毒 细菌:大肠杆菌、霍乱弧菌、痢疾志贺氏菌 原生动物:隐孢子虫、蓝氏贾第鞭毛虫	粪—口传播	呕吐、腹泻、发热、(病原体相关的)便血、嗜睡	脱水、电解质紊乱、低血容量性休克、营养不良	出生后6个月纯母乳喂养 增加卫生设施 手卫生 接种轮状病毒疫苗 补充维生素A	口服补液盐加锌 针对严重脱水给予静脉补液 针对痢疾给予抗生素治疗	WHO/UNICEF儿童疾病综合管理
疟疾	原生动物:恶性疟原虫、间日疟原虫、疟疾诺氏疟原虫、卵形疟原虫、三日疟原虫、诺氏疟原虫	媒介传播:雌性按蚊	发热、呼吸深、嗜睡/昏迷、癫痫发作、面色苍白	脑型疟疾、呼吸窘迫、贫血、黄疸、肾功能损害、低血糖、酸中毒	使用经长效杀虫剂处理过的蚊帐 室内喷洒杀虫剂 清除蚊子孳生地 化学预防5岁以下儿童的季节性疟疾 目前正在开发的疫苗(例如RTS,S/AS01)	早期快速诊断 口服复方青蒿素类药物	到2030年疟疾致死人数减少90%(WHO) WHO全球疟疾技术战略2016—2030年(2015年)

续表

	主要病原体	传播途径	临床表现	并发症	主要预防措施	主要治疗措施	主要目标及政策文件
结核	结核分枝杆菌	空气传播、飞沫传播	咳嗽持续2周以上、活动减少、持续发热、生长不良、嗜睡	扩散至中枢神经系统、淋巴结、胸腔、骨骼、腹部、心包等部位，营养不良	接种卡介苗；有效的成人结核病控制规划（减少对儿童的传播）；异烟肼预防性治疗5岁以下的接触者和感染HIV的接触者；整合结核病和HIV卫生服务	洗胃或吸痰；液体培养和耐药测试；快速现代PCR（GeneXpert）；坚持现代结核病控制策略；向国家结核病控制系统上报	到2030年将结核病导致的死亡减少90%（WHO）WHO结核病路线图：迈向零死亡（2013年）
HIV	HIV-1/HIV-2	母婴传播、性传播、血制品、静脉吸毒传播	婴儿体重减轻、反复感染、持续腹泻、慢性中耳炎、口疮、全身性淋巴结结病、婴儿卡式肺孢子菌肺炎（肺孢子虫肺炎）	AIDS、营养不良、严重的机会性感染、恶性肿瘤	有效的成人控制计划；预防母婴传播；医务人员主动提供HIV检测咨询	HIV检测（抗体和聚合酶链反应）；抗逆转录病毒治疗；预防性使用复方磺三甲恶唑（预防卡式肺孢子菌肺炎）；营养支持；社会心理支持	90-90-90目标：到2030年，90%的艾滋病毒感染者知道自己已经感染状况，90%已经诊断的感染者接受抗病毒治疗，90%接受抗病毒治疗的感染者病毒得到抑制（UNIAIDS）；联合国艾滋病规划署全球国艾滋病进展（2016年）
脑膜炎	细菌：脑膜炎奈瑟菌、肺炎链球菌、流感嗜血杆菌、结核分枝杆菌	密切接触、呼吸道和咽喉分泌物传播	发热、烦躁、纳差、嗜睡、颈强直、畏光、囟门隆起、头痛、癫痫、昏迷	脑积水、中风、慢性神经功能障碍、耳聋	接种疫苗（包括A、B、C、ACWY血清群的PCV、Hib疫苗、卡介苗和脑膜炎球菌疫苗）；接触者追踪和预防	腰椎穿刺确诊；静脉注射抗生素；神经康复治疗	针对不同病原体采取不同的策略和目标

续表

	主要病原体	传播途径	临床表现	并发症	主要预防措施	主要治疗措施	主要目标及政策文件
麻疹	麻疹病毒	空气传播、飞沫传播	发热、鼻炎、结膜炎、斑丘疹	急性营养不良、肺炎、腹泻、中耳炎、喉炎、维生素A缺乏（失明）	接种麻疹疫苗 补充维生素A 早期发现和控制	补充维生素A 支持性护理 营养支持 并发症治疗	到2020年消除5个区域内的麻疹流行（WHO）2011—2020年全球疫苗行动计划（WHO）
百日咳	百日咳博德特氏菌	空气传播、飞沫传播	鼻炎、阵发性咳嗽、鸡鸣样吸气性吼叫声	婴儿呼吸暂停、呼吸衰竭、肺动脉高压、极高白细胞计数	妊娠28周时接种疫苗 婴儿接种疫苗 使用抗生素减少传播	支持治疗可降低婴幼儿死亡率（吸氧、通气支持）	接种白喉-破伤风-百日咳疫苗，并达到90%的覆盖率 2011—2020年全球疫苗行动计划（WHO）

注：WHO：世界卫生组织；AIDS：获得性免疫缺陷综合征；ART：抗逆转录病毒治疗；ORS：口服补液盐；BCC：卡介苗；CNS：中枢神经系统；DOTS：现代结核病控制策略；Hib：b型流感嗜血杆菌；MTCT：母婴传播；PCV：肺炎球菌结合疫苗；PITC：医务人员主动提供HIV检测咨询；PJP：肺孢子虫肺炎；PMTCT：预防母婴传播；UNIAIDS：联合国艾滋病联合规划署；UNICEF：联合国儿童基金会。

施在婴儿中的防治效果最强,一项随机对照试验表明,与进入HIV进展期才开始接受抗逆转录病毒治疗的婴儿相比,确诊后立即开始接受治疗的婴儿死亡率可降低75%(Avy Violari et al.,2008)。然而,由于儿童HIV防控规划的执行不力,2014年只有49%HIV暴露的婴儿接受了HIV检测,只有30%感染HIV的儿童接受了抗逆转录病毒治疗。

接种疫苗是减少传染病死亡的一个关键措施。在1990年至2008年期间,全球部署接种麻疹疫苗,这一举措使儿童死亡率下降了23%。尽管取得了这些显著进展,但每年仍有约2 000万名儿童没有接种第一剂麻疹疫苗,导致2014年10万多名儿童死于麻疹。在许多工业化国家,人们对麻疹疫苗安全性抱有怀疑,导致麻疹疫苗接种率较低,由此在未接种疫苗的易感人群中引发了麻疹疫情。而在许多低收入国家,麻疹疫情的暴发主要与保障疫苗普遍接种的后勤保障和财政困难相关。

初级卫生保健往往满足不了儿童卫生保健的全部需求,包括传染病、营养、接种疫苗和神经发育等方面。为了更好地满足这些需求,WHO和联合国儿童基金会在上世纪90年代初制订了《儿童疾病综合管理》。儿童疾病综合管理是一种综合管理方案,卫生保健工作者可在一次门诊中对患儿的多种常见疾病进行评估,同时还提供如喂养、维生素A补充和驱虫等更大范围的儿童健康问题咨询和指导。这种社区病例管理方案需要辅以卫生系统的加强。儿童疾病综合管理需要根据当地的流行情况进行调整和适应,例如在印度,登革热为儿童发烧或休克的重要原因,而在大多数非洲国家,HIV的防治则被纳入儿童疾病综合管理。儿童传染病综合防控方案的成功实施可以取得显著成效,如果有效采取如表36.2所列的若干干预措施,可以避免约95%的儿童腹泻死亡和67%的儿童肺炎死亡。

表36.2　腹泻和肺炎的循证干预措施

腹泻的干预措施	腹泻和肺炎的共同干预措施	肺炎的干预措施
◆ 补充维生素A ◆ 接种轮状病毒疫苗 ◆ 保证饮用水安全和卫生设施 ◆ 补充低渗口服补液盐和锌	◆ 促进和支持母乳喂养 ◆ 适当给予辅食 ◆ 接种麻疹疫苗 ◆ 肥皂洗手 ◆ 防治HIV病毒 ◆ 改善就医行为和转诊 ◆ 提高病例管理和社区健康设施水平 ◆ 持续喂养	◆ 接种肺炎球菌结合疫苗、B型流感嗜血杆菌、百日咳疫苗 ◆ 控制室内空气污染 ◆ 抗生素治疗 ◆ 氧疗

资料来源:World Health Organization and UNICEF. *Endig preventable child deaths from pneumonia and diarrhoea by 2025: The integrated Global Action Plan for Pneumonia and Diarrhoea.* Geneva, Switzerland: World Health Organization. ©2013 WHO/UNICEF.

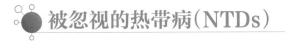

被忽视的热带病(NTDs)

WHO将被忽视的热带病定义为包括17种慢性感染性疾病在内的一组疾病,这组疾病在全球最贫困的地区具有较高的发病率,对当地人群造成严重影响,约有 15 亿人受到被忽视的热带病的影响,其中三分之一是儿童,如表 36.3 所示。被忽视的热带病通常会导致人罹患各种慢性疾病并伴随各种病耻感。在 2010 年,被忽视的热带病共造成了约 4 800 万伤残调整寿命年的损失,这一疾病负担之重,可与结核病(4 900 万伤残调整寿命年)相当。WHO已将 17 种被忽视的热带病中的 11 种列为 2020 年消除/根除的目标,其中一些疾病可对儿童造成严重影响,如表 36.3 所示。

表 36.3　被忽视的热带病(WHO)

◆ 布鲁里溃疡	◆ 非洲人类锥虫病*	◆ 狂犬病
◆ 恰加斯病*	◆ 利什曼病*	◆ 血吸虫病*
◆ 登革热、基孔肯雅热	◆ 麻风病(汉生病或者韩森氏病)*	◆ 土壤传播的蠕虫病
◆ 麦地那龙线虫病(几内亚蠕虫病)*	◆ 淋巴丝虫病*	◆ 绦虫病/猪囊尾蚴病
◆ 包虫病	◆ 盘尾丝虫病(河盲症)*	◆ 沙眼*
◆ 食源性吸虫病*		◆ 雅司病(地方性密螺旋体病)*

注:*WHO 计划消除的疾病。

通过成功实施传染病防控计划,人类基本上消灭了麦地那龙线虫病(地线虫病:几内亚线虫感染导致),具体措施包括控制传染源(饮用水安全、病媒控制和卫生教育)和切断传播途径(及早发现并控制病例)。相比之下,土壤传播的蠕虫(Soil-Transmitted Helminths,STH)的感染防控还在努力进行中。STH 是一种线虫,可通过摄入粪便污染的土壤或经皮肤渗透途径传播。约四分之一世界人口的大量感染使得土壤传播蠕虫病的防控面临挑战。土壤传播的蠕虫感染会导致人体缺乏宏量营养素和微量营养素,从而导致儿童体格和认知发育受损;成年钩虫则可寄生在小肠内从小肠黏膜吸血,从而导致缺铁性贫血。儿童驱虫项目每年向免疫诊所和学校的所有儿童提供单剂阿苯达唑等药物的驱虫治疗。

挑战

抗生素耐药性(anti-microbial resistance,AMR)是指一种微生物对既往用于治疗它们的药物产生耐受作用。据估计,2014 年有 70 万人死于抗生素耐药菌引起的感染。AMR 在中低收入国家普遍存在,一项综述分析了 7 万多名血液感染儿童的数据,结果显示肺炎克雷伯菌对头孢菌素治疗的中位耐药率在亚洲为 84%,在非洲为 50%(Le Doare et al.,2015)。在印度,由耐药菌引起的新生儿感染每年可造成近 6 万新生儿死亡。对新的抗生素治疗产生耐药的情况也在逐渐出现,例如在东南亚用于治疗疟疾的青蒿素。我们正在进入"后抗生素时代",某些微生物对所有现有抗微生物药物都具有耐药性,例如耐黏菌素的大肠杆菌和完全耐药的结核菌。诸多因素导致了抗生素耐药性在全球的流行,其中许多因素可以通过采取循证干预措施加以解决,如表 36.4 所示。基于此,抗微生物药物管理规划正在协调此类干预实施,从而减少 AMR 对临床预后的影响。

表36.4 抗微生物药物耐药性驱动因素和循证干预措施

	驱 动 因 素	干 预 措 施
人群	疫苗犹豫	公众教育
	未经处方购买抗微生物药物	提高卫生保健服务可及性
		政府立法
	抗微生物药物治疗依从性差	提高依从性
	移民增加	全球监测系统
		移民筛选规划
卫生系统	手卫生依从性差	临床审计和集束化感控干预
	感染控制措施依从性差	
	抗微生物药物处方开具不合理	医师教育
		发展近患者的诊断
政府	抗微生物药物耐药性监测系统不健全	加强全球抗微生物药物耐药性监测系统的国际合作
	在农业中非治疗性应用抗微生物药物	政府立法
	抗微生物药物质量/销售法律法规欠缺	
	抗微生物新药研发力度下降	增加新药/疫苗研发投资

新发传染病

新发传染病是由未知微生物或消失后重新出现的微生物,或在新的地理区域发现的微生物引起的传染病。国际航班导致了新发传染病的增加,气候变化还导致传染媒介迁徙到新的地区,如意大利东北部基孔肯雅热的爆发就是源于虎蚊(白蚊伊蚊)作为传播媒介扩散到温带气候地区。伴随着贫困和战争不断加深的城市化进程,人口居住密度不断增加,从而促进了疾病的传播。2014年在西非爆发的埃博拉疫情就说明了这些因素能够叠加在一起导致一场前所未有的流行病爆发,而埃博拉病毒此前仅在农村地区引发了较小规模的未扩散疫情。最近发生的其他传染病突出表明,卫生组织、非政府组织、各国政府和当地居民等监测机构需要对新发传染病采取协调和迅速的反应,如表36.5所示。继续对低收入国家卫生保健设施进行投资改善,对于减少未来可能的疫情影响也至关重要。

表36.5　新发传染病引起的重大疫情

病毒名称	最近爆发时间	发现时间	初发国家	传播（动物宿主/自然宿主）	地理分布	典型临床表现
寨卡病毒	2015	1947	乌干达	伊蚊（动物宿主，非人类灵长类动物）	东南亚、非洲、法属玻利尼西亚、北美、中美、南美洲	先天性小头畸形感染格林-巴利综合征病死率：未知
埃博拉病毒	2014	1976	刚果（金）	体液直接接触（自然宿主，蝙蝠）	西非、中非、东非洲	发热、腹泻、出血病死率：25%～90%中位病死率：50%
MERS-CoV	2012	2012	沙特阿拉伯	人传人（地方宿主/自然宿主，单峰骆驼）	中东、北非、韩国	流感样症状，肺炎病死率：30%～40%
猪流感（H1N1）	2009	1918	未知	空气/飞沫传播（动物宿主，猪）	全球（>100个国家）	流感样症状病死率：0.03%（2009年）
禽流感（HSN1）（H5N1）	2008	1997	中国香港	空气/飞沫传播（动物宿主，家禽/野生鸟类）	东南亚、俄罗斯、哈萨克斯坦等	流感样症状，肺炎病死率：61%～89%
SARS-CoV	2003	2002	中国	空气/飞沫传播（动物宿主，动物）	东南亚、加拿大	流感样症状，肺炎病死率：10%

注：MERS：中东呼吸综合征；SARS：重症急性呼吸综合征。

未来工作重点

◇　为了确保能够持续减少儿童传染病负担，世界各国必须做出一致努力，增加对传染病循证防控规划的投资。这些规划的成功与否在很大程度上取决于社会不平等的减少、妇女教育水平的提高以及基础设施和卫生服务可及性的改善。

◇　未来的工作重点还包括对减少被忽视的热带病、抗生素耐药性（AMR）和新发传染病等方面疾病负担的计划进行投资。

小结

在联合国千年发展目标时代，无论是在降低死亡率还是提高优先级方面，传染病防治工作都取得了显著成效。然而贫困地区的传染病防治工作还相对落后,某些疾病,特别是被忽视的热带病,需要给予更多的关注。与此同时,我们必须持续意识到不合理抗生素应用的危害以及新发传染病的可能性,这些问题都需要全球快速响应、协同一致来解决。

 案例

一例潜在可预防的赞比亚感染死亡病例

Thandi是一个9个月大的女婴,居住在赞比亚农村。在她出现短暂的发烧、咳嗽、鼻炎、皮疹和腹泻症状后,她13岁的姐姐把她送到离家25公里的一个初级保健诊所就诊。Thandi的母亲2个月前死于一种未确诊的慢性呼吸疾病。Thandi的发育明显呈现营养不良状况,记录有生长发育和疫苗接种情况的保健卡也丢失了。护士进行健康评估后,开具复方新诺明治疗肺炎,标准口服补液盐(Oral Rehydration Salts,ORS)治疗腹泻。Thandi回到家后,虽然鼻炎和咳嗽开始缓解,但腹泻仍在继续。2天后,她被带回保健诊所,护士当时就发现Thandi已严重脱水并进行抢救,但不幸的是抢救无效,Thandi去世了。Thandi的死亡本来可以避免,但各种潜在因素的复杂相互作用导致了她的死亡,如图36.1所示。

 思考题

1. 疫苗接种推广普及的障碍是什么?
2. 什么因素导致了埃博拉病毒在西非的流行?
3. 各国政府应将资源集中在哪些方面来应对AMR?

主要出版物

GBD 2015 Mortality and Causes of Death Collaborators (2016). Global, regional, and national life expectancy, all-cause mortality, and causespecific mortality for 249 causes of death, 1980—2015: a systematic analysis for the Global Burden of Disease Study 2015. Lancet 388 (10053): 1459-544.

传染病造成的全球疾病负担概述。

Walker C, et al. (2013). Global burden of childhood pneumonia and diarrhoea. Lancet Series on Childhood Pneumonia and Diarrhoea 381: 1405-16. Comprehensive overview of two of the most important infectious diseases. Available at: https://www. thelancet. com/series/childhood-pneumonia-and-diarrhoea.

两种最主要传染病的综述。

UNAIDS (2016). Global AIDS Update 2016. Available at: http://www.unaids.org/en/resourc-

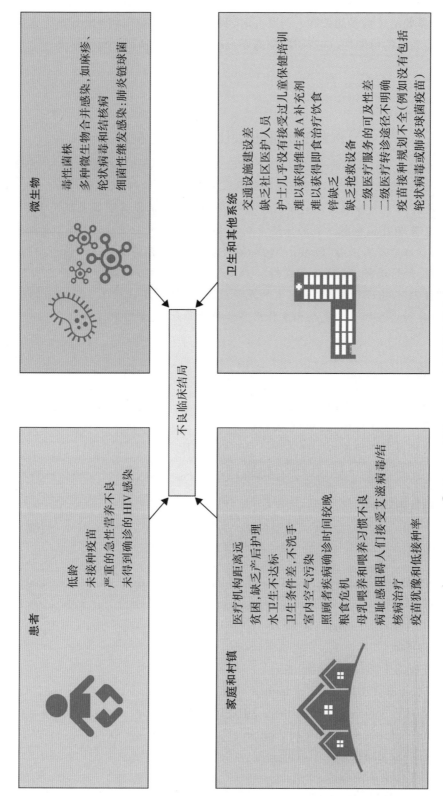

© 图 36.1 导致 Thandi 死亡的潜在因素

微生物

毒性菌株
多种微生物合并感染，如麻疹、
轮状病毒和结核病
细菌性继发感染：肺炎链球菌

卫生和其他系统

交通设施建设差
缺乏社区医护人员
护士几乎没有接受过儿童保健培训
难以获得维生素 A 补充剂
难以获得即食治疗饮食
锌缺乏
缺乏抢救设备
二级医疗服务的可及性差
二级医疗转诊途径不明确
疫苗接种规划不全（例如没有包括
轮状病毒或肺炎球菌疫苗）

患者

低龄
未接种疫苗
严重的急性营养不良
未得到确诊的 HIV 感染

家庭和村镇

医疗机构距离远
贫困，缺乏产后护理
水卫生不达标
卫生条件差，不洗手
室内空气污染
照顾者疾病确诊时间较晚
粮食危机
母乳喂养和喂养习惯不良
病耻感阻碍人们接受艾滋病毒检结
核病治疗
疫苗犹豫和低接种率

不良临床结局

314

es/documents/2016/Global-AIDS-update-2016.

艾滋病综述。

World Health Organization（2015）. World Malaria Report 2015. http://www.who.int/malaria/publications/world-malaria-report-2015/report/en/.

疟疾综述。

World Health Organization（2016）. Global Tuberculosis Report. http://www.who.int/tb/publications/global_report/en/.

肺结核综述。

（翻译：李生慧）

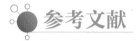

参考文献

Beigel J, Farrar J, Han A, et al.（2005）. Avian influenza A（H5N1）infection in humans. New Eng J Med 353（13）: 1374-85.

Chopra M, Mason E, Borrazzo J, et al.（2013）. Ending of preventable deaths from pneumonia and diarrhoea: an achievable goal. Lancet Series on Childhood Pneumonia and Diarrhoea 381（9876）: 1499-506.

Kyu H, Pinho C, Wagner J, et al.（2016）. Global and national burden of diseases and injuries among children and adolescents between 1990 and 2013. JAMA Pediatrics 170（3）: 267.

Le Doare K, Bielicki J, Heath P, and Sharland M（2014）. Systematic review of antibiotic resistance rates among Gram-negative bacteria in children with sepsis in resource-limited countries. Journal of the Pediatric Infectious Diseases Society 4（1）: 11-20.

Mayo-Wilson E, Imdad A, Herzer K, Yakoob M, and Bhutta Z（2011）. Vitamin A supplements for preventing mortality, illness, and blindness in children aged under 5: systematic review and meta-analysis. BMJ 343（1）: d5094.

Rezza G（2014）. Dengue and chikungunya: long-distance spread and outbreaks in naïve areas. Pathogens and Global Health 108（8）: 349-55.

Sinclair D, Donegan S, Isba R, and Lalloo D（2012）. Artesunate versus quinine for treating severe malaria. Cochrane Database of Systematic Reviews 6: CD005967.

Uyeki T（2009）. Human infection with highly pathogenic avian influenza A（H5N1）virus: review of clinical issues. Clinical Infectious Diseases 49（2）: 279-90.

Violari A, Cotton M, Gibb D, et al.（2008）. Early antiretroviral therapy and mortality among HIV-infected infants. New Eng J Med 359（21）: 2233-44.

Wikan N and Smith D（2016）. Zika virus: history of a newly emerging arbovirus. Lancet Infectious Diseases 16（7）: e119-26.

World Health Organization（2012）. Global Vaccine Action Plan 2011-2020. Available at: http://www.who.int/immunization/global_vaccine_action_plan/GVAP_doc_2011_2020/en/.

World Health Organization（2013）. Ending Preventable Child Deaths from Pneumonia and Diarrhoea by 2025. The integrated Global Action Plan for Pneumonia and Diarrhoea（GAPPD）. Available at: http://www.who.int/maternal_child_adolescent/documents/global_action_plan_pneumonia_diarrhoea/en/.

World Health Organization（2013）. Roadmap for Childhood TB：Toward Zero Deaths. Available at：http://www. who.int/tb/publications/tb-childhoodroadmap/en/.

World Health Organization（2016）. Global Malaria Report 2016. Available at：http://www.who.int/malaria/publi-cations/world-malaria-report-2016/report/en/.

World Health Organization（2016）. Integrated Management of Childhood Illness：Towards a Grand Convergence For Child Survival and Health：a Strategic Review of Options for the Future Building on Lessons Learnt From IMNCI. Available at：http://www.who.int/maternal_child_adolescent/documents/strategic-review-child-health-imnci/en/.

第37章 儿童营养

本章讨论如何应对全球儿童营养不足和营养过剩的双重负担,并提出改善儿童营养状况的主要公共卫生干预措施。本章可结合第7章"健康和疾病的发育起源"和第24章"孕产妇营养"一起阅读。

 要点

☆ 母乳喂养是改善儿童健康的有效方法,且具有成本效益。

☆ 最佳的婴儿喂养方式可能具有长远好处,有助于成年后更高大、更强壮、更健康和更聪明。

☆ 以食品为基础来促进健康饮食的干预措施,应该强调使用未加工或轻加工的食品,且这些食品产自可持续粮食系统并符合当地的饮食文化。

 背景

"生命早期1 000天",即从怀孕到2岁,是幼儿生长和发育的关键时期。强有力的证据表明,生命早期的良好营养可以使成年后更高大、更强壮、更健康、更聪明,从而提高经济效益,有助于下一代成长。

2016年联合国儿童基金会(UNICEF)数据(见 https://data.unicef.org/)显示,1.548亿(23%)(95%CI:1.427~1.669亿)5岁以下儿童生长迟缓,其中大部分生活在南亚和撒哈拉以南的非洲。另外,5 170万(95%CI:4 450~5 890万)儿童罹患消瘦,其中1 690万(95%CI:1 330~2 050万)儿童罹患有严重急性营养不良(severe acute malnutrition,SAM),即身高别体重Z评分<−3或出现水肿。大多数生长迟缓出现在2岁前,因为此时需要更多的营养以满足胎儿/婴儿发育。相反,近15年来,全球5岁以下超重儿童增加了约1 100万,这是导致成年人肥胖、糖尿病和其他慢性非传染性疾病的一个重要因素。2016年,全球5岁以下超重或肥胖儿童达4 060万(6%)(95%CI:3 350~4 770万)。尽管高收入国家

的超重率是中低收入国家的2倍以上,但他们中的大多数(约占总数的76%)生活在发展中地区。

缺铁性贫血是幼儿中最常见的一种可预防的营养相关疾病。2011年,学龄前儿童贫血的全球患病率最高(42.6%,95%CI:37~47)。维生素A和碘缺乏分别影响了多达三分之一的5岁以下儿童。UNICEF于1990年首次提出儿童营养不良决定因素的概念框架,并在不同的出版物中加以更新,如图37.1所示。该框架围绕以下3个方面:基本因素(社会、经济、环境和政治)、潜在因素(家庭食物保障、适当的照顾与喂养方式、享有医疗卫生服务和健康的居住环境),以及造成营养不良的直接原因(食物摄入不足和疾病)。

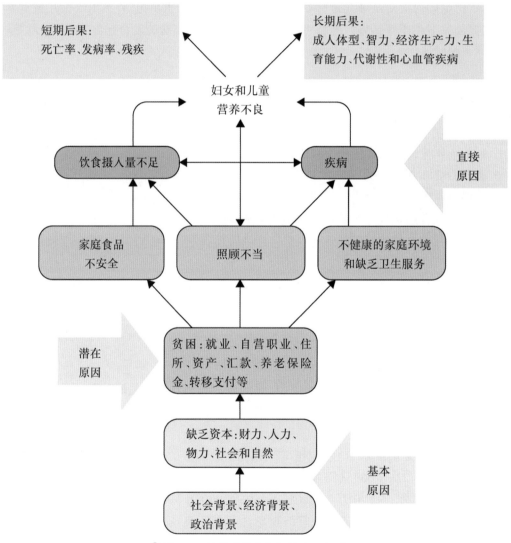

图37.1 母乳喂养率降低的原因和后果

资料来源:Black,RE. et al,Maternal and child undernutrition:global and regional exposures and health consequences. The Lancet. 371(9608),243-260. ©2008 Elsevier Ltd. All rights reserved. Lancet 371.

《柳叶刀》营养专辑、《全球营养报告》和世界卫生大会(World Health Assembly,WHA)制定的后千年发展目标(post-Millennium Development Goals,pMDGs)均强调,必须解决全球儿童营养不足和超重的负担,实施已证明有效的营养干预措施以扩大营养行动,如表37.1所示。在农业、社会保障、儿童早期发展、教育以及饮用水和卫生设施方面,尽可能实施针对营养的干预计划,有望扩大营养干预措施的规模,提升效果。现金转移援助项目对母乳喂养、疫苗接种、腹泻管理、卫生保健利用和其他预防性措施产生影响,这有可能提高部分重要儿童健康干预措施的覆盖率,但关于如何可持续地大规模提供这些干预计划的现有证据质量仍较为低下。

表37.1 针对儿童营养不足和营养过剩的循证干预措施

营 养 问 题	干 预 措 施	建 议
严重急性营养不良	抗感染治疗,液体管理和通过社区传送平台的即食医疗食品	需要进一步研究6个月以下婴儿有效的预防和干预措施
消瘦/生长迟缓	◆ 促进、支持和保护母乳喂养行动计划 ◆ 促进饮食多样化和健康的辅食喂养 ◆ 补充微量营养素(至少补充铁、维生素A和锌)	进一步研究创新思路和战略措施,以扩大在职业女性,尤其是贫困地区职业女性中营养干预的覆盖面
6个月至11岁儿童缺铁性贫血和维生素A缺乏	◆ 出生后延迟脐带结扎 ◆ 纯母乳喂养6个月 ◆ 家庭辅食强化添加多种微量营养素	在疟疾流行地区,WHO建议在预防和治疗疟疾时应提供铁补充剂
超重	◆ 坚持以未加工或轻加工的食物为基础的饮食模式 ◆ 促进体育活动	泛美卫生组织(Pan-American Health Organization,PAHO)认为当下环境是导致超重肥胖的原因之一

在全球大多数地区,特别是在拉丁美洲,儿童肥胖和肥胖相关NCDs的患病率越来越高。泛美卫生组织批准了一项关于儿童肥胖的5年行动计划(2014—2019年),以阻止儿童和青少年肥胖率进一步增加。PAHO认为当下环境是导致超重和肥胖的原因之一,其中饮食以及贸易和农业政策是食品供应质量的主要决定因素,因此也决定了膳食模式。该组织建议通过财政政策和其他措施增加健康食品的生产和消费,监管不健康食品的销售,推行加工食品标签和饮料标签,改善学校伙食和增加学生体育活动。这些建议基于拉丁美洲已经启动的公共政策实施,如墨西哥对含糖饮料和高能量零食征税,一些国家对儿童食品的监管措施和基于NOVA食品分类系统的巴西膳食指南。NOVA食品分类系统根据食品的性质、用途和加工程度把食品分成了4类:(1)未加工食品——未经过任何工业加工的食品;(2)加工烹调用食品——未加工或低加工食品经提取和提纯等工业处理得到的物质(如脂肪、油、盐和糖);(3)加工食品——在轻加工食品中加入脂肪、油、糖、盐等烹饪原材料制得的食品,包括普通面包和奶酪、盐渍和腌制肉类或海产品、腌制水果、豆类和蔬菜;(4)超加工食品和饮料——工业配方。

全球目标

WHO 2025年全球营养目标（2014年）

◇ 低出生体重儿（<2 500 g）的数量减少30%。

◇ 5岁以下生长迟缓儿童的数量减少40%。

◇ 有效遏制儿童超重率增长的趋势。

◇ 儿童消瘦率降至5%以下。

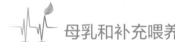 干预

健康的饮食通常是基于新鲜的、手工制作的食物，这些食物产自可持续的粮食系统并符合当地的饮食文化，而由全球工业化食品系统生产的超加工即食产品组成的膳食模式则是不健康的。超加工产品包括薯片和其他类型的高脂、高盐或高糖的包装零食产品等。营养不均衡产品，如高能量、超加工产品，被认为是造成微量营养素缺乏、体重过度增加和慢性疾病的主要膳食因素。

母乳和补充喂养

促进、保护和支持母乳喂养已被证明是最重要的循证干预措施，特别是在承受营养不足和超重双重负担的国家。在全球范围内，纯母乳喂养率从1985年的14%上升到1995年的38%，但随后这一数据在大多数地区有所下降。

WHO建议从出生到6个月进行纯母乳喂养，在6个月时添加健康辅食，并持续母乳喂养至2岁。除了能够满足新生儿的营养需求外，母乳还包含许多重要的生物活性成分，如抗感染和抗炎因子、酶和生长因子。

不当的辅食喂养方式，如过早断奶和断奶期食品营养成分不足，与文化习俗相关、食物缺乏或产假时间较短均已被证明可能导致儿童营养不良、生长迟缓、腹泻、感染率增加、微量营养素缺乏、认知发育不良和死亡率增加。

教育干预可用于改善辅食喂养方式。采用咨询会、讲座、烹饪课、观看教育录像带等与家访相结合的干预措施，可促进婴儿健康成长、改善喂养方式并提高母亲育儿认知。小组讨论的营养宣教也能有效预防2岁以下儿童营养不良和生长迟缓。

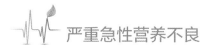
严重急性营养不良

WHO建议患SAM伴并发症(包括医疗并发症,如严重水肿或食欲不振)的儿童住院治疗,稳定病情并提供适当的抗感染治疗、液体管理和饮食治疗,同时社区基础护理也值得推广。无并发症的SAM儿童并不需要入院,可作为门诊病人管理,并给予口服抗生素,如阿莫西林。大量规划性干预研究证据支持无并发症的SAM儿童可在社区使用即食食疗食品(ready-to-use therapeutic foods,RUTF)治疗。然而,干预方案设计和实施的质量对改善SAM症状至关重要。

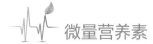
微量营养素

作为一项推荐的公共卫生干预措施,给婴儿补充维生素被认为不属于辅食添加。预防或治疗微量营养素营养不良的干预措施通常包括前6个月的纯母乳喂养、饮食多样化——即食用富含维生素和矿物质且好吸收的食物和控制寄生虫感染。

2016年,WHO的一份预防/控制儿童贫血策略的技术报告表明,半固体食物中添加多种微量营养素(multiple micronutrients in power,MNP)可作为一项促进健康的家庭措施。在贫血患病率为20%或以上的幼儿中,建议使用至少含有铁、维生素A和锌的MNP来改善6~23个月婴幼儿的营养状况,减少贫血。一项Cochrane系统综述表明,家庭营养强化对预防缺铁和缺铁性贫血是有效的(Luz Maria De-Regil et al.,2013)。家庭营养强化应与卫生保健和教育相结合,并从婴儿6~8个月龄开始,即母乳喂养过渡到补充喂养阶段,这样有利于儿童改善微量营养素状况。

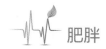
肥胖

一项Cochrane综述探究了不同的肥胖预防干预措施对儿童身体质量指数的影响,结果表明干预措施在不同的年龄组均有显著的效果,并提出以下有希望执行的政策和方案(Elizabeth Waters et al.,2011):

◇ 学校课程应包括健康饮食、体育活动和身体意象认知。

◇ 在校期间增加体育活动的课程,并培养学生的基本运动技能。

◇ 改进学校供应食物的营养质量。

◇ 提供健康的环境和文化以支持儿童每天获得健康的食物和保持运动。

◇ 支持教师和其他职工开展健康促进策略与活动(例如,健康相关专业发展、健康相关能力建设的活动)。

◇ 通过家长支持和家庭活动鼓励儿童多运动,多吃有营养的食物,并减少视屏时间。

总的来说,结合体育活动和饮食的干预措施比单独进行任何一种干预措施都更有效。然而,这些干预措施仅在6~12岁儿童中观察到了显著效果,在年龄更小的儿童中则没有明显作用。表37.1对干预措施进行了总结。

挑战

"机会窗口期"的概念对于设计干预措施至关重要。然而,如何促进儿童在最初2~3年健康成长,同时又不引起体重过度增加和肥胖,是公共卫生政策制定者面临的一个重大挑战。来自中低收入国家的数据表明,婴儿期快速增长往往会增加人力资本效益,而儿童早期的快速增长则会导致体重迅速增加和超重。

未来工作重点

◇ 肥胖预防干预措施和应用的有效性仍缺乏相关证据。
◇ 需要更多使用NOVA食品分类系统和分类方法来补充现有研究结果,特别是那些在不同国家之间可以比较的数据。
◇ 诸如泛美卫生组织美洲行动计划的调查结果和建议等策略可作为其他地区的指南。

小结

在全球范围内改善妇女、儿童和青少年的卫生保健,包括促进、支持和保护纯母乳喂养的有效策略,以及可持续提供健康食品均对减少与儿童营养不足、营养过剩相关的短期或长期健康并发症至关重要。

案例

亚马逊地区儿童生长迟缓和肥胖的相关因素

2007年,在巴西西部亚马逊地区阿克里兰迪亚(Acrelandia)镇进行的一项人群研究发现,5岁以下儿童的生长迟缓率为7.1%,超重率为20.6%。生长迟缓与母亲身高偏低(最低三分位数)、低出生体重、腹泻和土源性蠕虫感染有关。超重与剖宫产、出生体重3 500 g及以上和缺铁有关。在25月龄以下的儿童中,几乎三分之二的儿童在6个月前就停止了母乳喂养,四分之三的儿童以前使用奶瓶喂养。这些关联包含了双重疾病负担,并且可能影响儿童早期发育。幼年起,研究人群的水果和蔬菜摄入量低,而不健康的食物摄入量高,如含有高钠、防腐剂、糖和脂肪的加工食品。膳食质量的变化是正在经历经济快速发展的国家所面临营养转型的一大特点。虽然国家层面的方案已逐步到位,以预防微量营养素缺乏,促进健康的饮食习惯,但目前如何在既预防患病和营养缺乏又无体重与脂肪过度增长的情况下促进婴儿生长发育仍然具有挑战性。

思考题

1. 为什么前6个月的纯母乳喂养并不普遍?
2. 儿童营养不良的双重负担是什么? 为什么会出现这种情况?
3. 如何才能同时解决体重不足/生长迟缓和超重问题?

主要出版物

Black R,Victora C,Walker S,et al.(2013).Maternal and childhood undernutrition and overweight in low-income and middleincome countries. Lancet Maternal and Childhood Nutrition Series 382:427-51.

该综述探讨了孕产妇和儿童营养不良及中低收入国家日益严重的妇女和儿童超重肥胖问题及其后果。

Victora C,Bahl R,Barros A,et al.(2016).Breastfeeding in the 21st century:epidemiology,mechanisms and lifelong effect. Lancet Breastfeeding Series 387:475-90.

该综述探讨了母乳喂养的益处。

World Health Oranization(2014).Comprehensive Implementation Plan on Maternal,Infant and Young Child Nutrition.

该行动计划阐明了WHO成员国和国际伙伴应共同实施的一系列需要在2025年前实现的优先行动。

(翻译:成果)

参考文献

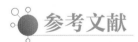

Adair L,Fall C,Osmond C,et al. for the COHORTS group(2013).Associations of linear growth and relative weight gain during early life with adult health and human capital in countries of low and middle income:findings from five birth cohort studies. Lancet 382:525-34.

Cardoso M,Augusto R,Bortolini G,et al. and ENFAC Working Group(2016).Effect of providing multiple micronutrientes in powder through primary healthcare on anemia in young Brazilian children:a multicenter pragmatic controlled trial. PLoS One 11:e0151097.

Cobayashi F, Augusto R, Lourenço B, Muniz P, and Cardoso M (2014). Factors associated with stunting and overweight in Amazonian children: a population-based, cross-sectional study. Public Health Nutr 17: 551-60.

De-Regil L, Suchdev P, Vist G, Walleser S, and Peña-Rosas J (2013). Home fortification of foods with multiple micronutrient powders for health and nutrition in children under two years of age (Review). Cochrane Review Journal 8: 112-201.

Fall C, Borja J, Osmond C, et al. and the COHORTS group (2011). Int J Epidemiol 40: 47-62.

Kearns A, Castro M, Lourenço B, Augusto R, Cardoso M, and ACTION Study Team (2016). Factors associated with age at breastfeeding cessation in Amazonian infants: applying a proximal-distal framework. Matern Chil Health J 20: 1539-48.

Ministry of Health (Brazil) (2014). Dietary guidelines for the Brazilian population. Brasília: Ministry of Health. Available from: nupensusp.wix.com/nupens#!_english.

Pan American Health Organization (2014). Plan of action for the prevention of obesity in children and adolescents. 53rd Directing Council, 66th Session of the Regional Committee of WHO for the Americas, Washington, DC, 29 September-3 October 2014. PAHO: Washington, DC. Available from: http://www.paho.org/hq/index.php?option=com_docman&task=doc_view&Itemid=270&gid=28890&lang=en/.

Tzioumis E and Adair L (2014). Childhood dual burden of under and overnutrition in low-and middle-income countries: a critical review. Food Nutr Bull 35: 230-43.

United Nations Children's Fund, the World Health Organization and World Bank Group (2016). Levels and trends in child malnutrition. UNICEF/WHO/World Bank Group Joint Child Malnutrition Estimates: Key findings of the 2016 edition. Available from: http://www.who.int/nutgrowthdb/estimates2015/en/.

Waters E, de Silva-Sanigorski A, Hall B, et al. (2011). Interventions for preventing obesity in children. Cochrane Database Systematic Reviews 12: CD001871.

Wells J (2016). The Metabolic Ghetto: an Evolutionary Perspective on Nutrition, Power Relations and Chronic Disease. Cambridge University Press: Cambridge, UK.

World Health Organization (2001). Iron Deficiency Anaemia: Assessment, Prevention, and Control. a Guide for Programme Managers. World Health Organization: Geneva.

World Health Organization (2011). Use of Multiple Micronutrient Powders for Home Fortification of Foods Consumed by Infants and Children 6-23 Months of Age. World Health Organization: Geneva.

World Health Organization (2015). The Global Prevalence of Anaemia in 2011. World Health Organization: Geneva.

World Health Organization Guideline (2016). Use of Multiple Micronutrient Powders for Point-of-use Fortification of Foods Consumed by Infants and Young Children aged 6-23 Months and Children aged 2-12 Yyears. World Health Organization: Geneva.

第38章　儿童发育与残疾

本章概述了儿童发育和儿童残疾方面现存的问题及重要概念。

 要点

☆ 发育迟缓的儿童有患残疾的风险,反之亦然。

☆ 新兴的以循证为基础的干预主要针对认知刺激和充足的儿童期营养如何改善儿童发育结局。

☆ 中低收入国家儿童的残疾率往往最高,但是用于支持受影响儿童的资源却最少。

☆ 优化儿童和青少年的发育结局,尤其是在中低收入国家,可以确保实现多项可持续发展目标(SDGs)。SDGs不仅直接关系到改善发育问题,还关系到改善贫困和整体健康等问题,二者均与残疾有关。

 背景

儿童发育是指从出生到青春期结束所发生的情绪、生理和社会心理及认知变化的过程。一项研究表明(Maureen M Black,2016),在中低收入国家大约2.5亿(43%)的5岁儿童处于无法发挥其发育潜力的风险中。此外,在中低收入国家中,家境贫困的儿童更有可能经历发育迟缓,这些儿童在学校的表现更差,成年后收入较低,出现认知和健康问题的风险较高,拥有更少的社会资本,从而加重了贫困和不平等的循环。

残疾儿童是指那些由于某种残疾(如生理、心理、智力或感觉),以及不利的个人或环境因素(如难以进入建筑物)而无法与他人平等地参与社会活动的儿童。世界卫生组织(WHO)于2016年提出了一个涵盖这些相互影响的领域功能、残疾和健康的国际评估的模型,如图38.1所示。

WHO估计,在全球范围内至少有9 300万0~14岁的儿童患有残疾,其中大部分生活在中低收入国家。各种障碍类型的流行率难以量化,但交流、行动和视觉损伤最为常见。

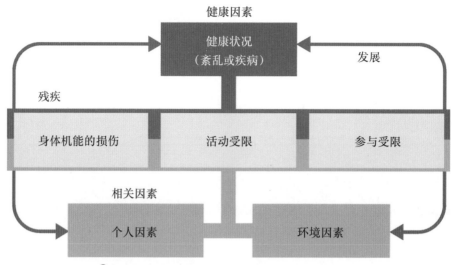

健康因素

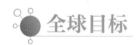

图38.1 国际功能分类、残疾和残疾卫生模型分类

资料来源：World Health Organization. How to use the ICF：A practical manual for using the International Classification of Functioning，Disability and Health（ICF）；Exposure draft for comment. Geneva：World Health Organization. ©2013 World Health Organization.

全球目标

 可持续发展目标(SDGs)(2015年)

目标4(教育)

◇ 建设和升级针对儿童、残疾人和性别问题的教育设施。

◇ 到2030年,确保所有的女童和男童都能获得高质量的早期童年发展(early childhood development,ECD)、保健和学前教育。

目标10(不平等)

◇ 到2030年,不论年龄、性别、是否残疾、种族、民族、血统、宗教、经济或任何其他情况,赋予所有人权利并促进其社会、经济和政治认同感。

目标17(全球伙伴关系)

◇ 到2020年,加强对发展中国家能力建设的支持,大幅增加按收入、性别、年龄、种族、族裔、移民状况、是否残疾、地理位置分类的高质量、及时以及可靠数据的可及性。

◇ 优化儿童早期发展还与其他可持续发展目标间接相关,如减轻贫困(目标1)和确保健康生活(目标3)。

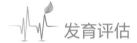 发育和残疾评估

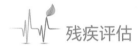 发育评估

发育评估通常是基于对儿童在特定的、相关的领域(如感觉运动、认知语言、社交情绪)的行为记录。有定量评估发育的工具,如格里菲斯发育评估工具(Griffiths, R., Huntley, M., 1996)。这些是基于标准化的问卷调查和观察,并在一个具有代表性的样本上进行了验证,然而许多方法的通用性有限(比如仅在高收入国家进行了验证)。现在人们对于开发用于中低收入国家的更具包容性的工具越来越感兴趣,例如由 Melissa Gladstone 等人在 2010 年开发的马拉维发育评估工具。

残疾评估

是否有损伤发生可以通过临床检查来确定(如通过听力测量来评估听力)。为了调查残疾,标准化问卷可用于评估功能和参与情况,例如联合国儿童基金会——华盛顿小组儿童功能模块。这些方法可能与评估儿童发育的方法重合,因此残疾儿童也可能被标记为发育迟缓。

非典型发育

虽然在发育过程中获得技能的时间可能会有所不同,但一个儿童典型的发育会遵循一个可预测的顺序(例如,先学会站立再走路)。非典型发育可以分为三大类,所有技能的迟缓、部分技能的迟缓或者非典型发育模式。这可能是由于影响个人的("内在"原因,如遗传)或额外的危险因素("外在"原因,如社会心理环境)而造成的。在各种因素相互作用的情况下,导致儿童发育迟缓的"内在"原因更容易受到进一步的"外在"因素限制。这方面的例子包括患有神经系统疾病或视觉障碍("内在"因素)的儿童,由于感官剥夺或忽视("外在"因素),导致他们缺乏刺激性环境,从而进一步出现本可避免的发育迟缓。

一些可避免的危险因素已成为非典型发育的常见原因:如早期认知刺激不足、膳食缺乏、传染性疾病、母亲心理健康问题和贫困。危险因素很少单独存在,往往都是聚集在一起造成累积风险(例如,贫穷、膳食缺乏和传染性疾病)。

残疾背景下的发展

残疾儿童上学的可能性较小,经常遭受社会排斥和欺凌。社会经济条件差的儿童患残疾的风险更高,并且照顾残疾儿童可能会进一步加剧贫困(例如失去工作机会)。

儿童发育迟缓可能有两个原因。首先,潜在的健康状况也可能导致发育迟缓(例如出现痉挛的儿童的运动发育迟缓);其次,他们的残疾与环境的相互作用可能会影响他们的发展(例如视力障碍儿童缺乏适当的受教育机会)。这些相互作用使残疾儿童容易出现发育迟缓,但许多这些额外的发育受限可以通过适当的干预措施加以缓解。

干预

优化残疾儿童发展和结局的干预措施应考虑从孕前到青春期的暴露。事实证明,针对发育不良的危险因素开展综合干预措施对改善儿童早期发展最为有效。一项对孟加拉国严重营养不良的儿童进行的随机对照试验中,社会心理刺激和食物补充相结合为认知发展提供了额外的收益(Nahar, 2012)。干预的机会出现在3个相互关联的层面:个人/家庭、社区和更广泛的社会政治环境。然而这些层面的综合干预措施可及性有限,特别是对于因残疾而有特殊需要的儿童而言,这意味着错失了改善发育的机会。

挑战

中低收入国家关于儿童发育和残疾方面的数据极其有限,但是高质量的信息对于了解其根本原因和规划可能的干预措施至关重要。最近有几个值得注意的例外情况,如多指标聚类调查(multiple indicator cluster surveys, MICS),说明从典型发育的儿童群体中获得的证据正在增加。相比之下,仍然十分需要针对非典型发育或残疾儿童的临床和社会心理问题的证据。定性研究表明,人们对非典型发育儿童的了解有限,尤其是在资源匮乏的农村地区,严重缺乏对非典型发育儿童的服务和支持。对于如何更好地为残疾儿童提供适当的、包容性强的教育和支持,一直存在争议。一种"双轨制"的方法可以提供有针对性的特定残疾服务(如物理治疗),同时确保与同龄人的社会融合。

未来工作重点

◇ 在整个儿童和青少年时期,在个人和群体水平上建立有意义的和包容性的儿童发育衡量标准。

◇ 特别是在中低收入国家,识别和量化危险和保护因素。

◇ 利用有效的、综合性的公共卫生战略削弱危险因素。

◇ 转型和实施基于循证的干预措施,利用生命历程和多部门联合的方法,促进儿童发展。

◇ 采取综合的、多机构联合的方法,最大限度地为所有儿童提供发展机会。

 小结

发育的关键时期在儿童期,而残疾会对儿童个体及其家庭产生巨大的影响。

儿童发育和残疾的模型可以评估不同功能领域的发展轨迹和残疾的影响。然而,随着对该领域认识的加深,评估工具和干预措施不断被研发出来,但是这些工具和干预方法往往与非典型发育和残疾最普遍的中低收入国家无关,或者并没有被应用到这些国家。

除了获得高质量的数据为可能的干预措施提供信息外,了解受非典型发育和残疾影响的儿童所处的全球社会经济背景仍然是主要挑战。在全球范围内,非典型发育和残疾发病率最高的地区仍然是资金最匮乏的地区,并且给个人和家庭带来了沉重的经济负担和压力。社会急需解决这种不平等的负担,因为这进一步限制了受这些疾病影响的儿童实现发育的潜力。

案例

癫痫及其相关的发育问题

由于有共同的病因与危险因素(如脑损伤或感染等),儿童癫痫常见于发育迟缓的儿童,且癫痫本身也会导致残疾。癫痫是指一组原发性神经系统疾病,在儿童时期发病率特别高,在中低收入国家有很高的患病率。它与癫痫惊厥发作期间的短暂障碍有关,也与轻微但普遍的认知困难和社交受限有关。在抗癫痫药物的作用下,大多数患者的癫痫发作可以得到控制,但在全球范围内的治疗水平仍有很大的差距。即使对癫痫发病进行有效治疗也不能减少癫痫相关的残疾。

癫痫的治疗水平在中低收入国家分布不均,社会经济对其影响更大(图38.2),另外社会

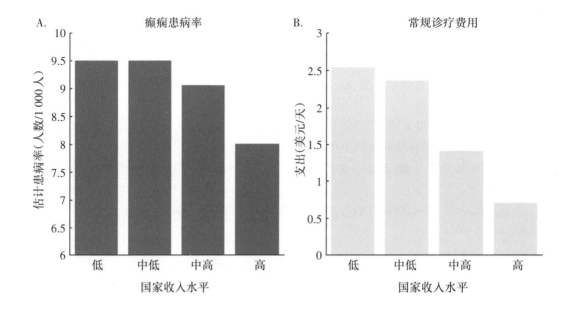

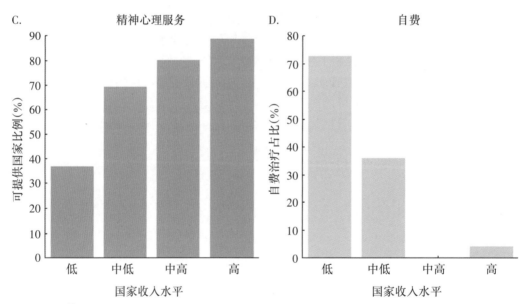

图38.2　全球癫痫卫生保健服务与消费分布不均：根据已报道的流行率可知，中低收入国家癫痫流行率比高收入国家高15%～20%

注：A.中低收入国家普遍无法提供专家服务；B.以卡马西平为例，以美元估计的治疗费用中位数在中低收入国家最高；C和D.中低收入国家以自费为主。

资料来源：World Health Organization, International League Against Epilepsy, International Bureau for Epilepsy.（2005）Atlas：Epilepsy care in the world. Geneva：World Health Oragnization. ©2005 WHO.

文化可能会加强对癫痫的污名化与社会排斥,这些因素都会对中低收入国家的癫痫患者造成不同程度的影响。

已经有3种明确的交互因素对癫痫相关的残疾以及社会心理有影响:(1)神经系统状况(包括癫痫控制、相关脑损伤、病因学证据);(2)药物作用(特定药物的副作用、适当的剂量);(3)社会心理因素(病耻感、对癫痫的恐惧、社会支持、社会经济影响)。

因此,有几种方法可以减少癫痫儿童的发育和致残的影响,例如,外科治疗的发展可以减少脑损伤对神经系统的影响,并减少对长期药物治疗的需要。此外,针对癫痫疾病知识和认知的干预措施可以减少患者的病耻感。需要开展更多工作,确保将癫痫患儿纳入教育,并为家庭和照护者提供策略,以进一步最大限度地促进癫痫患儿的成长。

本案例展示了仅一种疾病相关的发育问题的复杂性,儿童残疾的发生受多因素影响,其管理措施的选择具有多样性和高度特异性。

思考题

1. 残障(impairment)和残疾(disability)有什么区别?
2. 为什么残疾儿童会出现发育迟缓?
3. 癫痫这类疾病如何影响儿童的发展?

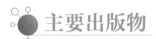

World Health Organization (2008). World Report on Disability. World Health Organization: Geneva.

全面且可读地介绍了许多与残疾有关的全球性问题,包括一些全球人口统计数据,以及关于教育和有利环境的章节。

Britto P, Lye S, Proulx K, et al. (2017). Nurturing care: promoting early childhood development. Lancet 389(10064): 91-102.

审查联合国可持续发展目标纲要中促进儿童早期发展的多部门的干预措施。

Gladstone M, Lancaster G, Umar E, et al. (2010). The Malawi Developmental Assessment Tool (MDAT): the creation, validation, and reliability of a tool to assess child development in rural African settings. PLoS Med 7: e1000273.

一个为评估低收入国家儿童发展而生成的适合具体情况的工具的范例。

UNICEF (2013). The State of the World's Children 2013. Children with disabilities. UNICEF: New York, US.

一项关于儿童残疾的综合报告,最后还给出行动议程方面的建议。

International Centre for Evidence in Disability (2013). Getting to Know Cerebral Palsy. Working With Parent Groups — a Training Resource for Facilitators, Parents, Caregivers, and

Persons with Cerebral Palsy. LSHTM：London，UK.

一项综合干预手册示例，满足脑瘫患者及其家人的需求。

（翻译：宋然然）

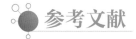
参考文献

Baker G（2002）. The psychosocial burden of epilepsy. Epilepsia 43：26-30.

Batura N，Hill Z，Haghparast-Bidgoli H，et al.（2015）. Highlighting the evidence gap：how cost-effective are interventions to improve early childhood nutrition and development? Health Policy Plan 30：813-821.

Black M，Walker S，Fernald L，et al.（2016）. Early childhood development coming of age：science through the lifecourse. Lancet.

Bornstein M，Britto P，Nonoyama-Tarumi Y，et al.（2012）. Child development in developing countries：introduction and methods. Child Dev 83：16-31.

Brabcova D，Lovasova V，Kohout J，Zarubova J，and Komarek V（2013）. Improving the knowledge of epilepsy and reducing epilepsy-related stigma among children using educational video and educational drama — a comparison of the effectiveness of both interventions. Seizure 22：179-84.

Grantham-McGregor S，Cheung Y，Cueto A，et al.（2007）. Developmental potential in the first 5 years for children in developing countries. Lancet 369：60-70.

Griffiths R and Huntley M（1996）. The Griffiths Mental Development Scales-Revised Manual：From Birth to 2 Years. Association for Research in Infant and Child Development（ARCID）.

Heys M，Alexander A，Medeiros E，et al.（2016）. Understanding parents and professionals' knowledge and awareness of autism in Nepal. Autism.

McCoy D，Peet E，Ezzati M，et al.（2016）. Early childhood developmental status in low-and middle-income countries：national，regional，and global prevalence estimates using predictive modeling. PLOS Med 13：e1002034.

Nahar B，Hossain M，Hamadani J，et al.（2012）. Effects of a communitybased approach of food and psychosocial stimulation on growth and development of severely malnourished children in Bangladesh：a randomised trial. Eur. J. Clin. Nutr 66：701-9.

Newton C and Garcia H（2012）. Epilepsy in poor regions of the world. Lancet 380：1193-201.

Nores M and Barnett W（2010）. Benefits of early childhood interventions across the world：（under）investing in the very young. Econ Educ Rev 29：271-82.

UNICEF/Washington Group on Disability Statistics Child Functioning Module（2016）. Available at：http://data.unicef.org/topic/childdisability/child-functioning-module/.

World Health Organization（2016）. International Classification of Functioning，Disability and Health（ICF）.（2016）. at http://www.who.int/classifications/icf/en/.

第39章　儿童非传染性疾病

本章涵盖了儿童时期常见的非传染性疾病(NCDs)，包括哮喘、癌症、糖尿病、风湿性心脏病和镰状细胞贫血，同时讨论了在孕期和儿童时期发生的NCDs。

 要点

☆ 童年不同生活方式的养成会导致成年NCDs，应该重点预防这些导致成年期疾病的生活方式。

☆ 随着各国经历疾病谱的转型，相对于传染性疾病，NCDs的负担将会增加。

☆ 政府应利用税收政策重新为含糖食品、烟草和酒精定价，并用所得税收促进健康生活方式，为健康的决定因素提供资金，并强化卫生保健系统。

 背景

非传染性疾病(NCDs)是非传染性的、不可传播的，导致全球60%的过早死亡，其中80%发生在中低收入国家。儿童因NCDs而死亡的人数存在地区差异，但大多数中低收入国家因NCDs儿童死亡的比例很小，因为传染性疾病和新生儿死亡仍然占主导地位。Robert E Black等人在2010年发表的文章显示，非洲2008年NCDs占儿童死亡的2%，而在欧洲和美国的占比为14%。儿童所经历的最常见的NCDs可分为2大类，第1类是那些可以通过改善生活条件、饮食和医疗保健而降低患病率的疾病，如风湿性心脏病、2型糖尿病(T2DM)、哮喘和肥胖；第2类是那些不能用现有认知预防，但可以筛查且有希望治愈[如镰状细胞贫血、1型糖尿病(T1DM)和大多数癌症]的疾病，然而在中低收入国家没有广泛应用。

儿童时期的NCDs会给家庭带来经济负担和情感挫折，医疗保健费用会迅速消耗资源，造成贫困。患有儿童慢性NCDs的年轻人不太可能完成高等教育且找到工作，而且经常缺乏自尊并被同龄人排斥。

通常与成年期有关的NCDs是全球大多数成年死亡的主要原因，主要包括心血管疾病

（心脏病发作和中风）、癌症、慢性呼吸系统疾病和糖尿病。一些不良生活方式，如吸烟、酗酒、不健康饮食和缺乏体育活动，通常在儿童和青少年时期即已出现，因此，改变这些不良生活方式，需要采取终身预防非传染性疾病的策略。

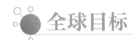

全球目标

可持续发展目标（SDGs）（2015年）

目标3（健康）
◇ 到2030年，通过预防和治疗将NCDs造成的过早死亡降低三分之一，并促进心理健康。

全球哮喘网络（2014年）

◇ 到2025年将重症哮喘减少50%。

WHO预防NCDs全球行动计划（2013年）

◇ 到2020年，因心血管疾病、癌症、糖尿病或慢性呼吸道疾病而过早死亡的风险相对降低了25%。
◇ 到2020年，体育活动不足的流行率相对减少了10%。
◇ 到2020年，15岁以上人群使用烟草的流行率相对减少了30%。

儿童常见非传染性疾病（NCDs）

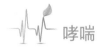

哮喘

儿童哮喘是一种常见的以气道的慢性炎症和气道高反应为典型特征的NCDs，个体之间的严重程度和频率各不相同。约有2.35亿人患有哮喘，近1年来，世界上六分之一的儿童有哮喘症状，但各国的患病率差异很大，患病率从高于20%的南美、欧洲、美国以及澳大利亚到低于5%的印度、亚太地区和东欧不等。哮喘是由多种遗传和环境影响造成的，近25年来，中低收入国家的哮喘患病率有所增加,这可能是由于人们越来越多地选择西方生活方式,如过多摄入高糖、高脂肪食物等加工食品以及过敏原暴露。最常见的诱因包括花粉、室内尘螨、狗、猫和蟑螂的过敏原、明火烹饪和香烟烟雾。在生命早期接触家畜和粪便以及纯母乳喂养似乎可以降低患哮喘的风险。哮喘患儿表现为喘息、咳嗽和呼吸短促。避免触发因素,确保儿童和/或家庭能够正确使用设备,并制订哮喘行动计划是至关重要的。

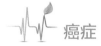

癌症

癌症是指细胞不受控制地生长,它可以影响身体的任何部位,并可能侵入周围的组织和/或转移到远处的部位。高收入国家小于15岁儿童的癌症发病率为140/100万,中低收入国家的癌症发病率为45/100万~65/100万,这种差异可能是由于不同的环境暴露或生物易感性,但更有可能是由于漏报。在中低收入国家诊断出患有癌症的儿童只有预期的一小部分并且癌症登记人数很少。儿童恶性肿瘤的体征通常出现较晚,且一些症状和体征往往与其他儿童疾病类似,因此,容易延误早期诊断。治疗只能在组织学确认和病程确定或分期后开始,这限制了获得治疗的机会。治疗可能包括手术、放疗和化疗,并可根据可用的资源采用分级的方法。三分之二可归因于感染的癌症发生在中低收入国家,乙型肝炎和人乳头瘤病毒疫苗分别对减少肝癌和宫颈癌的发生起到重要作用。

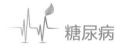

糖尿病

糖尿病发生在身体没有产生足够的胰岛素(T1DM)或对胰岛素有抵抗(T2DM)的情况下,三分之二的新确诊儿童糖尿病为1型糖尿病。糖尿病发病率从芬兰人中的65/10万例到中国人中的0.1/10万例不等。在儿童中年龄呈现双峰,高峰在4~6岁和10~14岁。几十年来,T1DM的发病率在世界范围内一直在上升,在欧洲,据报告每年增长2%~4%,这在5岁以下的儿童中更为明显。T1DM是基因易感个体的胰腺细胞自身免疫破坏的结果,环境关联包括病毒感染、免疫接种和早期饮用牛奶,但因果关系尚未得到证实。

儿童T1DM主要以2种方式呈现:多饮多尿(异常口渴增加,异常大量的尿液)和体重减轻,或糖尿病酮症酸中毒(diabetic ketoacidosis,DKA)(在胰岛素缺乏导致的异常高血糖水平和分解作为能量来源的情况下发生危险)。在高收入国家,症状平均持续时间为10天,但在中低收入国家可能要长得多。由于获得卫生服务可及性差,在中低收入国家的儿童中更有可能出现糖尿病酮症酸中毒。

T2DM的全球流行病学正在发生变化,由于生活方式的改变,T2DM呈现低龄化趋势,逐渐出现在年轻人、青少年甚至儿童群体中。生命早期良好的饮食和体育活动习惯的养成,对预防糖尿病的发生很关键。最常用的诊断标准是有高血糖症状儿童的随机血糖;另外一个标准是随机血糖和空腹血糖水平的升高。WHO呼吁政府采取全面措施预防T2DM,包括贸易、农业、金融、交通、教育和城市规划等政策对健康的影响。

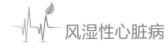

风湿性心脏病

急性风湿热是由链球菌群感染后2～4周引起的异常反应,通常发生在咽喉部。这种反应可能会损害心脏瓣膜,导致慢性风湿性心脏病。诱发因素包括贫困、拥挤和使用抗生素治疗感染的不及时。在中低收入国家的学龄儿童中,慢性风湿性心脏病的患病率为40‰,但这在高收入国家极为罕见。慢性风湿性心脏病通常伴有心力衰竭的症状。长效青霉素预防可减少急性风湿热和瓣膜病的复发。中低收入国家几乎所有患者都使用肌内注射青霉素进行预防,而中高收入国家则使用同等比例的口服和静脉注射的抗生素。每4周静脉给药的青霉素的依从性(82%)高于每2周给药(68%)。心力衰竭需要对症治疗,定期随访,并考虑瓣膜置换术。瓣膜修复在中低收入国家中并不常见。

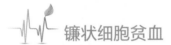

镰状细胞贫血

镰状细胞贫血是一种常见的遗传疾病,其中突变基因遗传自父母双方。如果一个人携带1个致病基因,他们就被称为携带者,并具有镰状细胞特征,这在非洲很常见,因为这种特征对疟疾有一定的抵抗力。在镰状细胞贫血中,红细胞形状异常,可溶性较差,导致流向器官的血液流量减少,红细胞容易破裂,导致贫血。非洲有85%的镰状细胞贫血患者,每年有20万婴儿出生时患有镰状细胞贫血。患者的症状是由于流向器官的血液流动不良(如中风和急性胸部综合征)和贫血。镰状细胞贫血患者反复缺血发作,导致脾功能减退和反复感染。在婚前、孕前或出生时筛查可以发现携带者,但在中低收入国家并不普及。死亡的主要原因是感染和疟疾,在非洲的中位生存时间不到5年。镰状细胞贫血管理的活动应以初级保健水平为基础,重点是记录家族史,从而检测遗传风险,并确保提供者与二级和三级保健有充分的联系。

避免非传染性疾病(NCDs)暴露

在许多国家,儿童慢性NCDs因薄弱卫生系统的机构性壁垒以及它们只占总死亡率的一小部分,阻碍了将其作为优先事项的政治意愿。然而,对于哮喘,增加关于吸烟和室内空气污染的公众教育,以及将哮喘预防和治疗纳入社区卫生工作者的工作日程,将减少其影响。加强卫生系统管理和利用国内资源提供社会支持可能比垂直单一治疗方法有效得多。

另一方面,对于发生于儿童时期的几乎全部NCDs,有机会在以后的生活中避免更大的疾病负担。在资源有限的情况下,中低收入国家应侧重于孕前、孕期以及生命早期(锻炼、儿童所吸入和摄入的)NCDs的危险因素暴露。表39.1显示了减少慢性NCDs暴露的行动示例。然而,需要非常强烈的政治意愿来监管那些通过销售烟草、酒精和含糖食品以及用药物治疗消除不良影响而不是改变人们的生活方式来获利的公司。

表39.1 孕前、孕期及儿童期间导致疾病的NCDs暴露(箭头表示结局风险增加或减少)

		孕前和孕期	婴儿和童年期	成 年
应该减少的行为	被动吸烟	↑注意缺陷多动障碍	↑下呼吸道感染、哮喘	↑脑血管意外、缺血性心脏病、慢性阻塞性肺疾病、癌症(口腔、咽、喉、食管、肺、胃、胰腺、肾和子宫颈)
	固体燃料对室内空气的污染	↑低出生体重,死产	↑肺炎、哮喘	↑脑血管意外、缺血性心脏病、慢性阻塞性肺疾病、肺癌
	室外空气污染		↑肺炎	↑脑血管意外、缺血性心脏病慢性阻塞性肺疾病、肺癌
	酒精滥用	↑注意缺陷多动障碍,胎儿酒精综合征		↑酗酒、高血压、脑血管意外、肝病、糖尿病、癌症(口腔、咽部、喉部癌、食管癌、肝脏、结肠直肠癌和乳腺癌)
	加工食品含糖饮料		↑肥胖、糖尿病	↑肥胖、糖尿病、高血压、脑血管意外、食管癌、结肠直肠癌、乳腺癌、子宫内膜癌和肾癌
	营养不良	↑低出生体重	↑肥胖、糖尿病	↑肥胖、糖尿病、高血压、脑血管意外
要推广的政策	母乳		↓哮喘	↓肥胖、高血压、血脂异常、2型糖尿病
	体育锻炼		提高认知能力	↓肥胖、糖尿病、高血压、脑血管意外、抑郁
	疫苗——人乳头状瘤病毒和乙肝			↓肝癌和宫颈癌

资料来源:Mick, E. et al. Case-control study of attention-deficit hyperactivity disorder and maternal smoking, alcohol use, and drug use during pregnancy. Journal of the American Academy of Child & Adolescent Psychiatry. 41(4): 378-85. ©2002, Elsevier Inc. All rights reserved; Bruce, N. et al. Indoor air pollution in developing countries: a major environmental and public health challenge. World Health Organization Bulletin. 78(9), 1078-1092. ©2009, WHO; World Health Organization. (2017) WHO Cancer Resolution: Cancer prevention and control in the context of an integrated approach. Geneva, Switzerland: WHO. ©2017, WHO; Pope, D.P. et al. Risk of Low Birth Weight and Stillbirth Associated With Indoor Air Pollution From Solid Fuel Use in Developing Countries. Epidemiological Reviews, 32(1): 70-81. ©2010, Oxford University Press; World Health Organization. (2016). Household air pollution and health. Fact Sheet N°292. Geneva, Switzerland: WHO. ©2016, WHO. Avialable at: http://www.who.int/mediacentre/factsheets/fs292/en/;Parry, C.D. et al. Alcohol consumption and non-communicable diseases: Epidemiology and policy implications. Addiction, 106(10),1718-1724. ©2011, John Wiley & Sons, Inc. All rights reserved; Proimos J, Klein JD. Noncommunicable Diseases in Children and Adolescents. Pediatrics. 2012;130(3):379-81. ©2012, American Academy of Pediatrics; Dogaru, CM. et al. Systematic Reviews and Meta-and Pooled Analyses Breastfeeding and Childhood Asthma. American Journal of Epidemiology, 179 (10), 179(10):1153-67. ©2013, Oxford University Press; Kelishadi, R. & Farajian, S., 2014. The protective effects of breastfeeding on chronic non-communicable diseases in adulthood: A review of evidence. Advanced Biomedical Research, 3:3. ©2014, Advanced Biomedical Research. Published by Wolters Kluwer.

挑战

在中低收入国家,儿童NCDs的管理非常糟糕,面临的挑战包括薄弱的卫生系统和贫困。许多国家缺乏获得基本哮喘药物的途径,甚至很多国家的药物清单中没有包括基本的哮喘药物。照顾癌症儿童的阻碍包括在家庭和卫生诊所层面的诊断延迟、病理服务较差和治疗费用高昂。长期住院和对居家的需求往往导致家庭放弃治疗。

中低收入国家的儿童因传染性疾病导致的死亡率仍然很高,因此,决策者和资助者很少关注到仅占总死亡率的一小部分的癌症。然而,WHO的基本药物清单现在包括了癌症药物,并且临终关怀也越来越多。

糖尿病的诊断极具挑战性,只有三分之一的中低收入国家报告称,他们的初级卫生保健机构拥有诊断和管理的基本技术。同样,绝大多数人都无法获得胰岛素、口服降糖药、自我监测设备和血糖试纸。

减少因风湿性心脏病而导致的死亡人数的主要障碍是贫困。在中低收入国家,终末期干预费用远高于预防性项目和手术所需的基础设施,并且术后护理不足。

预防镰状细胞贫血面临的挑战包括缺乏携带者和新生儿筛查方案、镇痛作用不足、血供不足以及治疗可及性差(羟基脲)。

未来工作重点

◇ 需要承认如缺血性心脏病和糖尿病等NCDs起源于儿童时期,这应在研究、政策和干预计划中加以深思。

◇ 对于儿童后期和成年人的NCDs,主要挑战是在中低收入国家烟草、酒精和高糖食品等不健康商品的销售方面。

◇ 各国政府需要利用税收政策来限制有害商品的销售,并增加税收,以强化卫生系统管理,以及为水和卫生设施等健康决定因素提供资金。

小结

目前对中低收入国家儿童NCDs管理的资源极为有限,必须将利用税收政策为有害产品重新定价并创造税收,以强化卫生系统管理和促进健康的生活方式作为优先事项。

案例

在资源贫乏的环境下的诊断困境

Jonas是一个10岁的男孩,被带到村医那里,因为他有着体重减轻和排尿频繁的症状。村医按肚子有寄生虫的诊断对他进行治疗。1周后,由于他的病情恶化,家人打算带他前往当地医院。他被转介到当地的医院,但救护车上没有汽油,所以他的家人必须筹集足够的钱找来一辆公共汽车去医院。当他到达医院时,出现腹痛,极度脱水,呼吸急促。他因疑似阑尾炎而被送到手术室。术中注意到阑尾正常,术后病情恶化。他脱水症状进一步加重,逐渐昏迷。其中一名护士注意到,他的口中带有甜味,怀疑是糖尿病。医院里有血糖仪,但没有试纸。他被转到中心医院,但到达时人已经昏迷,血糖高得无法测量。开始静脉输液和打胰岛素,但胰岛素已经过期,也没有输液泵。输液的速度比处方开的快得多。3个小时后,他不幸去世了,原因很可能是由于高血糖引起的脑水肿。由于没有病理学家,所以没有进行尸检。

 思考题

1. 哪些公共卫生政策/行动可以降低哮喘的发病率和流行率?
2. 中低收入国家中儿童癌症良好预后的主要障碍是什么?
3. 中低收入国家中1型糖尿病儿童血糖控制的障碍是什么?

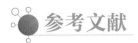 **主要出版物**

Proimos J and Klein J(2012). Noncommunicable diseases in children and adolescents. Pediatrics 130(3):379-81.

作者强调了终身预防NCDs的重要性,那些导致疾病的习惯通常在儿童时期确立。

Moodie R,Stuckler D,Monteiro C,et al.(2013). Profits and pandemics:prevention of harmful effects of tobacco,alcohol,and ultra-processed food and drink industries. Lancet 381 (9867):670-9.

作者强调了工业在正在展开的NCD流行病中的作用。

(翻译:梅松丽)

参考文献

Atkinson M, Eisenbarth G, and Michels A (2014). Type 1 diabetes. Lancet 383(9911):69-82.

Black R, Cousens S, Johnson H, et al. (2010). Global, regional, and national causes of child mortality in 2008: a systematic analysis. Lancet, 375 (9730), 1969-87. Available at: http://www. ncbi. nlm. nih. gov/pubmed/20466419.

Global Asthma Network (2014). The Global Asthma Report 2014. Global Asthma Network.

Hunger S, Sung L, and Howard S (2009). Treatment strategies and regimens of graduated intensity for childhood acute lymphoblastic leukemia in low-income countries: a proposal. Pediatric Blood & Cancer 52(5): 559-65.

Israels T, Ribeiro R, Molyneux E, et al. (2010). Strategies to improve care for children with cancer in sub-Saharan Africa. European Journal of Cancer 46(11): 1960-6. Available at: http://linkinghub.elsevier.com/retrieve/pii/S0959804910002583.

McCoy D (2017). Framing the tax and health nexus: a neglected aspect of public health concern. Health Economics, Policy and the Law 12(2): 79-194.

NCD Alliance (2011). NCD Alliance Briefing Paper on Children and NCDs in Every Policy: Recommendations for a Lifecourse Approach to NCDs. pp.1-4.

World Health Organization (2006). Sickle cell anaemia. Fifty-ninth World Health Assembly, A59/9 (April), pp.1-5.

World Health Organization (2013). Global Action Plan for the Prevention and Control of Noncommunicable Diseases 2013-2020. p. 102. Available at: http://apps.who.int/iris/bitstream/10665/94384/1/9789241506236_eng.pdf.

World Health Organization (2014). The Global Asthma Report 2014. Available at: http://www.globalasthmareport.org/management/medicines.php.

World Health Organization (2016). Global Report on Diabetes. p. 88. Available at: http://apps.who.int/iris/bitstream/han dle/10665/204871/9789241565257_eng.pdf.

Zühlke L, Engle M, Karthikeyan K, et al. (2014). Characteristics, complications, and gaps in evidence-based interventions in rheumatic heart disease: the Global Rheumatic Heart Disease Registry (the REMEDY study), Eur Heart J 36(18): 1115-22a.

第40章 困境儿童

本章介绍了困境儿童的概念、《联合国儿童权利公约》的重要性，并列举了2个例子：童工，性虐待和性剥削。

 要点

> ☆ 贫困、家庭和支持系统的破坏、教育系统的缺陷以及立法的无效执行，都是造成儿童困境的原因。
>
> ☆ 童年时期的困难环境可能会对儿童的发展、教育程度、健康和终身前景产生不利影响。
>
> ☆ 在大多数国家，有关保护儿童免受困难环境影响的立法是基于《联合国儿童权利公约》（*UN Convention on the Rights of the Child*，UNCRC，1989年）。

背景

根据一个国家或环境的社会、文化、政治和经济状况，被列为"困境"的类型有很大不同，表40.1列出了重要的类型。这些类型之间有明显的、相当大的重叠，处于一种困境的儿童容易受到其他形式的困境的影响或利用，因此，一旦儿童面临困境，就有潜在的可能性出现恶性循环的情况。例如，一个孤儿更有可能沦为童工或流落街头。

困境对教育、健康和一生的前景有不利的影响。然而，人们不应认为困境总是有害的。儿童对不利环境的反应非常不同。有些人可以在不利环境中获得力量和韧性。对许多人来说，这种环境将是他们的生活常态，例如，许多贫困社区的儿童通常在整个童年时期都与类似处境的同龄人一起成长。此外，如果儿童生活在有良好儿童保护服务的环境中，并感受到对他们最重要的成年人的关爱，则能减轻困境对他们的影响。

表40.1　根据情况对童工进行分类（2003年）

类　　型	具　体　情　况
工作	◆ 在街头生活和工作的儿童 ◆ 从事危险和最恶劣形式劳动的儿童
战争和其他形式的有组织暴力行为	◆ 儿童兵 ◆ 难民和流离失所的儿童
性虐待和性剥削	◆ 受性虐待的儿童 ◆ 性工作者，包括参与卖淫和色情活动的儿童 ◆ 童婚
没有父母照顾的儿童（失去家庭或家庭主要照顾者丧失劳动能力）	◆ 孤儿（失去父母一方或双方） ◆ 因绑架、贩卖、流离失所而与父母分离的儿童 ◆ 父母患有残疾、精神疾病（包括药物滥用）或学习困难的儿童 ◆ 母亲被监禁的儿童 ◆ 儿童成为家庭照顾者 ◆ 移民工人的"留守儿童"
不完善的法律和少年司法系统	因自身原因或母亲被拘留而被监禁或拘留的儿童（通常是幼儿）

资料来源：United Nations Economic and Social Commission for Asia and the Pacific （UNESCAP）. Social con-
text of children in especially difficult circumstances. Bangkok，India：UNESCAP. Avilable at：
http://lastradainternational.org/lsidocs/2（1）.pdf.

困境儿童的现状

有大量的儿童生活在困境中，但人们只能做出粗略的估计，原因有以下几点：

◇ 部分定义不明确。例如，一个十几岁的女孩在家里照顾弟弟妹妹，可能被归类为童工，也可能不是。

◇ 信息收集系统通常非常差。

◇ 许多与困境儿童有关的活动是非法的，因此是隐蔽的。

◇ 由于担心受到批评，政府不愿意透露真实数据。

即使有相关数据，也很少按年龄和性别进行分类。例如，在某些情况下，16岁的孩子在学校放假期间在糖厂工作是可以接受的，但6岁的孩子就不行。在联合国儿童基金会（UNI-CEF）的推动下，信息来源正在改善，该基金会现在要求各国政府收集关于出生登记、童工、童婚、割礼和暴力（包括性暴力和暴力惩戒）方面的数据。

表40.2列出了一些官方估计的困境儿童人数，这些数据主要来自于联合国组织。

表40.2 某些类型处境困难儿童的最新全球估计数(儿童界定为18岁以下,除非另有说明)

类　　型	全球估计数(百万)	备　　　　注
在工作的儿童	120	界定为5~14岁
流落街头的儿童	10	不包括在街上工作但晚上回家的儿童
孤儿	26	界定为失去双亲的儿童*
儿童兵	0.3	
从事性交易的儿童	5	
被拘留在监狱里的儿童	1	不包括陪伴母亲入狱的儿童
童婚	700	界定为至今活着的在18岁以前结婚的女童
难民儿童	8	界定为逃离迫害和暴力的儿童,不包括经济移民

注:*:经常引用较高的孤儿人数(高达1.5亿),其中包括单亲孤儿,即失去父母一方的孤儿。

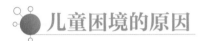

儿童困境的原因

原因是多方面的,并且会因情况和国家而异。主要原因可分为4类:第一是贫困。例如,几乎所有的童工都是由个体层面的、潜在的经济需求所驱动。第二,家庭和支持系统的破坏。这可能是由于家庭冲突、因工作而移民或父母被监禁。第三,教育系统的不足。可能存在无法获得、负担不起学校教育,或学校教育质量低下的情况。第四,立法执行不力。这意味着即使发生非法活动,儿童也得不到保护。

立法

在大多数国家,关于保护儿童免受困境影响的立法都基于《联合国儿童权利公约》(1989年)。这是一份在界定全世界所有儿童(18岁以下)的权利方面极具有影响力的文件。除美国外,所有国家都批准了该公约,许多国家已将其部分内容纳入本国法律。

许多政府无法保障这些权利,部分原因是资源限制,部分原因是缺乏解决这些问题的政治意愿。大多数国家仍然没有正式的儿童保护制度。然而,所有签署国都要向联合国儿童权利委员会报告,并需要证明其在履行《联合国儿童权利公约》的义务和标准方面取得的进展。

处于困境中的儿童的类型非常广泛。下面将重点讨论2个例子,这2个例子涉及全球范围内大量的儿童:童工、儿童性虐待和性剥削。

童工

国际劳工组织(International Labor Organization,ILO)在 2008 年将童工定义为"剥夺儿童的童年、潜力和尊严,干扰他们的教育,对其身心发展有害"的工作。近 20 年来,全球童工数量虽稳步下降,但进展仍然缓慢。按照目前的速度,到 2020 年仍将有超过 1 亿的儿童成为童工。

直到最近,国际社会还在关注彻底废除童工的问题。但现在人们普遍认为,儿童或青少年参与不影响其健康和个人发展或不影响其学业的工作可能是有益的,实际上有助于儿童的发展。因此,国际劳工组织进一步界定了两类应予废除的童工。

首先是危险劳动。这是一种"危害儿童身体、精神或道德健康的工作,无论是由于其性质,还是由于工作的条件"。第二种广义上来说是所有童工中最恶劣的形式,包括所有形式的奴役,如买卖和贩运儿童、债务奴役和强迫劳动、强迫招募参加武装冲突、组织儿童卖淫或从事色情活动及非法活动,特别是贩毒。

关于童工在贫困社区的作用有相当多的争论。人们普遍认为,童工问题加剧了贫困的代际循环。儿童时期的工作导致了长期的教育损失和收入损失。然而,一半以上的童工也在接受某种形式的教育,工作使他们能够负担得起上学的费用。例如,在许多撒哈拉以南的非洲国家,学校上午上课,孩子们往往在下午工作,这样有助于支付他们的教育费用。

童工工作往往集中在某些部门,包括农业(约占所有儿童工作的70%)、制造业、建筑业、采石和采矿业,以及服务业(特别是商店、酒店、餐馆和家政服务)。大约有 1 500 万儿童从事非家庭式的家政服务,其中大部分是女孩,由于工作的性质隐蔽,她们可能面临特殊的危险性。还有 3 000 万儿童,主要是女孩,在自己家里做无偿家务和照顾孩子,她们并没有被计入童工统计数据中。表 40.3 列出了常见类型童工的潜在危害。

表 40.3 童工对健康的潜在危害

普遍情况	疲惫
	剥削和虐待
	对教育的影响,特别是长期来看
	受伤
按工作类型具体划分	
农业劳作	农药毒性
	寄生虫病
	中暑
制造业	因工作场所噪声过大而导致的听力损失
	暴露于毒素/溶剂
家政服务	身体和性虐待

续表

	道路交通事故
街头工作	暴力
	药物滥用
采矿业/建设行业	呼吸系统疾病
	肌肉骨骼问题

减少童工的干预措施主要集中在4大领域。第一,鼓励社区改变接受童工的文化。第二,支持为家庭提供替代收入的项目。这些项目包括向家庭提供资金,条件是孩子不工作,而去上学。这种项目在拉丁美洲尤其成功,但费用昂贵。第三,改善免费优质教育。即使在那些正式实行免费教育的国家,也常常有一些隐藏的费用阻碍儿童上学。第四,加强儿童保护制度。这是非常复杂的,许多国家仍然没有儿童保护制度。

儿童性虐待和性剥削

儿童性虐待和性剥削被定义为当儿童被用作满足成人性需求或欲望的对象时,儿童与成人(或年长儿童)之间的性接触。与大多数其他形式的困境不同,性虐待发生在所有国家和社会各阶层。直到最近二三十年,人们才广泛认识到儿童性虐待问题的严重性,并采取措施试图解决这一问题。

性虐待可分为3类:

◇ 非接触性虐待,包括隐私部位暴露、言语虐待和诱骗,不受欢迎的色情短信也属于这一类。

◇ 非穿透性接触,指的是不恰当的触摸和爱抚。

◇ 穿透性虐待,包括用手指的部分或全部,或使用物品进行性交。

准确的数据很难统计,这主要是因为许多性虐待是由家庭成员或家庭中一起生活的成年人实施的,而且高度隐蔽,儿童往往被告知不要告诉别人。尽管如此,据全球性的估计,18岁以下的1.5亿女孩和7千万男孩经历过强迫性交或其他形式的性暴力。Noemí Pereda等人(2009)根据学生群体研究的结果表明,在大多数人群中,10%～20%的女孩和不到10%的男孩在童年时经历过某种形式的性虐待。值得注意的是,有些儿童性虐待发生在婚姻的背景下。虽然这对男孩和女孩都有影响,但女孩更有可能早婚,通常是嫁给年长的男性,而性虐待和亲密伴侣暴力更可能发生在这样的婚姻中。目前有7亿多女性在童年时就结婚,其中三分之一以上是在15岁之前结婚的。

性剥削一般分为两类。第一类是色情制品。近几年来,互联网和数码摄影的出现使全球儿童色情制品的数量大增。最令人担忧的是,越来越多的儿童参与到更极端的色情制品中。第二类是商业性性工作。据联合国儿童基金会估计,约有200万名18岁以下的女孩参与卖淫活动。

众所周知,这些形式的性工作与胁迫和人口贩卖有关,并涉及世界上最脆弱的一部分儿童。UNCRC有一项专门针对买卖儿童从事卖淫和色情活动的附加议定书。

制定成功的干预措施以减少性虐待和性剥削是最具挑战性的,因为这一领域的许多活动都是隐秘的。儿童色情制品就是一个很好的例子。全球互联网上的许多儿童色情制品是在法律制度不健全的国家制作的。从2000年起,全球的应对措施之一是针对儿童色情制品的用户,试图降低其需求和利润率。英国警方的相关调查,即"矿石行动"(Ore行动),致1 451人被定罪。在更广泛的调查中,在60个国家发现了39万人接触过儿童色情制品,其中有很多人被定罪。

挑战

解决儿童处境困难的挑战是巨大的,而且会根据困境的类型和当地情况而有所不同。要找到这些儿童通常非常困难,更不用说让他们远离伤害。童工问题可能被认为是比较容易解决的问题之一,但实际处理起来也是困难重重,因为从事最极端形式的童工通常是最隐蔽的。此外,改善儿童从事危险工作状况的措施受到了阻碍,因为工作场所条例往往只适用于正规部门的雇员,而大多数儿童在非正规部门工作。由于官方不允许儿童参与工作,通常没有立法来保护他们不从事更危险的工作。

未来工作重点

◇ 更好地了解当地各类处境困难儿童的规模是至关重要的,只有这样才能制定出有针对性的干预措施。

◇ 中低收入国家中,很少有国家建立了正式的儿童保护制度。各国政府在UNICEF等国际儿童组织的支持下,需要考虑适合本国国情的儿童保护措施。

小结

随着许多最贫穷的中低收入国家的儿童生存率的提高,生活在困难环境中的儿童人数仍将居高不下。数以百万计的儿童由于处境困难,仍然无法发挥他们的发展潜力,许多儿童将面临长期的健康和社会心理问题。发展适合当地的儿童保护制度应成为所有国家政府的优先事项。

案例

利用有条件的现金转移支付来减少童工数量和提高入学率

柬埔寨从1999年开始实行有条件的现金转移方案,试图减少童工。这包括补偿家庭的童工收入损失,以鼓励儿童上学。目标人群是10~15岁儿童。学校注册人数增加了,工作时间减少了(男孩的减少幅度高于女孩),而且贫困家庭的受益更大。然而,总的效果并不像预期的那样显著,例如,学校注册人数的增加并不等同于出勤率的增加,总体而言,出勤率只是略有增加。这表明了童工问题决定因素的复杂性,它不仅仅是由经济因素驱动的。然而,近10年来,由于社会经济的改善,童工数量确实有所下降。因此,解决潜在的贫困问题对于降低中低收入国家的童工数量至关重要。

思考题

1. 为什么很难获得处于困境中的儿童的准确数字?
2. 造成儿童处于困境的主要潜在原因是什么?
3. 社会可以做些什么来减少童工数量?

主要出版物

The UN Convention on the Rights of the Child https://www.unicef.org.uk/what-we-do/un-convention-child-rights/.

这应该是任何国家的所有儿童保健专业人员的必读书目。

Reuther E and Osofsky J (2013). Resilence after trauma in early development. In Encyclopedia on Early Child development. http://www.child-encyclopedia.com/resilience/according-experts/resilience-after-trauma-early-development.

这解释了韧性在儿童发展中的重要作用,包括困境儿童。此外,其中的参考文献也引用得很好。

Fassa A, Parker D, and Scanlon T (2010). Child Labour: a Public Health Perspective. Oxford University Press: Oxford, New York.

这是从公共卫生角度探讨童工问题的复杂性和争议的优秀著作。

(翻译:徐桂凤)

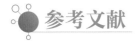

参考文献

Fassa A (2003). Health benefits of eliminating child labour. IPEC/ILO: Geneva.

Hesketh T, Gamlin J, and Woodhead M (2006). Child labour: policy and the importance of health. Arch Dis Child 91(9): 721-3.

International Labour Organization (2002). Investing in Every Child, an Economic Study of the Costs and Benefits of Eliminating Child Labour. ILO: Geneva.

Pereda N, Guilera G, Forns M, and Gómez-Benito J (2009). The international epidemiology of child sexual abuse: a continuation of Finkelhor. Child Abuse and Neglect 33(6): 331-42.

UN (2006). Report on Violence Against Children www.unviolencestudy.org.

第41章 儿童伤害、虐待和保护

本章将从儿童权利的角度定义儿童虐待,研究其负担和后果,以及预防、识别和应对的行动,包括对幸存者的支持,可结合第16章"青少年伤害"一起阅读。

要点

> ☆ 虐待儿童和故意伤害是本世纪的主要公共卫生挑战,给个人和社会带来了巨大的损失。
> ☆ 在许多资源有限的国家,物资匮乏、自然灾害和武装冲突使大量无家可归的儿童面临被贩卖者剥削的危险。
> ☆ 基于儿童权利和公共卫生的方法是预防、识别和应对的关键。

背景

暴力是对权力的滥用,包括实施暴力和面对暴力不作为。集体暴力导致流离失所的孤儿或被遗弃的儿童,后继被迫成为儿童兵、"流浪儿童"或成为家庭暴力或性剥削的受害者。虽然集体暴力的残酷性已经得到了关注,但是,在家庭和学校这个"无形的庇护所",每天仍有许多针对儿童的暴力发生。尽管有共同的概念和定义,但对全球儿童暴力侵害发生率的估计并不可靠,而且差异很大。每10万人中约有6名儿童死于暴力和虐待。在资源丰富的国家,这一比例为0.8/10万,而在一些中低收入国家则超过30/10万。据《全球疾病负担(2015年)》(Global Burden of Disease)报告,在10岁以下的年龄组中,男童因故意伤害而死亡的人数略高于女童(分别为24 000人和22 000人)。儿童死于伤害最常见的原因是溺水、道路伤害、异物、机械力和火灾/高温。这与青少年形成对比,青少年的死亡主要是由于自杀和社区暴力(与帮派有关的刀和枪械攻击)。拉丁美洲国家的儿童凶杀率最高,但死亡人数最多的是尼日利亚。15~19岁的儿童凶杀案比更年轻的年龄组加起来还要常见。此外,还有更多的非致命性故意伤害,可能导致永久性残疾,需要长期医疗。

儿童虐待应纳入更广泛的暴力范围加以考虑,如自我暴力(自我伤害和自杀)、人际暴力(亲密伴侣暴力、家庭暴力和社区暴力),以及社会、经济和政治因素导致的集体暴力。例如,情感虐待可能涉及欺凌(包括网络欺凌)和看到或听到他人的虐待,如儿童目睹发生在亲密玩伴身上的暴力。在全球范围内,来自幸存者自我报告的非致命儿童虐待发生率显著高于机构的信息报告。在一项荟萃分析中,来自机构统计的各种形式虐待的全球总发生率为4‰,而来自自我报告研究的总发生率则为76‰。

在致命和非致命的儿童虐待中,受战争、饥荒、社会不平等和经济转型影响的国家,以及在边缘化的土著社区和残疾群体的社区,儿童虐待率较高。在一些国家,女童遭受杀婴、性虐待、强迫早婚、基于性别的伤害(如"割礼")和忽视的风险更高,而男童遭受严厉和有辱人格的惩罚以及被迫参战的风险更大。目睹亲密伙伴暴力的儿童面临遭受其他形式虐待的风险。

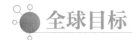

《联合国儿童权利公约》(UNCRC)

UNCRC是一份法律文书,是儿童权利议程的基石。大多数国家在20世纪90年代初批准了该公约,它规定了对儿童的普遍、适当和人道主义的义务,制定了保护儿童免受虐待、剥削和歧视的标准(第3、6、19、32、34和36条),并恳请社会倾听儿童的声音(第12条)。它代表了强有力的国际共识,为专业人员、非政府组织(non-governmental organisations,NGOs)和其他人提供了为儿童代言和向政府问责的手段。

全球目标

可持续发展目标(SDGs)(2015年)

目标5(性别平等)
◇ 消除在公共和私人领域针对所有妇女和女童的任何形式的暴力,包括贩运和剥削。

联合国关于暴力侵害儿童的世界报告(2006年)

◇ 通过提高认识和公共教育,确保目前所有被合法接受的针对儿童的暴力,包括体罚、有害的传统习俗和性暴力,都被禁止且有效消除。
◇ 支持制定一个多层面的系统框架,以应对暴力侵害儿童行为,并将其全面纳入国家规划进程。

风险因素

已经确定了一些风险因素,但在阐明因果关系方面仍有差距,有些因素既不是虐待儿童的必要条件,也不是充分条件。"生态学模型"认为,虐待儿童是由个人因素、社区和社会之间的多重交互作用决定的,这些领域内的风险因素如表41.1所示。

表41.1 儿童虐待的危险因素和复原力的社会生态学

领域	危 险 因 素	适 应 性 系 统
个人	◆ 童年时期的累积性创伤史 ◆ 没有姓名或财产权	◆ 自我效能感 ◆ 适应性的应对方式
关系	◆ 父母和孩子之间的情感失联 ◆ 不良情感 ◆ 对孩子的回应不佳 ◆ 亲密伴侣暴力 ◆ "缺席的父亲" ◆ 滥用药物和酗酒 ◆ 严重不良的精神健康 ◆ 父母一方或双方有严重的心理健康问题 ◆ 儿童早婚	◆ 家庭凝聚力 ◆ 社会支持——物质支持和指导 ◆ 积极养育/加强父亲在育儿中的作用
社区	◆ 缺乏社会凝聚力/社会资本 ◆ 社会隔离 ◆ 住房条件差 ◆ 长期失业	◆ 加强邻里/村落的社会凝聚力 ◆ 提供负担得起的住房/避难所 ◆ 更安全的社区 ◆ 防止亲密伴侣暴力/提供"安全屋" ◆ 为有割礼风险的儿童提供积极的同伴/学校/信仰网络/避难所 ◆ 提供就业机会
社会	◆ 对体罚的态度 ◆ 贫困 ◆ 社会平等 ◆ 文化不协调和边缘化 ◆ 基于性别的暴力 ◆ 人道主义危机,包括战争和饥荒 ◆ 遗弃 ◆ 人口贩运和剥削	◆ 儿童权利方阵是根深蒂固的,包括拒绝将体罚作为一种纪律形式 ◆ 加强出生登记 ◆ 积极的文化习俗和亲属收养 ◆ 提倡无害的成年礼和仪式 ◆ 减少社会不平等和贫困

长期后果

越来越多的证据表明,虐待儿童与一系列广泛的长期身体和精神健康结局有关,给个人和社会带来了巨大的负担,如表41.2所示。术语"不良儿童经历"(Adverse Childhood Experience, ACE)被用来描述影响儿童早期发展和健康成长的一系列不良因素。这些因素都与儿童长期的精神和身体疾病风险有关。累积性创伤,特别是与父母的社会隔离、母亲的童年虐待和童年的依恋障碍有关的创伤,可以改变儿童的神经发育轨迹,主要表现为大脑的神经化学物质变化和磁共振影像(magnetic resonance imaging, MRI)所显示的结构性改变。早期匮乏和忽视与注意力缺陷多动障碍中的注意缺陷亚型、孤独症样特征和社交去抑制有关。早期生活压力对后期疾病的影响可能是由表观遗传机制介导的。

表41.2 虐待儿童的长期后果

教育成就低下
内化行为问题: ◆ 焦虑 ◆ 抑郁症 ◆ 创伤后应激综合征(post traumatic stress disorder, PTSD)
外化行为问题: ◆ 攻击性 ◆ 品行障碍 ◆ 暴力和犯罪行为 ◆ 性骚扰和冒险行为
自残和自杀
家庭剥削和性剥削
酗酒和药物滥用/后代出现胎儿酒精综合征的风险
身体健康问题,例如: ◆ 心脏病风险增加 ◆ 肥胖

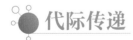 代际传递

通过社会和生物机制,一代人遭受暴力和虐待会对下一代产生持久的影响。例如,后天习得的行为可以从父母传给孩子。无论是在个人层面还是社会层面,影响母亲的暴力都可

以通过改变子宫内和幼童的应激反应的中介作用,对孩子的健康结局产生影响。这可能会增加儿童患长期非传染性疾病的风险,并可能缩短预期寿命。

干预

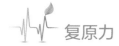

复原力

儿童早期的逆境并不一定都预示着糟糕的结果,大部分儿童确实能从短暂的创伤中恢复过来。因此,有必要从一个决定论的框架转向反映儿童虐待生态模型的复原力框架,如表41.1所示。

初级预防

早期识别弱势儿童和家庭是卫生专业人员面临的众多任务之一。他们面临着案例数量多、服务普遍不完善、资源紧张和社区凝聚力丧失等困难。没有任何危险因素或危险因素的组合能够可靠而准确地预测虐待行为,这使得这项任务更加艰巨。

通过提供循证的育儿方案、支持父亲,并通过指导和家访给予物质和社会支持,从而增强其复原力的公共卫生方法,为防止儿童遭受虐待提供了强有力的缓冲。政府需要提高社区对虐待儿童的认识,并确保提供和有效利用资源,为儿童和家庭带来良好的结果。

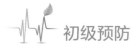

二级预防

近10年来,关于伤害和性虐待特征的证据基础已经增加,尽管如此,诊断的不确定性可能导致决策困难,如表41.3所示。因此,卫生专业人员需要获得咨询、支持、监督和同行审查。教育和学习也必须纳入当地的土著文化和社会习俗。

直接的处理方式是将其转交给具有法定权力的机构进行干预,确保儿童的安全,同时减少二次伤害。许多国家建立“一站式中心”等儿童维权中心一直是良好做法的典范(见案例)。

三级预防

对遭受累积性创伤的儿童和青少年进行干预永远都不晚,因为大脑有足够的可塑性和复原力,可以在儿童早期治愈创伤。基于证据的治疗性干预,使用“非交谈式疗法”,如正念、聚焦创伤的治疗和家庭治疗,已经取得了良好的效果,特别是对性侵和战争幸存者。

表41.3 可疑受伤迹象

瘀伤	◆ 不能自主活动的婴儿任何部位的瘀伤
	◆ 耳朵、脸颊、颈部、臀部、腹部、手臂和手的瘀伤
	◆ 多处瘀伤
	◆ 成片的瘀伤
	◆ 瘀伤处显示手/工具留下的正面或反面印痕
咬痕	人类的咬痕——由两道相对的弧形构成的环形病变
烧伤	◆ 强制浸入热水的烫伤(对称的、厚度均匀的、清晰的潮痕)
	◆ 接触性烫伤(香烟、铁器)
	◆ 异常部位的烧伤(如生殖器)
骨折	◆ 婴儿的四肢骨折(肱骨、股骨)
	◆ 多发性骨折
	◆ 婴儿隐匿性肋骨和骨骺线骨折
头部受伤	◆ 婴儿颅骨骨折(加害性伤害和非加害性伤害的概率相同)
	◆ 虐待性头部创伤:急性脑病、多灶性硬膜下出血以及严重的双侧视网膜出血
性虐待	◆ 性暴露
	◆ 青春期前儿童的性传播感染
	◆ 生殖器创伤的迹象(如完全的处女膜横切)

挑战

社区面临的最大挑战是预防,将处于危险中的儿童转变为有复原力的儿童非常重要。基于"加强家庭"模式的公共卫生应对措施是关键。儿童权利应成为所有干预措施的基础。由于工具不一致、报告不足和暴力的隐蔽性,当前数据来源通常并不可靠。

未来工作重点

◇ 应建立动态登记系统,以提供有关故意伤害的发生率和发生原因的高质量数据。由于儿童故意伤害的敏感性,收集10岁以下儿童故意伤害的信息需要进行复杂的、多部门的努力,包括医疗和法律方面所关切的问题。

◇ 迫切需要开发可靠、准确和适合本地文化的工具来预测和预防儿童虐待。虽然社会对他人施加性伤害的特点有很多了解,但仍需要开展高质量的前瞻性研究,比较他人施加性伤害和非他人施加性伤害,这当中要考虑伤害历史和具体表现,寻求医疗关注的时间也需要考虑在内。

◇ 预防策略应扩大到故意伤害,包括严格验证和正确采纳。

小结

在家庭内外对儿童实施暴力是一种全球性灾难,对幸存者和机构造成了持久的影响,必须有一个全面的、资源充足的儿童权利和公共卫生对策来预防、发现和干预。非政府组织(NGOs)必须就违反《联合国儿童权利公约》(UNCRC)的行为向政府提出质疑,并追究肇事者的责任。每个儿童都很重要,保护他们是每个人的责任。

案例

在马拉维建立揭露虐待行为中心

在马拉维布兰太尔的伊丽莎白女王中心医院建立了1个一站式中心,以应对越来越多的儿童和青少年遭受强奸或披露虐待的情况。在8个月的时间里,该中心接待了228名幸存者,他们到这个中心就诊的原因主要包括害怕感染人类免疫缺陷病毒(HIV)、寻求正义和确认强奸指控。大多数人对他们得到的整体服务感到满意,但交通不便是一个限制因素。这可以成为向幸存者提供全面和协调服务的一种模式。

思考题

1. 儿童时期遭受的虐待对儿童健康有何影响?
2. 请列举你所在地区违反UNCRC的3种情况。
3. 你所在的地区是如何支持困难家庭的?

主要出版物

Pinheiro P (2006). World Report on Violence Against Children: Independent Report for the UN. United Nations: Geneva.

World Health Organization and the International Society for Prevention of Child Abuse and Neglect (2006). Preventing Child Maltreatment: a Guide to Taking Action and Generating Evidence. WHO: Geneva.

这些文件广泛而详细地介绍了全球性的暴力侵害儿童现象,以及政府和非政府组织可以如何采取强有力对策来解决这一问题。

United Nations Children's Fund（2013）. Female Genital Mutilation/Cutting：a Statistical Overview and Exploration of the Dynamics of Change. UNICEF：New York.

这是一份关键文件，可以帮助人们理解"割礼"的背景和复杂性，以及社区和其他团体中的活动人士寻求根除这种有害但文化认可的做法的方法。

CORE Info. Cardiff Child Protection Systematic Reviews. Available at http://www.core-info. cardiff.ac.uk.

这使社会能从有关当局获得关于虐待儿童迹象的最新的、全面的系统性审查。

（翻译：徐桂凤）

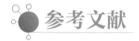 参考文献

Belsk J（1980）. Child maltreatment. An ecological integration. American Psychologist，35，320-35.

Berlin L, Appleyard K, and Dodge K（2011）. Intergenerational continuity in child maltreatment：mediating mechanisms and implications for practice. Child Development 82：162-76.

Chaffin M, Bonner B, and Hill R（2001）. Family preservation and family support programs：child maltreatment outcomes across client risk levels and program types. Child Abuse & Neglect 25：269-89.

Finkelhor D and Lannen P（2015）. Dilemmas for international mobilization around child abuse. Child Abuse & Neglect 50：128-40.

Gilbert R, Kemp A, Thoburn J, et al.（2009）. Recognising and responding to child maltreatment. Lancet 373：167-80.

Global Burden of Disease（2015）. Mortality and causes of death collaborators. Global, regional, and national life expectancy, allcause mortality, and cause-specific mortality for 249 causes of death, 1980-2015：a systematic analysis for the global burden of disease study. Lancet 388：1459-544.

Global Burden of Disease Pediatrics Collaboration（2016）. Global and national burden of diseases and injuries among children and adolescents between 1990 and 2013. Findings From the Global Burden of Disease 2013 Study. JAMA Pediatrics 170(3)：267-87.

Hodges M, Godbout N, Briere J, Lanktree C, Gilbert A, and Kletzka N（2013）. Cumulative trauma and symptom complexity in children：a path analysis. Child Abuse & Neglect 37：891-8.

Korbin J（1991）. Cross-cultural perspectives and research directions for the 21st century. Child Abuse & Neglect 15（suppl 1）：67-77.

McCory E, DeBrito S, and Viding E（2010）. Research review：the neurobiology and genetics of maltreatment and adversity. Journal of Child Psychology & Psychiatry 51：1079-95.

Maguire-Jac K and Showalter K（2016）. The protective effect of neighborhood social cohesion in child abuse and neglect. Child Abuse & Neglect 52：29-37.

Molyneux E, Kennedy N, Dano A, and Mulambia Y（2013）. Sexual abuse of children in low-income settings：time for action. Paediatrics & International Child Health 33：239-46.

Munro E, Taylor J, and Bradbury-Jones C（2014）. Understanding the causal pathways to child maltreatment：implications for health and social care policy and practice. Child Abuse Review 23：61-74.

Reading R, Bissell S, Goldhagen J, et al. (2009). Promotion of children's rights and prevention. Lancet 373: 332-43.

Stoltenborgh M, Bakermans-Kranenburg M, Lenneke R, Marinus H, and van Ijzendoorn H (2015). The prevalence of child maltreatment across the globe: review of a series of meta-analyses. Child Abuse Review 24: 37-50.

Tinajero A, Cohen N, and Ametorwo S (2015). No data, no problem, no action: parenting programs in low income countries. Making the social-emotional outcomes more visible. Child: Health Care and Development 42: 117-24.

Ungar M, Ghazinour M, and Richter J (2013). What is resilience within the social ecology of human development? Journal of Child Psychology & Psychiatry 54: 348-66.

第42章 儿童健康改善策略

本章探讨了儿童健康参与者及政策制定者面临的主要优先事项,以在当前改善措施的基础上进一步提升全球儿童健康与福祉。本章分析了获得成效的原因、短板持续存在的原因,以及如何更好地解决这些问题。

 要点

> ☆ 扩大既定的健康干预措施,加强初级卫生保健,同时解决基本的社会决定因素,大大降低了许多国家的儿童死亡率。
> ☆ 然而,这种"成功"是片面且分配不公的。当前最重要的儿童健康优先事项包括:
> * 了解并解决不同国家之间以及国家内部的儿童健康不平等问题。
> * 确保每个儿童不仅能够生存,也能够实现全面发展与福祉。
> ☆ 解决这些优先事项需要在适应当地战略框架基础上,由病患和社区共同制定儿童健康政策。

 背景

当前在儿童健康领域取得了显著成效。从1990—2015年,全球5岁以下儿童死亡率(U5MR)降低了52%,有58个国家的U5MR降低三分之二。儿童健康的改善主要归功于两种策略,扩大关键健康干预措施规模以及改善基本的社会决定因素。这两种策略不能孤立看待而应相互依存、相互促进。事实证明,扩大基本的儿童健康干预措施,能够有效地消除贫困和不平等。

然而全球儿童健康议程仍未完成。全球儿童死亡人数的减少掩盖了每个国家在降低儿童死亡率方面的巨大差异。令人担忧的是,仍有许多地区和国家在解决儿童健康差异方面进展甚微,特别是撒哈拉以南非洲地区,当地U5MR仍比西欧高23倍。此外,当前儿童健康面临的不仅是生存问题,在降低儿童死亡率的同时,仍需持续改善并加强儿童发展与福祉。

妇女、儿童和青少年健康全球战略

作为可持续发展目标(SDGs)的一个必要组成部分,全球战略的关键目标和儿童健康目标解决了千年发展目标(MDGs)等先前全球倡议的一些主要局限性,如表42.1所示,其中包括:

1. 通过为每个国家设定绝对而非相对的儿童生存目标来追求国家之间的平等。

表42.1 全球战略:总体目标与儿童健康关键目标

生存——终结可预防的死亡
◇ 将各国5岁以下儿童死亡率降低至25‰

繁荣——确保健康和福祉
◇ 消除各种形式的营养不良,解决儿童的营养需求
◇ 确保所有女孩和男孩都能获得高质量的早期儿童发展
◇ 实现全民医保,包括金融风险保护和获得高质量的基本服务、药品和疫苗

变革——扩大促进型环境
◇ 消灭极端贫困
◇ 确保所有女孩和男孩接受免费、公平和优质的初等和中等教育
◇ 消除对妇女和女孩的所有伤害、歧视和暴力
◇ 实现普遍和公平地获得安全饮用水、环境卫生和个人卫生

行动领域
◇ 国家领导作用
◇ 为卫生供资
◇ 卫生系统恢复能力
◇ 个人潜能
◇ 社区参与
◇ 多部门行动
◇ 人道主义和脆弱的环境
◇ 研究和创新
◇ 问责

指导原则
国家领导、普遍、可持续、以人权为本、由公平驱动、对性别因素敏感、知证、由伙伴关系驱动、以人为本、社区主导,与发展实效和人道主义准则一致

资料来源:Independent Expert Review Group (iERG). Every Woman, Every Child, Every Adolescent: Achievements and Prospects — Executive Summary. ©2015 Every Woman Every Child.

2. 将儿童的福祉、发展与生存放在同等重要的位置。

3. 通过全面的、多部门合作的方式,深刻认识到健康与社会、经济和政治决定因素之间相互依存的关系。

全球战略提出了关键行动领域和贯穿各领域的指导原则,这些原则将使全球儿童健康倡议在整个实施过程中真正实现"生存、繁荣、变革"。

 干预

正如整本书所强调的,儿童健康战略应立足于生命历程理论,如图42.1所示。孕产妇营养、教育和新生儿保健对儿童健康尤为重要,反之亦然。

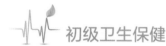 初级卫生保健

与孕产妇或新生儿的健康干预效果相比,大多数儿童的死亡率和患病率可以在社区初级卫生保健中得到更为有效的预防或控制,拯救生命的一系列干预措施主要包括:

◇ 婴幼儿喂养,尤其是出生1 000天内的喂养:纯母乳喂养6个月,从6个月起继续母乳喂养并添加辅食。

◇ 响应性照护和激励式教育,使照料者能够利用家中常用物品开展游戏和交流活动,同时加强响应性照护,例如,使用联合国儿童基金会(UNICEF)和世界卫生组织(WHO)提供的"儿童发展服务"一系列计划。

◇ 普及和扩大免疫规划,开展免疫接种,并酌情定期补充维生素A。

◇ 儿童急性疾病的综合管理:根据儿童疾病综合管理(Integrated Management of Childhood Illnesses,IMCI)和儿童疾病综合社区病例管理(Integrated Community Case Management of Childhood Illness,ICCMCI),针对肺炎、腹泻、败血症、营养不良和地区流行性疟疾开展综合管理。

如第36章和第37章所述,有明确证据表明在上述领域中已有清晰的、确认有效的、可支付得起的社区和临床干预措施。在这些干预措施被大规模有效推广的地区,儿童死亡率持续降低。但是这些干预措施在最脆弱和边缘化人群中并未广泛覆盖,例如最贫穷经济阶层的儿童死亡率仍是最富裕阶层的一倍,如图42.2所示。

以上证据表明在资源匮乏地区儿童发展与福祉相关的干预措施当中,响应性照护与儿童早期发展、残疾治疗与康复、孕产妇心理健康、充分社会保障和减贫等措施的重要性。

目前的措施与实际执行情况仍存在差距,当前的战略重点应着力于发现并解决产生差距的具体原因。在围绕儿童提出健康倡议时需要更有效地参考当地情况,不仅需要问在临床上"哪些措施有用",还要问"什么措施在这里有用",通过实施情况和社会科学研究,充分了解当地卫生、社会和政治制度的情况。

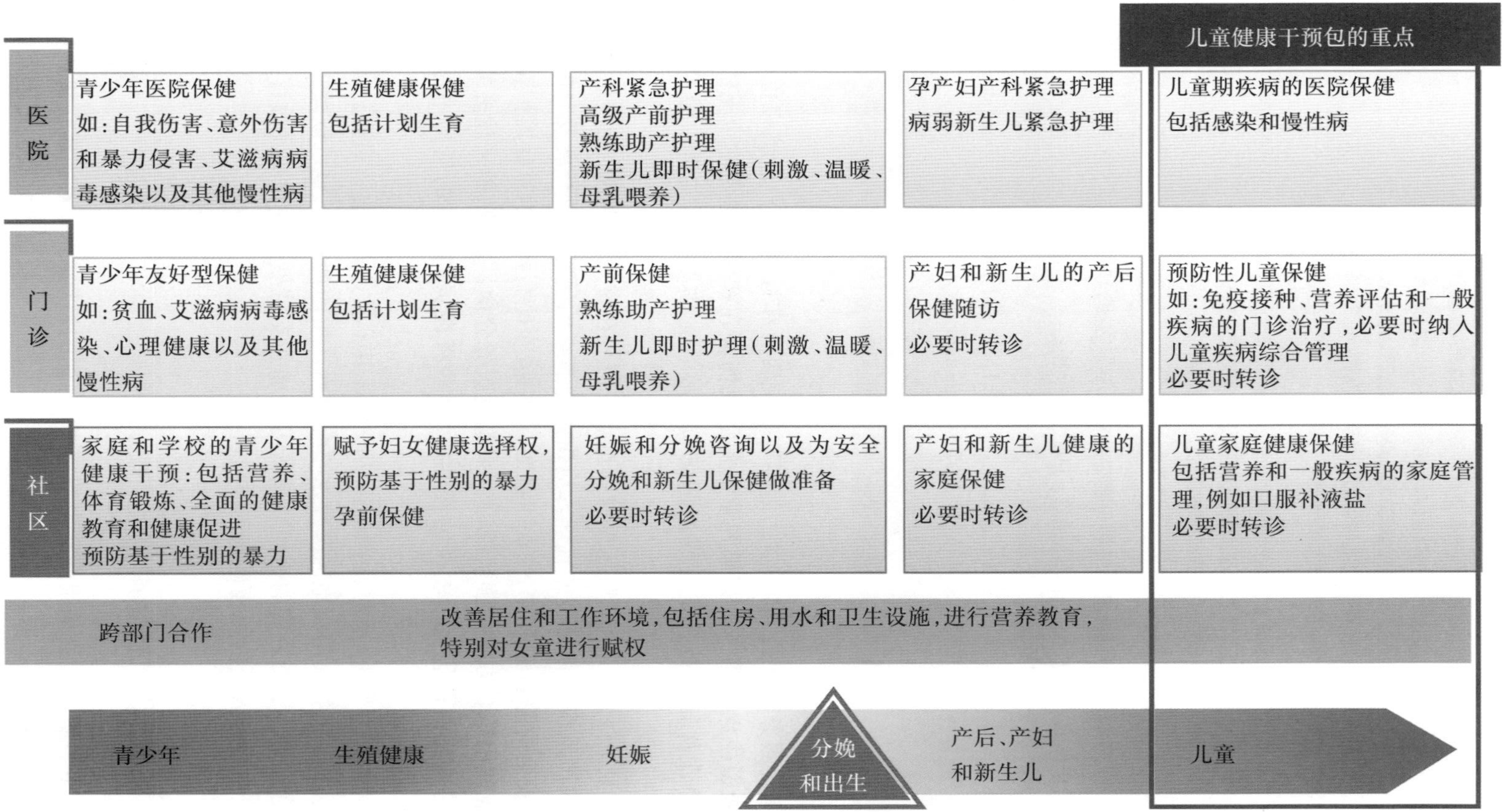

	青少年	生殖健康	妊娠	分娩和出生	产后、产妇和新生儿	儿童健康干预包的重点
医院	青少年医院保健 如：自我伤害、意外伤害和暴力侵害、艾滋病病毒感染以及其他慢性病	生殖健康保健 包括计划生育	产科紧急护理 高级产前护理 熟练助产护理 新生儿即时保健（刺激、温暖、母乳喂养）	孕产妇产科紧急护理 病弱新生儿紧急护理		儿童期疾病的医院保健 包括感染和慢性病
门诊	青少年友好型保健 如：贫血、艾滋病毒感染、心理健康以及其他慢性病	生殖健康保健 包括计划生育	产前保健 熟练助产护理 新生儿即时护理（刺激、温暖、母乳喂养）	产妇和新生儿的产后保健随访 必要时转诊		预防性儿童保健 如：免疫接种，营养评估和一般疾病的门诊治疗，必要时纳入儿童疾病综合管理 必要时转诊
社区	家庭和学校的青少年健康干预：包括营养、全面的健康促进、体育锻炼和健康教育、预防基于性别的暴力	赋予妇女健康选择权、预防基于性别的暴力、孕前保健	妊娠和分娩咨询以及为安全分娩和新生儿保健做准备 必要时转诊	产妇和新生儿健康的家庭保健 必要时转诊		儿童家庭健康保健 包括营养和一般疾病的家庭管理，例如口服补液盐 必要时转诊
	跨部门合作	改善居住和工作环境，包括住房、用水和卫生设施，进行营养教育，特别对女童进行赋权				
	青少年	生殖健康	妊娠	分娩和出生	产后、产妇和新生儿	儿童

图42.1 贯穿整个生命周期和护理过程的一系列干预措施

资料来源：Kerber, KJ. et al. Continuum of care for maternal, newborn, and child health: from slogan to service delivery. The Lancet (370)：135-1369.
©2007 Elsevier Inc.

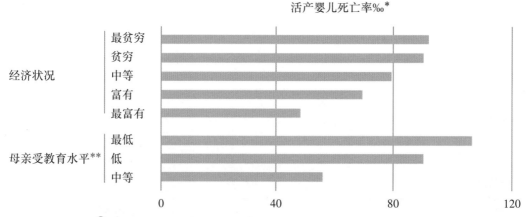

活产婴儿死亡率‰*

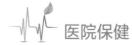

图 42.2 不同经济状况和母亲受教育水平下五岁以下儿童死亡率

注:* 数据来自49个中低收入国家人口与健康调查,2005—2012年。

　　** 其中10个国家的教育数据不详。

资料来源:Kerber, KJ. et al. Continuum of care for maternal, newborn, and child health: from slogan to service delivery. The Lancet(370):135-1369. ©2007 Elsevier Inc.

 医院保健

初级卫生保健服务不能孤立地运行,需要与住院服务和社区相互支持,以提供全面、优质且可信的初级卫生保健服务。如果儿童的疾病或伤害在初级卫生保健中无法得到控制(如疟疾、严重急性营养不良并发症或道路交通事故),则需要及时转至二级卫生保健机构中。

即使在二级卫生保健机构中,临床保健的重点也应放在常规干预措施的质量上,尤其是刚入院24小时内严重疾病和伤害的管理。应由训练有素的医疗人员开展及时的紧急评估和治疗,并配备安全的静脉输液、抗生素和输血,这些措施比高科技的重症监护设备更能挽救生命。同时应使用综合方案加强医院保健来避免服务分散。此外,越来越多的儿童将随着国家疾病谱的变化而罹患更为复杂的慢性病,这些将在更高层次的机构中得到更好的管理。

初级卫生保健和二级卫生保健之间的密切联系对卫生服务人员也很重要。有效的转诊路径既可以避免卫生服务人员因地区医疗水平受限而产生的挫折感,也可以减少在初级卫生保健中花费的时间。二者之间的密切联系既可以加强支持型监督和专业教育持续性,也可以有效提高卫生服务人员的积极性和工作质量。

医 社区和政府间优先事项

针对社区和卫生服务人员采用强有力的、公平合理的治理机制,对于建立快速反应、灵活有效的卫生系统至关重要。社区是解决广泛的社会、经济和政治等健康决定因素的核心,而保持经济和社会稳定是儿童健康福祉的根本。

决定儿童健康的关键因素包括：

◇ 有利于儿童健康与发展的地球和地区环境,尤其是安全饮用水、环境卫生和个人卫生。

◇ 可持续的生活方式。

◇ 食品安全与营养,包括母乳喂养。

◇ 教育,既关系到儿童福祉,也关系到儿童未来成为父母和卫生服务人员。

基于家庭和社区层面的地方行动对于改善广泛的儿童健康优先事项非常重要,但这些举措只有在国家和全球层面开展改革,并且创造出更有利的经济和政治环境才能真正取得成效。

儿童卫生系统

儿童在当前医疗体系中能够公平获得保健服务最大的限制包括:医疗保健的财政投入不足;专业卫生保健人员和基本药品不足;以及不能满足当地卫生服务需求(第8章)。

提升优质儿童保健服务的覆盖面以及取消费用,是实现卫生服务可及性和保护家庭免受灾难性卫生支出的关键。如果儿童健康政策不能在区域内发挥作用,将会影响到健康干预措施的实施。因此,儿童健康政策必须要建立符合地区需求并能够采纳儿童健康倡议的合理机制,以解决地方和全球的优先事项。当地响应性的儿童健康服务还需要建立"以人为本"和"以社区为基础"的卫生系统,在此系统中,政策决策者、健康参与者和公民都能够以合作伙伴的关系来分享及协商优先事项。

挑战

儿童健康倡议应由家庭和社区共同制定,然而也会受限于包括卫生服务人员和病患之间的社会文化差异、分级健康管理模式在当地适应的局限性以及政府对社会权力模式的固守,但仍有越来越多的国家成功克服了这些障碍(见案例)。

技术变革往往比社会和政治变革更容易实现。例如,儿童疾病综合管理(IMCI)在很大程度上成为改善临床病例管理的代名词,而不是像最初设想的那样对卫生和社会体系进行更广泛的改造。社会需要确保"繁荣"和"变革"的儿童健康议题不被"生存"所掩盖。

未来工作重点

◇ 尽管当前儿童总体死亡率下降,尤其与传染病相关的死亡率明显下降,但对贩卖儿童、童工和儿童性剥削等儿童困境要重点识别和加强预防。

◇ 随着国家疾病谱的变化，非传染性疾病在疾病负担中所占的比例越来越大。围绕运动、饮食、吸烟和饮酒开展早期儿童干预措施是一种具有成本效益的初级预防战略，需要得到更多关注。

小结

初级卫生保健、二级卫生保健和社区保健水平以及更广泛的社会要素，整体协同发挥作用对于促进儿童健康与福祉至关重要。儿童健康战略在大规模推行时必须充分考虑卫生干预措施的复杂性和对环境的依赖性。实现这一点，最好的办法是建立卫生专业人员和公民之间平等公平的决策关系，并将区域性和全球性重要问题同等看待。

案例

埃塞俄比亚U5MR在19年内下降一半

1990—2009年，尽管在经历了20年严重的政治和经济动荡之后，经济增长持续低迷，但是埃塞俄比亚所有种族和社会经济多样化地区U5MR下降了一半，并且疟疾死亡率、营养不良以及难以获得水和卫生环境的家庭数量都大大减少。2003年健康推广计划的重要作用在于大力推进了由卫生服务人员提供的关键健康措施。

关键的成功因素包括：

· 对卫生优先事项采取一致的政策方针，有助于"横向改善并加强卫生系统以及实现家庭性别平等"。

· 明确地将卫生保健纳入减贫和可持续发展政策。

· 实施卫生系统治理模式需要在国家目标中优先考虑地方需求。

思考题

1. 全球战略与以往的全球儿童健康倡议有何不同？

2. 塞拉利昂和埃塞俄比亚目前面临的儿童健康优先事项主要有哪些区别？

主要出版物

Bryce J, Victora C, and Black R (2013). The unfinished agenda in child survival. Lancet 382: 1049-59.

儿童健康策略中曾面临的挑战和未来的优先事项。

Every Woman Every Child (2015). The Global Strategy For Women's, Children's, and Adolescents' Health (2016—2030). Every Woman Every Child: New York, US.

提供全球策略的全部细节。

Marston C, Hinton R, Kean S, et al. (2016). Community participation for transformative action on women's, children's and adolescents' health. Bull World Health Organ 94: 376-82.

深入分析社区的参与,包括主要实施情况的挑战。

(翻译:王佳)

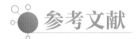 参考文献

Balabanova D, McKee M, and Mills A (2011). 'Good Health At Low Cost' 25 Years On. What Makes a Successful Health System? London School of Hygiene and Tropical Medicine: London, UK.

Banteyerga H, Kidanu A, Conteh L, and Mckee M (2011). Ethiopia — placing health at the centre of development. Chapter 4. In: Balabanova D, McKee M., and Mills A (eds) 'Good Health At Low Cost' 25 Years On. What Makes a Successful Health System? London School of Hygiene and Tropical Medicine: London, UK.

Daelmans B, Black M, Lombardi J, et al. (2015). Effective interventions and strategies for improving early child development. BMJ 351: 23-6.

Government of Sierra Leone (2015). National Ebola Recovery Strategy For Sierra Leone 2015-2017. Government of Sierra Leone: Freetown.

Larson H and Schulz W (2015). The State of Vaccine Confidence 2015. The Vaccine Confidence Project, London School of Hygiene and Tropical Medicine: London, UK.

Shaw B, Amouzou A, Miller N, Tafesse M, Bryce J, and Surkan P (2016). Access to integrated community case management of childhood illness services in rural Ethiopia: a qualitative study of the perspectives and experiences of caregivers. Health Policy and Planning 31: 656-66.

Sheikh K, Ranson M, and Gilson L (2014). Explorations on people centredness in health systems. Health Policy and Planning 29: ii1-ii5.

UNICEF/World Health Organization (2012). Care for Child Development Package. World Health Organization: Geneva.

Wang H, Bhutta Z, Coates M, et al. (2016). Global, regional, national, and selected subnational levels of stillbirths, neonatal, infant, and underfive mortality, 1980-2015: a systematic analysis for the Global Burden of Disease Study 2015. Lancet 388: 1725-74.

Watkins K (2016). Longer lives and unfinished agendas on child survival. Lancet 388: 1450-52.

Witter S, Brikci N, Harris T, et al. (2016). The Sierra Leone Free Health Care Initiative (FHCI): Process and Effectiveness Review. Final Report. Oxford Policy Management: Oxford, UK.

World Health Organization (2016). Towards a grand convergence for child survival and health: a strategic review of options for the future building on lessons learnt from IMNCI. WHO: Geneva.

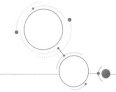

第8篇　影　响　政　策

369 / 第43章　道德与权利

375 / 第44章　将研究转型为政策

384 / 第45章　提高妇幼健康的倡议

390 / 第46章　妇女、儿童与青少年健康的当前
　　　　　　　挑战和争议

第43章 道德与权利

本章讨论有关妇女、儿童和青少年健康的临床义务、公共卫生伦理和人权,可结合第5章"全球卫生经济评估"、第6章"儿童健康的社会决定因素"和第45章"提高妇幼健康的倡议"一起阅读。

 要点

> ☆ 伦理论证为临床实施的最佳实践提供了重要的理论基础,并为制定旨在改善区域和全球的生殖、孕产妇、新生儿及儿童健康(Reproductive, Maternal, Newborn, and Child Health, RMNCH)的循证政策和方案提供支持。
> ☆ 健康的社区和人群取决于对妇女、儿童和青少年健康的坚定承诺。
> ☆ 认可所有人的固有价值非常重要,正如人权保护所呼吁的那样。
> ☆ 在制定RMNCH领域健康和行为干预措施、政策和方案时,应注意确保利益和负担的公平分配,避免产生意想不到的有害结局。

背景

生殖、孕产妇、新生儿、儿童和青少年健康的生命历程理论倡导采取更综合的、跨代际的方法,以改善孕产妇和儿童的存活率和发病率,尤其要关注低收入人群。除了追求有循证证据的效果,伦理道德呼吁提升妇女、儿童和青少年全生命周期健康的价值,这也吸引了对投入需求巨大的RMNCH领域的关注,而不是将妇女健康和儿童健康的投入视为相互竞争的关系。本章将对这些论点进行认真的反思,思考从临床到全球优先级设置的伦理问题中可能涉及的伦理挑战。

临床、公共卫生和全球领域的伦理考量

对RMNCH领域伦理的全面考量,需要为妇女、儿童和青少年临床治疗提供指导。同时,还需要关注公共卫生,提升重点国家、地区和全球的健康水平,如减少全球儿童死亡和死产;或确保公平合理地获取新的干预措施,如接种人类乳头瘤病毒(human papilloma virus, HPV)疫苗。最后,对RMNCH领域的伦理考量还应包括患者的权利和尊严,尤其是被边缘化的妇女、儿童和青少年。总之,这些领域的伦理原则为指导临床实践、广泛评估卫生规划或政策、制定倡导议程提供了基本的工具,如图43.1所示。在日常实践中,临床医生很少考虑公共卫生或全球医疗状况,而政策制定者则极少将具有挑战性的临床伦理纳入考虑范围,因此他们都需要了解伦理考量的全部范畴。

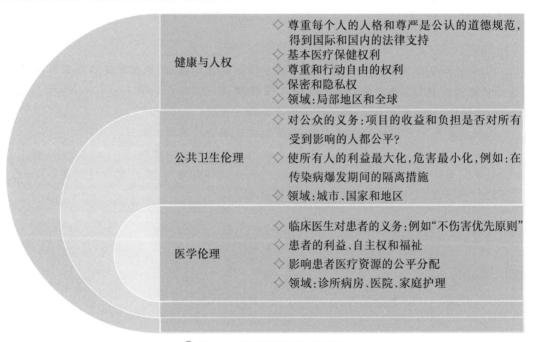

健康与人权	◇ 尊重每个人的人格和尊严是公认的道德规范,得到国际和国内的法律支持 ◇ 基本医疗保健权利 ◇ 尊重和行动自由的权利 ◇ 保密和隐私权 ◇ 领域:局部地区和全球
公共卫生伦理	◇ 对公众的义务:项目的收益和负担是否对所有受到影响的人都公平? ◇ 使所有人的利益最大化,危害最小化,例如:在传染病爆发期间的隔离措施 ◇ 领域:城市、国家和地区
医学伦理	◇ 临床医生对患者的义务:例如"不伤害优先原则" ◇ 患者的利益、自主权和福祉 ◇ 影响患者医疗资源的公平分配 ◇ 领域:诊所病房、医院、家庭护理

🔍 **图43.1 伦理考量和卫生保健**

挑战

RMNCH领域的伦理挑战通常出现在三个方面:

1. 每一个领域都存在着伦理选择困难。在病房(临床伦理),当临床医生必须决定一个青少年是否能违背其父母的意愿做出停止维持生命治疗的决定时;在社会层面(公共卫生伦理),当公共卫生官员和性健康专家必须在父母拒绝或社区反对与为社区提供全面可及的避孕和计划生育服务带来的人群健康收益之间进行权衡时;在全球层面(健康和人权),当世界卫生组织(WHO)评估一项儿童营养计划的实施情况时,必须根据伦理原则确定选择实施地区的优先次序,是优先考虑儿童死亡率最高,但服务设施差的国家? 还是营养不良发病率稍低,但卫生系统基础设施较好的国家? 就拯救生命而言,最有效的资源利用方式是什么? 这些都是具有挑战性的伦理选择。

2. 当人们在跨领域做决策时,伦理问题也会出现。以疫苗接种为例:假设你是一个国家或一个州的儿科医生,在麻疹暴发期间强制要求接种麻疹、流行性腮腺炎和风疹(Measles Mumps and Rubella,MMR)疫苗,但你遇到一位拒绝让患儿接种疫苗的家长。你对这个患儿和家长负有的临床义务,与你对这个社区或更大范围人群中其他儿童可能因此而来的潜在风险的意识之间就存在冲突。

3. 当对不同人的伦理义务发生冲突时,RMNCH领域的最后1种伦理挑战就出现了。在产科,这种冲突可能存在于对患病妇女的义务和对正在发育的胎儿的义务之间。例如,当母亲出于对胎儿的担心而拒绝接受癌症化疗,为了胎儿不顾自己的生命危险时。

识别意想不到的RMNCH方案和政策结局

在评估RMNCH政策和干预方案时,一个重要的内容是注意可能发生意想不到的后果,如污名化、指责或无意伤害。很多时候,并不是总能预测公共卫生信息可能被接收的途径,或者还可能为伤害行为创造意想不到的激励。

在实施之前,对试点项目进行评估,并让社区参与方案设计,都有助于发现潜在的问题。在儿童健康方面,研究儿童严重营养不良对成年后健康的影响,对提高严重营养不良儿童未来患病的风险意识,帮助增加对相关研究和干预的投入是至关重要的。然而,重要的是要注意如何从儿童营养不良、早产和儿童忽视等领域的研究发现中甄别信息。有一种危险的认知是:认为生活在贫困中的儿童将受到无可挽回的挫折。科学并不支持这种观点,尽管在童年早期遭受了严重的挫折,环境、个人韧性和其他因素仍然可以有效地改善年轻人的健康和未来的发展。因此,生命历程观点不应该被理解为是确定性的。此外,从伦理上讲,遭受这种挫折的青少年和成年人更应该得到支持和干预,以改善他们的健康和福祉,而不仅仅停留在"关键窗口期"的干预。

健康与人权:一个用于倡导RMNCH的重要工具

权利是针对政府或相关人员提出的一种道德要求,通常有法律支持。权利是一种为社会上经常缺乏伦理关怀的人(比如孤儿、流动儿童或性工作者)提供支持的强有力的工具。

如《联合国儿童权利公约》(*Convention on the Rights of the Child*,UNCRC)所捍卫的那样,将健康和福祉作为一项人权,维护这一权利并不取决于是否会带来社会的福祉或人口的总体健康。这一论点要求社会致力于为贫困的妇女、儿童和青少年治疗可预防的疾病。因为作为一个人,他们理应享有有尊严的生活、教育、安全分娩和没有家庭暴力的生活。

对于那些掌握稀缺资源的人(卫生部长、政策制定者、政府和社区管理者)而言,为家庭和社区争取良好结果而提出务实的呼吁是有效的做法。否则,会有人认为代表女童和妇女争取人权的呼吁是对传统价值观的威胁。然而,如果不强烈地提醒人们,儿童和妇女是具有同等价值和地位的人,则会面临这样一种持续的困扰,即对妇女、儿童和青少年健康的投资可能被其他更紧迫的公共卫生需求所挤压,因为他们的生命不被认为具有同等价值。能否在减轻妇女、儿童和家庭的疾病负担方面取得持续进展,取决于支持妇女和青少年健康和社会权利的规范和法律。

未来工作重点

◇ 在研究开展、政策制定以及干预实施的资源都有限的背景下,任何重大决定都需要通过伦理棱镜来考虑。有时权利和价值观不可避免地发生冲突,往往产生意想不到的后果,这些必须经过仔细讨论和评估。

◇ 权利应被用作倡导的工具,特别是针对被忽视的挑战,如改善青少年健康和减少死产,以及被边缘化的弱势群体,如儿童性工作者。

小结

RMNCH生命历程理论的最大优势之一是它更准确地反映了一个深刻的真理:无论是从生物学还是社会学角度来看,妇女、儿童和青少年的健康与幸福是密切相关的。开展伦理论证是临床实践和政策制定的重要环节。伦理论证可以帮助人们理解在妇女和儿童整个生命历程中社会福祉与健康的密切关系,同时也为社会提供了一个综合评估治疗措施和方案的重要工具。

案例

资源缺乏情况不同层级面临的医疗困境

最令人心碎、最艰难的选择是面临贫困时的抉择。在世界许多地区,因为缺乏足够的设备和/或熟练的工作人员,因此无法为重症新生儿提供治疗。许多重症监护病房没有配备呼吸机、持续气道正压(continuous positive airway pressure,CPAP)呼吸机或急救药物(如表面活性剂)。已研发出低成本的CPAP呼吸机用于早产儿呼吸管理。尽管如此,资源缺乏导致临床决策困境,如:哪些婴儿能进入重症监护病房? 在多个呼吸困难的婴儿中,哪些婴儿优先接受CPAP呼吸机治疗,以及治疗持续时间? 哪些婴儿给予表面活性剂治疗?

三个领域的伦理考量以及不同的角色和伦理责任,如图43.1所示。在全球和国家水平,政府官员和专家们制定规则,公平分配新生儿呼吸护理方面的稀缺资源和投资。这个角色的职责是面对全人群的,可能是地区级别的、国家级别的、区域级别或全球级别的。投资决策通常要同时考虑医疗保健服务中的许多相互竞争的需求(例如传染病、慢性病、伤害、卫生系统)。分配决策还将与满足教育、安全、住房和就业等其他基本需求相竞争。事先的决策将在医院层面、病房层面和床边服务层面影响护理服务。

例如,乌干达农村地区一家医院,院长和新生儿重症监护室(neonatal intensive care unit,NICU)的护士长要作出决定,如何最好地利用有限的预算来补充表面活性剂,而此时,医院的儿科病房正与腹泻暴发作斗争。院长需要考虑医院所面临的所有的服务需求,而不同病房的医务人员则希望考虑他们的病人需求。不同病房之间的公平妥协对保证医院的正常运转至关重要。想象一下,周末收治了3名早产儿,他们都有"很差的呼吸评分"。事先各病房间达成协议,按照呼吸评分进行排序,以指导干预,有助于公平地实施干预。讨论、培训和计划对有准备地面对这些伦理困境会有帮助。然而,当一个医生必须面对当晚没有得到稀缺的呼吸支持的患儿父母时,再多的培训也不能减少这种心碎。

 思考题

1. 你能否识别在RMNCH领域可能出现的临床、公共卫生和全球卫生方面的伦理挑战? 角色的转变是如何影响伦理考量的?

2. 呼吁公共卫生与呼吁健康和人权之间的主要伦理冲突是什么? 你能否想到一种方法来缓解这种冲突?

3. 你能否举出一个例子说明意图良好的公共卫生项目或干预措施,实施过程中却产生了意想不到的有害后果? 你能否想到一种方法来避免或减轻这些危害?

主要出版物

Mann J, Gostin L, Gruskin S, Brennan T, Lazzarini Z, and Fineberg H (2013). Health and human rights. In: Grodin M, Tarantola D, Annas G, and Gruskin S (eds). Health and Human Rights in a Changing World. Routledge: New York, US. pp. 16-27.

一篇基础性文章,阐述构建健康和人权框架的方法,解释健康和人权紧密联系的3种形式,在评价公共卫生干预措施、方案和政策时应该联系在一起。

Kass N (2001). An ethics framework for public health. Am J Public Health 91(11):

1776-82.

一个有益的伦理框架，根据对公共卫生的影响，指导确定优先事项、评估RNMCH方案和干预措施的公平性和伦理适宜性。

Persad G，Wertheimer A，and Emanuel E（2009）. Principles for allocation of scarce medical interventions. Lancet 373：423-31.

详细阐述相互竞争的伦理原则，指导稀缺医疗资源公平分配。本文为讨论案例提供了一个很好的框架。

（翻译：罗荣）

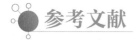 参考文献

Boama V and Arulkumaran S（2009）. Safer childbirth：a rights-based approach. International Journal of Gynecology and Obstetrics 106：125-7.

Braveman P and Gruskin S（2003）. Poverty，equity，human rights and health. Bull World Health Organ 81（7）：539-45.

Farmer P and Gastineau N（2002）. Rethinking health and human rights：time for a paradigm shift. Journal of Law，Medicine，and Ethics 30：655-66.

Grodin M，Tarantola D，Annas G，and Gruskin S（2013）. Health and Human Rights in a Changing World. Routledge：New York，US. pp. 16-27.

Kerber K，de Graft-Johnson J，Bhutta Z，Okong P，Starrs A，and Lawn J（2007）. Continuum of care for maternal，newborn，and child health：from slogan to service delivery. Lancet 370：1358-69.

Mann J，Gostin L，Gruskin S，Brennan T，Lazzarini Z，and Fineberg H（1994）. Health and human right. Health and Human Rights Journal 1（1）.

Melberg A，Diallo A，Ruano A，Tylleskar T，Moland K（2016）. Reflections on the unintended consequences of the promotion of institutional pregnancy and birth care in Burkina Faso. PLoS ONE 11（6）：1-14.

UN General Assembly（1989）. Convention on the Rights of the Child，20 November 1989，United Nations，Treaty Series，1577，p. 3，available at：http://www.refworld.org/docid/3ae6b38f0.html.

Wise P（2009）. Confronting social disparities in child health：a critical appraisal of life-course science and research. Pediatrics 124：S203-211.

Wise P（2016）. Child poverty and the promise of human capacity：childhood as a foundation for health aging. Academic Pediatrics 16：S37-S45.

第44章　将研究转型为政策

本章阐述了如何将研究产出用于政策制定,并给出了政策制定和采纳的具体案例。

 要点

> ☆ 全球妇女、儿童和青少年健康领域的政策不仅涉及具体的医疗干预措施,还涉及卫生系统,更重要的是涉及多部门行动。
> ☆ 政策采纳是一个动态的过程,尽管有全球性的指导方针,但每项政策都要适应各国国情。
> ☆ 政策采纳并不等同于政策实施。
> ☆ 卫生系统政策实施需考虑卫生系统的构建模块。
> ☆ 监测政策实施对问责制至关重要。

背景

为了改善妇女、儿童和青少年健康,各国卫生部门必须不断审查、制定、采纳和实施新政策。为了促进实现公平和高质量全民健康覆盖(Univerisal Health Coverage,UHC),需要关注一系列核心政策。

《妇女、儿童和青少年全球健康战略(2016—2030年)》(2015年)的愿景超越了妇女、儿童和青少年生存层面,还考虑到如何让他们繁荣和发展的愿景,如何确保他们对社会有所贡献,并且健康幸福地生活。卫生部门和多部门政策是促进实现这一愿景的关键。这些政策是决定提供、如何提供以及向谁提供有关生殖、孕产妇、新生儿及儿童健康(RMNCAH)干预措施的基础。图44.1强调了采取全面的办法解决妇女、儿童和青少年健康问题所涉及的核心政策领域。

国家政策的制定和实施是一个持续的过程,它确保政策已循证的、已实施的、被监测和评价的,并最终产生新的证据以改进未来的政策。政策开发周期如图44.2所示。

卫生部门支持实施 RMNCH 干预措施的政策	
政策领域	政　　策
1. 支持促进普遍可及的妇幼保健服务的宪法和法律	◇ 享有能达到的最高标准健康的权利 ◇ 普及卫生保健服务
2. 指导 RMNCH 项目实施的策略、计划和机制	◇ 将 RMNCH 纳入国家卫生战略和计划 ◇ 制定国家 RMNCH 战略和实施计划 ◇ 建立 RMNCH 制度
3. 基于人权保护的孕产妇、新生儿和儿童保健,包括相关的性健康和生殖健康问题	◇ 包括基于人权保护的孕产妇、新生儿和儿童保健项目 ◇ 获得性健康和生殖健康服务 ◇ 安全堕胎的法律依据
4. 调动和分配财政资源	◇ RMNCH 可持续的经费支持 ◇ RMNCH 资源配置和支出 ◇ 消除经费障碍 ◇ RMNCH 资源报告和追踪
5. 人力资源	◇ 配置和保持 ◇ 执行资质和认证 ◇ 授权提供服务和任务分派 ◇ RMNCH 培训课程
6. 基本卫生设施	◇ 保证基本卫生设施和设备
7. 基本药物和商品	◇ 制定基本药品、供应和设备清单 ◇ 保证药品和商品安全
8. RMNCH 服务的可及性和质量	◇ RMNCH 基本干预措施本土化 ◇ 制定 RMNCH 质量标准 ◇ 制定 RMNCH 转诊标准 ◇ 监督医务人员 RMNCH 服务质量 ◇ 鼓励社区参与 ◇ 开展社区动员和健康教育
9. 收集数据评估计划实施进度	◇ 建立出生登记 ◇ 开展死亡报告 ◇ 开展死亡调查 ◇ 建立功能完善的卫生信息系统,包括物流和 RMNCH 监测系统 ◇ 定义 RMNCH 核心指标 ◇ 建立国家和地方的 RMNCH 目标 ◇ 制定数据质控程序

图 44.1　实施 RMNCH 基本干预措施的政策指南

影响服务提供和生殖、孕产妇、新生儿、儿童健康(RMNCH)结局的多部门政策	
政策领域	政 策
1. 包容性的经济发展	◇ 消除贫困和饥饿 ◇ 减少不公平 ◇ 确保体面的工作条件和机会
2. 包容性的社会发展	◇ 保证充足的营养 ◇ 提供高质量教育 ◇ 提供社会保障 ◇ 保证性别平等
3. 环境可持续性	◇ 保护生物多样性 ◇ 维持稳定的气候 ◇ 提供安全和可负担的饮用水 ◇ 保证足够的卫生设施
4. 和平与安全	◇ 免于暴力和虐待 ◇ 抵御自然灾害的能力 ◇ 有节制地获取自然资源
5. 基础设施发展	◇ 发展信息、通信技术和互联网+健康 ◇ 保证基本基础设施
6. 义务和职责	◇ 尊重、保护和实现人权 ◇ 建立行为和实践的国际准则 ◇ 致力于提高援助和促进发展
7. 成功治理	◇ 保证话语权和问责制 ◇ 保证政治稳定和没有暴力 ◇ 提高政府效能 ◇ 提高监管质量 ◇ 实施法治 ◇ 治理腐败

图 44.1(续)

资料来源:Partnership for Maternal, Newborn & Child Health and WHO. A Policy Guide for Implementing Essential Interventions for Reproductive, Maternal, Newborn and Child Health (RMNCH): A Multisectoral Policy Compendium for RMNCH. World Health Organisation. Geneva, 2014. ©World Health Organization 2014.

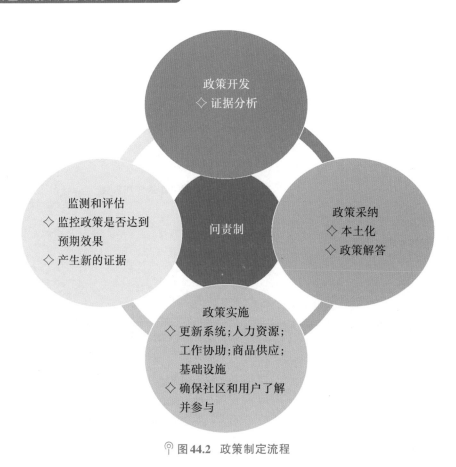

图 44.2　政策制定流程

政策制定

循证的公共卫生政策制定是利用数据和信息来改善临床治疗和人群健康的系统方法。

政策制定包括确定医疗保健利益、谁有机会获得这些利益，以及在什么条件下获得这些利益，以规范人们与卫生系统的关系。公共卫生政策必须大规模地满足不同人群的健康需求。因此，卫生政策制定需要考虑大量而复杂的因素，如：社会、经济、环境、地理、政治和历史文化因素。这与妇女、儿童和青少年健康相关政策密切相关，因为这些因素决定了妇女、儿童和青少年接受和使用服务的能力，同时还应考虑社会和经济方面的挑战、资源需求和可持续性。

基于证据的政策制定中，一个有趣的挑战是需要采取一系列干预措施来解决单一的问题，并最大化资源以确保措施得到最有效的实施。为解决这一问题，需要一种更加多样化的循证的政策制定方法。扩大政策制定过程中的多方参与是实现这一目标的关键。多方利益相关者平台提供了一种沟通方式，使不同级别（全球、国家和区域）和跨部门的利益相关者聚集在一起，协商解决问题的行动方案。平台提供了一个共享的空间，提出关键问题、就关键问题达成共识、审查证据、并根据具体情况和需求制定下一步工作议程。

国家层面政策制定的效果取决于倡导者、参与方、资源和问责制。在全球,世界卫生组织(WHO)牵头制定的全球公共卫生循证政策,包括孕产妇和儿童健康指南。这些指南的制定通常采用GRADE(Grading of Recommendations,Assessment,Development and Evaluation)方法(WHO,2012)对建议、评估、发展和评价进行分级。

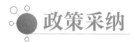

政策采纳

循证指南转化为可实施的政策之前,需要根据国情本土化,且被利益相关方所接纳。此外,利用有影响力的论坛并让主要利益相关方参与是促进循证政策被采纳的一种方法。

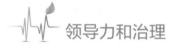

政策实施

循证政策的实施具有挑战性。James D Shelton(2014)指出:"公共卫生决策不仅需要了解某件事物在某种特定情况下是否有效,还要了解以什么方式、在什么时间和以什么理由去广泛应用"。这通常被称为"知道—做"的差距,这仍然是全面实施公共卫生政策的主要障碍(WHO,2006)。

需要有效的卫生系统来执行政策,并实现具有成本效益的干预措施的高质量和公平覆盖。WHO提出了关于卫生系统的6个"构建模块":

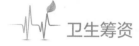
领导力和治理

国家领导者应该倡导以证据为基础的妇幼卫生政策,并计划、资助和实施这些政策。

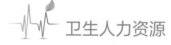
卫生筹资

孕产妇、新生儿保健服务的政策实施以及高质量提供都需要卫生系统给予充足的经费支持。在许多国家,高昂的自付费用妨碍了就医,而交通、失业和照顾伴侣/家庭的时间等间接费用也加重了经济负担。

卫生人力资源

卫生人力需要掌握专业技能,能提供支持,工作积极主动,并且数量充足、分布合理。有些干预措施需要特殊技能,这给医务人员带来特别的挑战,例如熟练的助产护理和住院新生儿护理。

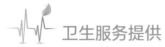 卫生服务提供

卫生服务的提供涉及卫生系统能否提供高质量的干预措施以及提供公平可及的医疗服务。例如,如果分娩前后没有循证为基础的护理干预措施(新生儿复苏设备),并且缺乏满足产妇需求和愿望的细心护理,仅靠现场的专业助产人员就无法取得好的效果。

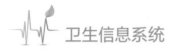 卫生信息系统

缺乏全球通用的标准化指标,特别是在新生儿和青少年健康方面,目前很少有国家监测系统。这导致缺乏有关生殖、孕产妇、新生儿及儿童健康(RMNCAH)政策和干预措施的高质量数据,限制了在机构层面、地区和国家层面对项目进行监测和评估。

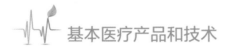 基本医疗产品和技术

在许多地区基本供应持续缺乏,或者供应质量差,阻碍了政策和干预措施的实施。

监测、评估和问责制

从国家层面监测和评估政策具有挑战性。尽管如此,应在实施阶段做好计划,以确保进行基线测量并收集所需的数据,还应对成本效益进行评估。

问责制对确保政策在实践中得到落实至关重要。例如,Susan A Papp 等人(2013)指出,在印度奥里萨邦,当地妇女组织、中介组织、医疗服务提供者和当选的政界人士的参与,成功地促进了对改善孕产妇健康的重视。这些群体有能力争取到更多的权益和服务,利用中介机构使这些权益(特别是贫困人口和弱势群体的权益和需求)合法化,并帮助领导者和医疗服务提供者更加了解其社区妇女的需求和困境。

小结

制定和采纳公共卫生政策不仅需要强有力的有效性证据,而且还必须考虑到更宽泛的背景。RMNCAH政策是动态的,随着新的有效证据出现而定期更新。

政策的实施与采纳同等重要。对政策实施过程的监测是问责制的关键。社区行动在监测政策采纳中的作用在不断增强。

 案例

孕产妇死亡监测和应对方案

政策执行案例：孕产妇死亡率中、高的国家采用了孕产妇死亡监测和应对措施(Maternal Death Surverillance and Response,MDSR)。

MDSR是一种方法，以消除可预防的孕产妇死亡为目标，为制定有针对性的政策和方案提供必要的信息。尽管它很重要，但截至2010年，只有52个孕产妇死亡率高的中低收入国家基本采纳和实施了MDSR政策的内容。2011年，联合国妇女、儿童和青少年健康信息和问责委员会倡导"更好的信息，更好的结果"。随后，对全国孕产妇死亡率进行分析评估的国家数量快速增长。截至2016年，尽管实施水平不同，已有110个国家采纳了MDSR政策。目前对孕产妇死亡率降低的评估仍在进行中，但这一案例说明了领导政策变革的重要性。

 思考题

1. 为什么循证的公共卫生政策比医疗政策更复杂？
2. 各国在采纳RMNCAH政策时需要考虑哪些问题？
3. 政策被采纳就可以了吗？如果不是，还需要做什么确保政策实施？
4. 谁对政策的采纳和实施负责？如何加强问责制？

● 主要出版物

A Policy Guide for Implementing Essential Interventions for Reproductive, Maternal, Newborn and Child Health (RMNCH) (2014). A Multisectoral Policy Compendium For RMNCH. WHO: Geneva.

本书详细介绍了RMNCH的主要政策，包括根据卫生系统构建模块制定的卫生领域跨部门政策，以及与RMNCH相关的多领域政策。

The Global Strategy for Women's, Children's, and Adolescent's Health 2016—2030 (2015). Every Woman Every Child: New York, US.

该全球战略由联合国秘书长于2015年9月发起，包含到2030年提高妇女、儿童和青少年健康水平的重要策略，重点是生存、繁荣和变革。它包含着为实现与健康相关的可持续发展目标而应实现的目标，同时包括实施计划和问责框架。

Victora C, Requejo J, Barros A, et al. (2016). A decade of tracking progress to maternal, newborn and child survival: Countdown — The 2015 Report. Lancet 387(10032): 2049-59.

2015年倒计时是追踪75个负担最重国家实现千年发展目标进展的关键。2015年报告介绍了全球和各国在实现千年发展目标4和目标5以及相关卫生系统和政策采纳方面的进展。2016年9月出版的《英国医学委员会倒计时国家案例研究公共卫生增刊》为国家层面政策采纳提供了很好的借鉴。

Singh N, Huicho L, Afnan-Holmes H, et al. (2016). Countdown to 2015 country case studies: systematic tools to address the 'black box' of health systems and policy assessment. BMC Public Health 16(Suppl 2): 790.

评估卫生系统和政策(health systems policy, HSP)的改变和实施对于了解国内和国际RMNCH进展至关重要。虽然近10年来,健康结局、覆盖面和公平性方面的数据有所提高,但缺乏HSP对比分析。本文介绍了一套为2015倒计时开发的新工具,用于系统地分析和描述针对RMNCH指标的HSP变化,可以进行多国比较。这些是第一批使用综合方法来系统分析和描述国内和国际RMNCH指标变化的HSP工具,对于加速2015年后消除可预防的孕产妇、新生儿和儿童死亡率方面的进展具有重要意义。

(翻译:罗荣)

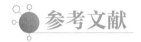

参考文献

Every Woman, Every Child (2015). The Global Strategy for Women's, Children's, and Adolescent's Health 2016-2030. http://globalstrategy.everywomaneverychild.org/pdf/EWEC_Global_Strategy_EN_inside_web.pdf.

Hunter D and Killoran A (2004). Tackling Health Inequalities: Turning Policy into Practice? NHS Health Development Agency. http://www.who.int/rpc/meetings/en/Hunter_Killoran_Report.pdf.

Papp S, Gogoi A, and Campbell C (2013). Improving maternal health through social accountability: A case study from Orissa, India. Global Public Health 8: 4.

Partnership for Maternal, Newborn and Child Health (2011). A Global Review of the Key Interventions Related to Reproductive, Maternal, Newborn and Child Health (RMNCH). PMNCH: Geneva.

Shelton J (2014). Evidence-based public health: not only whether it works, but how it can be made to work practicably at scale. Glob Health Sci Pract 2(3): 253-8.

World Bank (2015). Measurement and Accountability for Results in Health Summit. 9-11 June 2015 World Bank Headquarters: Washington, DC, USA. http://www.who.int/mediacentre/news/releases/2015/healthmeasurement-accountability/en/.

World Health Organization (2006). Bridging the 'Know-Do' Gap Meeting on Knowledge Translation in Global Health. 10-12 October 2005 World Health Organization: Geneva, Switzerland. WHO/EIP/KMS/2006.2. https://www.measureevaluation.org/resources/training/capacitybuilding-resources/high-impact-research-training-curricula/bridgingthe-know-do-gap.pdf.

World Health Organization (2010). Engaging Innovative Advocates as Public Health Champions Research innovation briefs. WHO: Geneva. http://www.who.int/woman_child_accountability/about/coia/en/index5.html.

World Health Organization Handbook for Guideline development (2012). http://apps.who.int/iris/bitstream/10665/

75146/1/9789241548441_eng.pdf http://www.who.int/publications/guidelines/handbook_2nd_ed.pdf?ua=1.

World Health Organization (2014). A Policy Guide for Implementing Essential Interventions for Reproductive, Maternal, Newborn and Child Health (RMNCH). A multisectoral policy compendium for RMNCH. WHO: Geneva. http://www.who.int/pmnch/knowledge/publications/policy_compendium.pdf?ua=1.

World Health Organization (2016). Time to respond: a report on the global implementation of maternal death surveillance and response. http://apps. who. int/iris/bitstream/10665/249524/1/9789241511230-eng. pdf? ua=1 http://who.int/maternal_child_adolescent/epidemiology/maternal-death-surveillance/progress/en/.

World Health Organization Guidelines Review Committee (Web introduction) http://www. who. int/publications/ guidelines/guidelines_review_committee/en/.

第45章　提高妇幼健康的倡议

本章将介绍如何在了解妇女、儿童和青少年健康问题的基础上,进一步倡导解决此类问题的变革。

 要点

> ☆ 健康问题的成因错综复杂且缺乏赋权,这意味着卫生专业人员参与倡议工作至关重要。
> ☆ 卫生专业人员团结社会民众开展倡议活动具有历史渊源,应始终坚守循证的原则。

背景

卫生专业人员必须为改善妇女、儿童和青少年的健康发声,以防止不公正的现象发生,并保护那些没有发言权或处于弱势的群体。公共卫生领域的倡议历史悠久且充满机遇。健康问题本身错综复杂,存在多种影响因素,例如健康的社会决定因素普遍存在、政府的卫生政策可能不够完善。倡议者和拥护者的存在是实现本书所述目标的必要条件。例如,如果没有人强调新生儿卫生服务和健康结局中的不平等现象,新生儿健康问题就不可能得到解决。在儿童保健领域,倡议的基本原则来自《联合国儿童权利公约》(UNCRC)。

所谓倡议,是指代表某一特定问题、想法或个人发声,作为变革的催化剂,倡议可以发生在从个人到国家的各个层面,包括各类各级卫生专业人员。倡议的目标历来以医疗卫生服务为重点,但也有必要关注其他健康决定因素。在思考倡议和改善现状的最佳方式时,对社会学和政治学的理解非常重要。设计倡议策略的步骤如图45.1所示。

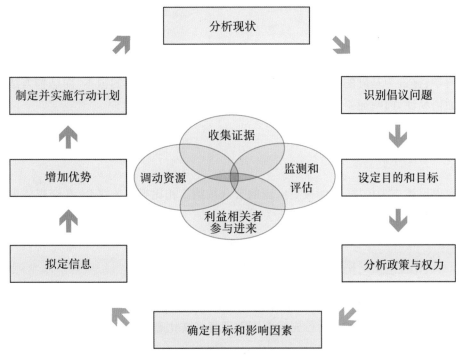

图 **45.1** 倡议循环:倡议策略规划框架

资料来源:Save the Children, Advocacy Matters: Helping children change their world, 2007, The International Save the Children Alliance. ©Save the Children.

倡议工具包

以下是有效倡议"工具包"的一个示例:

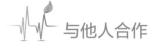
与他人合作

有效的倡议一般需要建立联盟,成员可能是一个专业协会或一个与民众有广泛联系的非政府组织(non-governmental organisations,NGOs)。

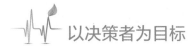
以决策者为目标

没有触及目标的倡议是无效的,因此要了解体系(卫生服务或政策)在实践中是如何运作的。

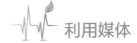

简明地呈现数据

以科学、循证为基础的方法是让决策者相信变革具有必要性的根本,而这种方法传递的信息需通俗易懂、简明扼要。

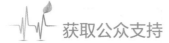

利用媒体

只有倡议被广为传播,才能被更广泛的公众接纳。相比于传统媒介,社交媒体渠道的重要性正逐渐凸显,因此培训交流技能至关重要。

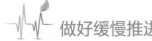

获取公众支持

公众的支持在变革中起着举足轻重的作用,这一点在诸如女性割礼等问题上得到了充分体现。而要想获取公众支持,首先需要深刻理解其文化态度。

做好缓慢推进的准备,接受小步向前的完善

很少有倡议快速见效。例如,尽管证据充足,但英国的卫生专业人员还是花了近50年的时间才实现公共场所禁烟。

挑战

倡议者需要一定的勇气,因为可能会面临上层管理者的制裁和其他同行的反对。理想情况下,倡议者要去争取获得所在专业协会或工会的支持。倡议内容可能会与本土文化相冲突,譬如许多社区支持儿童体罚,那么"儿童权利"这样的概念在这些地区就会遭到强烈的反对。因此,需要采取恰当交涉策略,并与当地达成密切合作。

未来工作重点

◇ 无论是倡议的内容,还是倡议过程中使用的技术,都必须以循证为基础。将科学的方法运用到倡议中,有助于提高倡议的效果。为此,未来需要更好地了解评估倡议和确定结果的最佳方法。

小结

倡议是所有卫生专业人员的重要工作内容,需要通过倡议来确保更好地为公众和病患提供服务。有效的倡议需要具备外交的手段、坚持不懈的努力、对卫生系统运作方式的理解,以及与医学以外学科部门合作的能力。在全球健康领域,倡议活动至关重要,有助于应对死亡和疾病带来的沉重代价,提高卫生服务质量,以更好地满足个人和家庭的需求。

 案例1

与婴儿喂养商业化的抗争

目前全球母乳喂养率的下降在一定程度上与婴儿喂养的商业化和跨国公司对婴儿食品的大力推广有关。由于冲泡的水不干净以及费用高昂导致的奶粉使用不足,推广配方奶喂养会导致更多的婴儿死于腹泻和营养不良。

为规范商业推广活动,世界卫生组织制定了《国际母乳替代品销售守则》(后称《守则》),但一些知名企业经常违反该《守则》。《守则》没有具体的执行机制,而是依靠国际婴儿食品行动网络(International Baby Food Action Network,IBFAN)等组织来强制执行。国际婴儿食品行动网络是一个网络团体,负责实施《守则》和世界卫生大会的后续决议。此团体反对的行为包括:向医院和社区卫生中心免费捐赠婴儿配方奶粉;利用公司员工提供婴儿喂养建议;在媒体和产品包装上添加误导性广告;为儿科协会提供赞助。

国际婴儿食品行动网络每年都会报告违反《守则》的情况。报告指出194个国家中,有135个已出台了与《守则》有关的某种形式的法律措施,但只有39个国家颁布的法律囊括《守则》的所有条款。

许多国家都有相关组织来促进《守则》的实施。例如,印度将《守则》纳入法律后,印度儿科学会就摒弃了所有婴儿食品制造商的赞助。

 案例2

倡议改善应对儿童性虐待的措施

据估计,40%的印度妇女在童年或青少年期遭受过性虐待,男性在此方面的数据尚不清楚。2012年,印度政府通过了《保护儿童免受性侵犯法案》(*Protection of Children from Sexual Offences Act*,PCSOA),其中包括针对儿童的性侵犯、性骚扰、利用儿童从事色情活动和教唆的条款。在接到报案后,警方应确保为儿童提供照顾和保护,记录事件陈述,并将其转介医疗检查。

营养、教育和健康行动协会(Society for Nutrition, Education and Health Action,

SNEHA)为暴力幸存者提供咨询和扩展应对服务。该协会的倡议方案汇集了社区活动和法律支持,并与警察和卫生部门取得了合作。与孟买公立教学医院的合作表明,各类医院团体和社会工作者需要联合起来共同处理儿童性虐待案件,这一系统既往并未纳入非政府组织和社会心理咨询,这意味着遭受了性虐待的幸存儿童不得不接受多次访谈和检查。

该倡议团队还与其中一家医院进行了合作研究,访谈那些经历过暴力的妇女。倡议团队将研究结果与医院科室负责人共享后,建议医院专门为面临家庭冲突的妇女、儿童和青少年开设特殊门诊。营养、教育和健康行动协会咨询师持续进行倡议,他们与临床医生进行了多次非正式和正式的会面,以鼓励临床医生将妇女、儿童和青少年转诊,并交流他们的管理计划。此外,医院还采用戏剧、海报竞赛、谈论性别暴力的游戏以及电影放映的方式举办了几次公众活动。

该医院还建立了一个响应系统,医院的临床医生与营养、教育和健康行动协会内部咨询师在此系统内联系,由咨询师协调各科室的出诊工作。医院规定,当警方提出指控时,必须附上营养、教育和健康行动协会的报告(包括安全评估、观察、家访、咨询以及与政府儿童福利委员会的联络)。

 思考题

1. 为什么倡议对改善妇幼保健如此重要?
2. 倡议的风险是什么?
3. 需要在哪些妇幼保健领域开展倡议活动?请举例说明。

主要出版物

The UN Convention on the Rights of the Child(1989).

这是历史上最迅速、最广泛获得批准的国际人权公约。该公约为各国政府承认和实施儿童权益设立了标准,并为儿童健康倡议提供了宝贵的基本依据。

Waterston T and Goldhagen J(2007). Why children's rights are central to international child health. Arch Dis Child 92(2): 176-80.

本文从儿童权利的角度探讨了儿童健康方面的问题,包括童工、为残疾儿童提供的服务以及针对儿童的暴力行为;文章还探讨了卫生服务人员如何运用《联合国儿童权利公约》在预防方面发挥作用。

Waterston T(2016). Advocacy and the paediatrician. Paediatrics and Child Health 28(5): 179-84.

本文研究了英美两国儿科协会开展的倡议类型以及成功的倡议者所需的培训要求。

(翻译:龚雯洁)

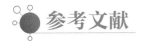 参考文献

American Academy of Pediatrics CATCH program www.aap.org/catch/.

Devakumar D, Spencer N, and Waterston T (2016). The role of advocacy in promoting better child health. Arch Dis Child 101: 596-9.

Isaacs D (2015). Advocacy. J Paediatr Child Health 51: 747e8.

ISSOP position statement on Sponsorship of Paediatric Associations by the Babyfood Industry. http://issop.org/index.php? option=com_ content&view=category&layout=blog&id=33&Itemid=24.

Marmot M (2008). Closing the Gap in a Generation: Report of the Commission on the Social Determinants of Health. WHO: Geneva.

Royal College of Paediatrics and Child Health (2008). Advocating for Children. RCPCH: London. Available from: www.rcpch.ac.uk.

Waterston T (2009). Teaching and learning about advocacy. Arch Dis Child Ed Prac 94: 24e8.

第46章　妇女、儿童与青少年健康的当前挑战和争议

近30年来,在孕产妇和儿童生存方面人们取得了巨大的进展,因此当前的议程已经从生存进一步扩展到了成长、发展和福祉。面对人口转型和环境变化的挑战,针对疾病的项目已相对成功,并开发了衡量疾病负担与成效的方法。以联合国可持续发展目标(SDGs)为例,妇女、儿童与青少年健康领域目前面临的挑战是,如何在整个生命周期和各部门之间进行妇女、儿童与青少年健康规划的整合。

 要点

☆ 世界范围内生存状况的大幅改善,特别是孕产妇和儿童生存方面的成效,需要扩展到落后的国家和群体。其重点包括死产、新生儿死亡和青少年健康,同时改善除生存以外的各种结局也很重要。

☆ 覆盖生命历程的健康计划、跨部门的联动(尤其是联合教育、环境健康以及卫生部门以外的政治和文化部门)将有助于妇女、儿童和青少年健康的持续改善。

☆ 妇女、儿童和青少年的健康是全民健康覆盖的核心。虽然具体干预措施可能有所不同,但每个妇女和儿童都应在社区或卫生机构获得连续的基本保健服务。

☆ 生命周期和跨部门合作可能会有助于填补特定主题研究领域的空白。多部门协作的综合性措施是改进项目效果评估,并促进保健质量、服务覆盖率和公平性的方法。

已经发生

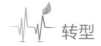 转型

当前,《妇女、儿童和青少年全球健康战略(2016—2030年)》有3个目标:生存、发展和转型。它总结了相关人员在促进妇女、儿童与青少年健康上取得的成就、面临的持续挑战以及人

们对未来的展望。本书的关键信息之一是妇女、儿童和青少年在生存方面的大幅改善。孕产妇和儿童死亡情况发生了极大的变化，从绝大部分死亡未经确认、未登记、不平等，到1990—2015年间5岁以下儿童死亡率(U5MR)下降了52%，孕产妇死亡率下降了44%。这是怎么发生的？从根本上说，人们的期望会随着知识、社会和经济的变化、照顾自己和孩子的物质条件改变，以及可采取的预防或治疗的技术转型而提高。随着出生率和死亡率的下降，家庭摆脱贫困境遇，跨代健康状况得到改善，社会发生了变化，尤其是允许女性接受教育，并从生育角色转型为生产性工作角色，人口增长速度也缓慢了下来，这些都会对可持续性发展和全球健康产生影响。

在各方面转型的背景下，人们关注的重点正在从生存转向发展：

◇ 人口转型体现在死亡率(尤其是儿童的)和生育率的下降，而人均寿命的增加伴随着出生率的下降、人口红利的丧失和老年人群的扩大。

◇ 流行病学转型既是人口转型的原因，也是结果。简而言之，它体现在传染病负担的降低和非传染性疾病负担的增多。

◇ 营养转型体现在富含糖、动物蛋白和脂肪的膳食取代以低密度非精制碳水化合物为主的膳食，引起了营养不足和营养过剩并存的双重营养不良负担。与饮食来源密切相关的是环境转型，其中水资源短缺、农业实践、空气质量、气候的改变与城市化进程、贸易和移民共同影响生存模式和生活方式。

 ## 保健服务从整合到独立，再回归整合

在1978年《阿拉木图宣言》中阐明了初级卫生保健的愿景后，不久就发生了"儿童生存变革"。尽管这是从整体性进行构思的，但它标志着以分门别类的方法来解决问题和衡量进展的第一步。其中最有成效的内容是开发和传播用于腹泻的口服补液疗法，以及巩固和扩大免疫计划。其他内容包括生长监测、女性教育、计划生育和食物补充。这些领域的进展喜忧参半，还不能宣称已获得全球性的成功。曾经的趋势是将健康分解成碎片，并开发独特的方法和成果衡量指标。而现在的情况是，要努力将妇女、儿童和青少年的服务和项目整合到一个连续的保健服务中，然后使它们重新组合。同时，对健康保健的重新构建，从多种垂直项目与基础设施薄弱、人力资源、规划、技能、设备和消耗品短缺并存的情况，转型为普遍质量有保证的保健框架。一个重要的新挑战是将医疗与预防保健相结合，并将保健重新嵌入包括政治和全球环境等其他部门在内的复杂系统中。

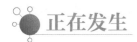 # 正在发生

 ## 生存

生存方面还有大量未完成的工作。难以接受但必须承认的是，在许多国家，可预防的

死亡仍然普遍,并且分布不均。然而,现在人们的注意力正转向整个生命历程中的健康和福祉,包括被忽视的青春期。对问题关注度的转移是前期工作成功的结果。当世界各地的儿童死亡率很高而主要原因是感染时,关注的重点是腹泻和肺炎。随着这些在初级保健中相对容易处理的死因被控制,新生儿死亡率在人口死亡中所占比例就越来越大,现在几乎占全世界儿童死亡的一半。随着项目关注新生儿死亡的问题,以及机构分娩的增加,死产问题正变得越来越重要。与之前的新生儿死亡率一样,死产也是全球卫生的优先问题之一,但直到现在才开始显现。死产(260万例)与新生儿死亡(250万例)数量大致相当,新生儿在出生时的死亡具有深远的影响。首先,这对父母和家庭来说是巨大的创伤,其造成的情感影响是终身的。其次,死产儿没有被纳入全球儿童生存的考虑因素,这种忽视本身就令人沮丧,而且它掩盖了这样一个事实:通过有效的产前保健,特别是解决孕产妇感染性和非感染性疾病,以及改善产时保健,可以预防大多数的死产。

孕产妇健康也出现了类似的顺序:从死亡率到发病率,到妇女健康,再直接形成现有的生殖健康项目。孕产妇死亡率只是生殖疾病与健康问题的冰山一角。例如,对于每个在围产期遭遇死亡危机的女性,有20%~30%的人在合并症中幸存。这些合并症通常会产生后遗症,导致终生的不良健康状态并对家庭造成影响。与此同时,尽管循证医学最初始于对产科实践的批判性审视,但现在妊娠医学化正在渐进式发展,这一点在私营机构选择性剖宫产的流行中体现得最为明显。

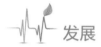 发展

儿童发育和残疾既是健康挑战,也是社会挑战。它们与早产和出生窒息等围产期问题的关联在全球伤残调整寿命年负担中得到体现,但这只是该主题的一部分而非全部。营养不良仍然是一个无法承受的全球负担,包括急性营养不良(以消瘦为指标)和慢性营养不良(以发育迟缓为指标)。基于在洪水等自然灾害和政治动荡引起的危机中积累的经验,急性营养不良的管理已经有了实质性的改进。但目前对于即食食品尚未达成共识,并且预防长期的发育迟缓仍然是一个巨大的挑战,它与低出生体重有关,因此需要更多地关注母胎健康。

在一代人中减少发育迟缓和增加发育潜力是较为困难的。对生命历程中孕前、孕中和生命早期等阶段的干预已被重视,但发育迟缓的病因是跨代的,并且与性别问题密切相关。健康和疾病的发育起源理论的出现对人们思考生命历程的方式产生了影响。如果妇女在受孕期间的健康和营养对儿童有着长期的影响,并且生命早期的环境和喂养会影响儿童将来对疾病的易感性,则需要在整个生命历程中观察这些变化的影响。考虑到跨代影响的可能性,理解这一点变得更加复杂。例如,如果考虑到需要避免增加将来患糖尿病和高血压的风险,那么治疗幼儿的营养不良就会变得更加复杂。减少童婚可能不仅有益于胎儿和幼儿的存活率,而且对子代的成年期健康也有好处。通过避孕和必要时的人流来做到的生育间隔和限制,可以改善妇女及其家人的健康。女童的营养应得到保障、疾病应得到治疗;她们应该有机会上学和接受更多的教育;并且需要避免让她们过早怀孕。

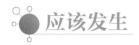

应该发生

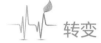

转变

随着贫困的减少、医疗保健利用的提高以及有关健康行为的知识传播，人们的期望发生了变化。这些改进并非全是项目规划的结果，至少其中部分是由于人口结构的转型，公立和私立医疗保健服务可及性的提高，生活条件的逐渐改善以及人们对更好生活的渴望。在一些有目的性的规划中，母婴生存的倡议强调了以数据体现问题，包括特定原因的死亡率。数据以3种方式被使用：（1）将死亡从隐蔽处公之于众，以寻求解决之道；（2）作为了解死亡原因的一种手段，以便了解需优先解决的问题和确定针对性的干预措施；（3）作为追踪监测手段，评估情况是否改善。测量数据有助于发现问题，拆解问题，并解决问题。尽管国家之间和国家内部有持续存在的不平等，但它通过去政治化的渐进主义形成了一种可解决的氛围。除了生存和残疾之外，人们对健康的看法以及实现健康的能力，可能更多地受到政治气氛和长期结构性暴力的推动，而不是被一种乐观主义（认为将证据逐步转化为政策是改善健康和生存的方法）推动。

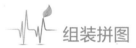

组装拼图

整合保健服务是近10年的主题。由于多种原因（包括分解问题以更好地解决问题），妊娠、新生儿、儿童、青少年、年轻人和成年人阶段之间失去延续性。近几年来，人们一直在努力将其重新组合在一起。为了能够获得成果，连续的预防和治疗保健需要强大的综合服务平台。卫生部门需要提供可获得的、负担得起的、适宜的保健服务，涵盖避孕和流产服务、孕前保健、产前保健、专业助产服务、新生儿保健、免疫接种和疾病治疗。如果这些服务没有完好地整合，并且社区服务与机构性保健服务之间没有连接，人们的健康会因为这些间断而受损。改善孕产妇、围产期、婴儿和儿童健康的行动，从本质上看其实施的方法正处于发展阶段，基于可能产生影响的证据，使其获得实施。青少年的情况并非如此，他们面临的特有的挑战包括营养不足、性健康和生殖健康、心理健康、风险行为、药物滥用、感染、非传染性疾病、伤害和暴力。相似地，尽管支持儿童早期发展的干预是联合国可持续发展目标和《妇女、儿童和青少年全球健康战略（2016—2030年）》的优先事项，但战略的实用性和潜在有效性的评估才刚刚开始。各阶段保健有相当一部分的交叉，儿童早期发展是一个最好的例子，在连续的保健过程中应当做到：从胎儿发育前和发育期间的充足营养支持，到母乳喂养、育儿假、提供充足的婴幼儿喂养、进行游戏与刺激、确保环境及水卫生，以及保障受教育的机会。

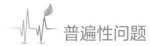 普遍性问题

世界卫生组织(WHO)、世界银行和联合国可持续发展目标(SDGs)一致认为,如果要解决不平等、转型和代际延续问题的一体化方案,就需要实现全民医疗覆盖:向所有人提供优质有效的促进性、预防性、治疗性、康复性和姑息性的医疗服务,并且这些服务的使用不会使人们陷入经济窘境。

管理全民医疗覆盖会面临3个挑战:首先,所有国家都容易受到资源限制和阶段性的不稳定治理的影响。尽管在国际法和公平原则下和解是可能的,但健康作为人权的首要需求仍有争议。其次,混合了私营机构和公共部门的多元化保健的复杂性才刚刚开始显现,因此需要更多的监管。最后,全民健康覆盖的争议必须与难以被接受的意识形态氛围相抗衡。"儿童生存革命"借用了一个政治词汇"革命"来描述改善健康的共同努力,这样做反映了全球健康开启了非政治化的时期。然而,这背后隐含的意识形态是政治性的。在20世纪后半叶,它们强调问题的分解、技术转让、衡量标准和管理主义,这在其他领域也得到了响应。这些信念是从战后的自由主义共识发展而来的,在《阿拉木图宣言》发表之时,这种共识开始被新生的新自由主义观点所取代。在早期,这导致了结构调整的高压政策;后来,自由主义者转而支持社区行动的理念,出现了自相矛盾,使国家的退却合法化,同时使地方行动的本质去政治化。

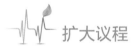 扩大议程

环境对健康的影响是深远的。恶劣的住房和卫生条件、污水、环境毒素、不稳定的电力供应、缺乏户外活动场所和空气污染是尤其令人担忧的问题。现在世界上超过一半的人口生活在城镇中,他们能否获得平衡膳食、洁净水和卫生设施以及清洁的室内和室外空气仍令人关注。城市生活也体现了营养和流行病学的转型。运动减少、高糖、高盐和高脂肪的膳食以及暴露于空气污染会增加患非传染性疾病(NCDs)的风险,而城市人口密度和流动性会增加患传染病的风险。

解决不平等是连续性保健的一部分,人们正在努力跨越部门之间的障碍。需要重点关注3个特别重要的领域:教育、性别和冲突。毫无疑问,完成学业及之后的教育是促进妇女、儿童和青少年健康的最佳选择。但是,在某种程度上,将促进教育作为规划的核心而非普通教育的分段式方法依然存在,这是部门局限性的产物。同样,性别问题的解决方案总是局限于将女性作为生殖健康的核心,将女童和年轻女性视为未来的母亲,而忽视她们同男性一样面临非传染性疾病负担和风险行为。进一步讲,基于性别的暴力对妇女、儿童和青少年造成巨大伤害,并由社会中的结构性力量合法化和延续化。大约三分之一的女性在其一生中经历过暴力,无论是身体上、情感上、性方面还是经济上的。暴力造成的公共卫生损失是无法量化的,因为暴力与伤害、性传播感染、非意愿妊娠、流产、死产、低出生体重儿、早产、药物滥用、酗酒、常见精神障碍以及跨代暴力倾向有关。除了冲突对健康的直接影响之外,间接影响,如食物短缺、卫生服务中断、家庭破裂和流离失所,在妇女、儿童和青少年中尤为严重,并且存在代际效应。

小结

　　需要承认的是,这是一个复杂的时代,其中个人与人群健康受到包括环境、政治和经济、粮食生产、冲突、流动性和性别在内的系统影响。如果要保障妇女、儿童和青少年的健康,就必须满足一系列的需求,如图46.1所示。为此,需要修复卫生系统,让所有人都能享受到优质的保健服务,需要将生命历程中各个阶段结合在一起,并且实现卫生部门与其他部门之间的交流。

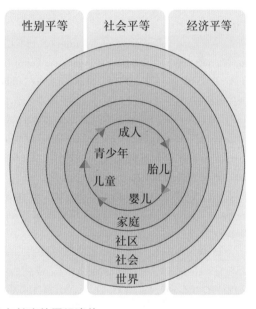

我们想要的是:
◇ 获得适宜的、负担得起的保健服务
◇ 获得教育
◇ 喝到干净的水,吃到干净的食物
◇ 呼吸到洁净的空气
◇ 生活在充满活力的环境中
◇ 锻炼身体
◇ 拥有能获得报酬的工作
◇ 免受暴力、冲突与灾害的侵害
◇ 进行安全、自愿的性行为
◇ 免受毒品与酒精的影响
◇ 自主决定计划生育的间隔与生育子女的数量
◇ 享有安全的怀孕与分娩
◇ 母乳喂养,并享有充足、多样化的饮食
◇ 免受感染

性别平等　社会平等　经济平等

成人
青少年　胎儿
儿童
婴儿
家庭
社区
社会
世界

图46.1 儿童与青少年健康的愿望清单

 思考题

1. 在未来的10年中,在改善妇女、儿童和青少年健康方面所面临的障碍是什么?
2. 除了卫生部门,还有哪些部门应该参与健康改善行动?
3. 教育、性别和冲突与妇女、儿童和青少年的健康是怎样相关的?

(翻译:蒋泓)

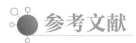 **参考文献**

de Bernis L, Kinney M, Stones W, et al. (2016). Stillbirths: ending preventable deaths by 2030. Lancet 387

（10019）：703-16.

Devakumar D, Birch M, Osrin D, Sondorp E, and Wells J (2014). The intergenerational effects of war on the health of children. BMC Medicine 12: 57.

Dua T, Tomlinson M, Tablante E, et al. (2016). Global research priorities to accelerate early child development in the sustainable development era. Lancet Global Health 4: e887-e889.

Global Burden of Disease 2015 Child Mortality Collaborators (2015). Global, regional, and national levels of maternal mortality, 1990-2015: a systematic analysis for the Global Burden of Disease Study 2015. Lancet 388: 1775-812.

Global Burden of Disease 2015 Maternal Mortality Collaborators (2016). Global, regional, national, and selected subnational levels of stillbirths, neonatal, infant, and under-five mortality, 1980-2015: a systematic analysis for the Global Burden of Disease Study 2015. Lancet 388: 1725-74.

Hawkes S and Buse K (2013). Gender and global health: evidence, policy, and inconvenient truths. Lancet 381: 1783-7.

International Food Policy Research Institute (2016). Global Nutrition Report 2016: From Promise to Impact: Ending Malnutrition by 2030. International Food Policy Research Institute: Washington, DC, US.

McPake B and Hanson K (2016). Managing the public-private mix to achieve universal health coverage. Lancet 388: 622-30.

Neira M, Fletcher E, Brune-Drisse M, Pfeiffer M, Adair-Rohani H, and Dora C (2017). Environmental health policies for women's, children's and adolescents' health. Bull World Health Organ 95: 604-6.

Patton G, Sawyer S, Santelli J, et al. (2016). Our future: a Lancet commission on adolescent health and wellbeing. Lancet 387: 2423-78.

Prüss-Ustün A, Wolf J, Corvalan C, Bos R, and Neira M (2016). Preventing Disease Through Healthy Environments. A Global Assessment of the Burden of Disease from Environmental Risks. World Health Organization: Geneva.

Richter L, Daelmans B, Lombardi J, et al. (2017). Investing in the foundation of sustainable development: pathways to scale up for early childhood development. Lancet 389: 103-18.

Rumbold B, Baker R, Ferraz O, et al. (2017). Universal health coverage, priority setting, and the human right to health. Lancet 390(10095): 712-14.

United Nations (2015). The Global Strategy for Women's, Children's, and Adolescents' Health (2016-2030). UN: New York, US.

UN Inter-agency Group for Child Mortality Estimation (UN IGME) (2015). Report 2015: Levels and Trends in Child Mortality. United Nations Children's Fund: New York, US.

WHO, UNICEF, UNFPA, World Bank Group, and the United Nations Population Division (2015). Trends in Maternal Mortality: 1990 to 2015. World Health Organization: Geneva.